E. Ernst
Hämorheologie
für den Praktiker

E. Ernst

Hämorheologie für den Praktiker

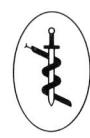

W. Zuckschwerdt Verlag München · Bern · Wien

Anschrift des Autors:

Priv.-Doz. Dr. med. E. Ernst
Hämorheologisches Forschungslabor
Klinik für Physikalische Medizin
Universität München
Ziemssenstr. 1
8000 München 2

Vorstand: *Prof. Dr. med. H. Drexel*

CIP-Kurztitelaufnahme der Deutschen Bibliothek
Ernst, Edzard: Hämorheologie für den Praktiker / E. Ernst. –
München ; Bern ; Wien : Zuckschwerdt, 1986.
ISBN 3-88603-168-3

Geschützte Warennamen (Warenzeichen) werden nicht immer kenntlich gemacht. Aus dem Fehlen eines solchen Hinweises kann nicht geschlossen werden, daß es sich um einen freien Warennamen handelt.

Alle Rechte, insbesondere das Recht der Vervielfältigung und Verbreitung sowie der Übersetzung, vorbehalten. Kein Teil des Werkes darf in irgendeiner Form (durch Fotokopie, Mikrofilm oder ein anderes Verfahren) ohne schriftliche Genehmigung des Verlages reproduziert werden.

© Copyright 1986 by W. Zuckschwerdt Verlag GmbH, Kronwinkler Straße 24, D-8000 München 60.
Printed in Germany by Stelzl-Druck München.

ISBN 3-88603-168-3

Inhalt

	Geleitwort: A.L. Copley	IX
	Vorwort	XIII
1.	**Kurzer geschichtlicher Abriß**	1
1.1.	Literatur	3
2.	**Physiologie**	5
2.1.	Determinanten der Blutfluidität	5
2.1.1.	Definitionen	5
2.1.2.	Einflußgrößen	7
2.1.2.1.	Zellkonzentration	7
2.1.2.2.	Erythrozytenflexibilität	9
2.1.2.3.	Erythrozytenaggregation	11
2.1.2.4.	Axialmigration	13
2.1.2.5.	Fahraeus-Effekt	13
2.1.2.6.	Membranrotation und Orientation	14
2.1.2.7.	Plasmaviskosität	14
2.2.	Hämorheologie und Blutkreislauf	15
2.3.	Literatur	21
3.	**Quantifizierung hämorheologischer Eigenschaften**	23
3.1.	Literatur	25
4.	**Pathophysiologie**	27
4.1.	Hämatologische Erkrankungen	27
4.1.1.	Erhöhter Zytokrit	27
4.1.2.	Erhöhte Erythrozytenrigidität	28
4.1.3.	Plasmatische Hyperviskosität	29
4.2.	Kardiovaskuläre Erkrankungen	30
4.2.1.	Arterielle Verschlußkrankheit	32
4.2.2.	Myokardiale Ischämie	35
4.2.2.1.	Angina pectoris	35
4.2.2.2.	Myokardinfarkt	36

4.2.3.	Arterielle Hypertonie	37
4.2.4.	Zerebrale Durchblutungsstörungen	40
4.3.	Diabetes mellitus	40
4.4.	Thrombose	42
4.4.1.	Venenthrombose	42
4.4.2.	Arterielle Thrombogenese	44
4.5.	Hämorheologie und Atherogenese	45
4.5.1.	Kardiovaskuläre Risikofaktoren und Hämorheologie	45
4.5.1.1.	Hypertonie	45
4.5.1.2.	Hyperlipidämien	45
4.5.1.3.	Rauchen	47
4.5.1.4.	Diabetes mellitus	48
4.5.1.5.	Adipositas	48
4.5.1.6.	Bewegungsarmut	48
4.5.1.7.	Streß	50
4.5.2.	Gestörte Rheologie als Risikofaktor?	50
4.5.2.1.	Hämatokrit bzw. Hämoglobin	50
4.5.2.2.	Fibrinogen	52
4.5.2.3.	Blutsenkungsgeschwindigkeit	53
4.5.2.4.	Leukozyten	54
4.5.2.5.	Interpretation	54
4.5.2.6.	Hypothese	55
4.6.	Gynäkologische Aspekte	56
4.6.1.	Zyklusschwankungen	56
4.6.2.	Normale Schwangerschaft	56
4.6.3.	Gestörte Schwangerschaft	58
4.7.	Rheumatischer Formenkreis	59
4.8.	Schock	61
4.8.1.	Traumatischer Schock	62
4.8.2.	Hämorrhagischer Schock	63
4.8.3.	Verbrennungsschock	63
4.8.4.	Septischer Schock	64
4.8.5.	Anaphylaktischer Schock	64
4.9.	Hepatologie	65
4.10.	Neonatologie	65
4.11.	Chirurgie	66
4.12.	Onkologie	67
4.13.	Raynaud-Phänomen	67
4.14.	Nephrologie	70
4.15.	Literatur	71
5.	**Hämorheologische Therapie**	87
5.1.	Einleitung	87
5.2.	Hämodilution	88
5.2.1.	Wirkungsmechanismus	88

5.2.2.	Zerebrale Durchblutungsstörungen	91
5.2.3.	Periphere Durchblutungsstörungen	93
5.2.4.	Kardiale Durchblutungsstörungen	94
5.2.5.	Andere Indikationen	95
5.2.5.1.	Polyzythämien	95
5.2.5.2.	Chirurgie	95
5.2.5.3.	Präeklampsie	95
5.2.5.4.	Schock	96
5.3.	Aphereseverfahren	97
5.3.1.	Plasmapherese	97
5.3.2.	Erythropherese	99
5.3.3.	Leukopherese	100
5.3.4.	Ausblick	100
5.4.	Plasmaersatzmittel	100
5.5.	Defibrinogenisation	102
5.5.1.	Pharmakologie	102
5.5.2.	Hämorheologische Effekte	103
5.5.3.	Klinische Anwendung	104
5.5.4.	Klinische Wirksamkeit	105
5.5.4.1.	Arterielle Verschlußkrankheit	106
5.5.4.2.	Angina pectoris	107
5.5.4.3.	Prävention tiefer Venenthrombosen	108
5.5.4.4.	Verschiedenes	109
5.6.	Orale Medikamente	110
5.6.1.	Orale Medikamente zur Absenkung der Plasmaviskosität	110
5.6.1.1.	Clofibrat	110
5.6.1.2.	Stanozolol	112
5.6.1.3.	Ticlopidin	113
5.6.1.4.	Suloctidil	113
5.6.1.5.	Calcium-Dobesilat	113
5.6.1.6.	Hydroxychloroquin	114
5.6.2.	Orale Medikamente zur Normalisierung der Erythrozytenflexibilität	114
5.6.2.1.	Pentoxifyllin	115
5.6.2.2.	Buflomedil	117
5.6.2.3.	Cinnarizin, Flunarizin	117
5.6.2.4.	Isoxsuprin	118
5.6.2.5.	Bencyclan	119
5.6.2.6.	Eicosapentaensäure	119
5.6.2.7.	Verschiedenes	120
5.6.3.	Schlußfolgerungen	120
5.6.4.	Medikamente mit hämorheologischen Nebenwirkungen	121
5.6.4.1.	Beta-Blocker	121
5.6.4.2.	Ketanserin	122
5.6.4.3.	Calcium-Antagonisten	122

5.6.4.4.	Prazosin	123
5.6.4.5.	Nitroglyzerin	123
5.6.4.6.	Heparin	123
5.6.4.7.	Kumarine	123
5.6.4.8.	Orale Heparinoide	124
5.6.4.9.	Insulin	124
5.6.4.10.	Prostaglandine	124
5.6.4.11.	Diuretika	125
5.6.4.12.	Orale Antikonzeptiva	126
5.7.	Nicht-pharmakologische Modifikation hämorheologischer Parameter	126
5.7.1.	Körperliche Aktivität	126
5.7.2.	Physikalische Therapie	127
5.7.3.	Diät	128
5.7.4.	Elimination kardiovaskulärer Risikofaktoren	128
5.8.	Literatur	129
6.	**Fazit**	144
7.	**Index**	145

Geleitwort

Der Autor hat mich gebeten, ein Geleitwort zu diesem Buch zu schreiben, was ich gerne annehme, da ich finde, daß die Zeit reif ist, ein breites Publikum praktisch tätiger Ärzte in diversen Bereichen der Medizin mit der modernen klinischen Hämorheologie vertraut zu machen. Dies erscheint insbesondere deshalb sinnvoll, weil mehr und mehr klinisch einsetzbare, hämorheologische Tests von einer Reihe von Arbeitsgruppen entwickelt wurden, die dem Arzt bei der Diagnose, Therapie und Prävention zahlreicher Krankheiten und pathologischer Zustände helfen können.

Der Autor hat bewußt bestimmte theoretische und experimentelle Aspekte innerhalb der Hämorheologie nicht behandelt, die bei der Entwicklung neuer klinischer Methoden in der nahen Zukunft mitberücksichtigt werden müssen. Daher soll hier der Versuch unternommen werden, dem Leser einige dieser neuen Konzepte vorzustellen, die versprechen, der klinischen Hämorheologie schon bald neue Möglichkeiten innerhalb der klinischen Medizin zu eröffnen.

Dieses Buch befaßt sich in der Hauptsache mit der Rheologie des Blutes und seinen Bestandteilen. Dies ist jedoch nur einer von zwei Teilen der Hämorheologie. Der andere Teil beschäftigt sich mit der Gefäßwand. Als ich 1951 den Ausdruck »Hämorheologie« prägte, wurde er definiert als die Wissenschaft, die sich »mit der Deformation und den Fließeigenschaften der zellulären und plasmatischen Komponenten von Blut in makroskopischen, mikroskopischen und submikroskopischen Dimensionen sowie mit den rheologischen Eigenschaften von Gefäßstrukturen, mit denen Blut in direkten Kontakt kommt, beschäftigt« (1). *Copley* und *Seaman* bezogen sich kürzlich auf die gelegentliche Limitierung des Ausdrucks »Hämorheologie« im Sinne einer Rheologie ausschließlich von Blut (2). Sie betonten, daß »die Vertreter dieser Definitionseinengung bedenken sollten, daß das synthetische Wort Rheologie nicht nur seine wörtliche und starre Übersetzung aus dem Griechischen – Wissenschaft vom Fließen der Materie – darstelle, sondern eben auch die Deformation der Materie einschließlich Fließen bedeutet«.

Zudem soll bedacht werden, daß Hämorheologie auch das Studium des Zusammenspiels von Blut mit der Gefäßwand oder seiner Komponenten mit blutfremden Substanzen, wie Pharmaka, Plasmaexpander und Prothesen, darstellt (2). Zusammenfassend kann gesagt werden, daß Hämorheologie untersucht, wie die Komponenten des Blutes und der Gefäßwand rheologisch funktionieren und interagieren. Bereits 1960 habe ich Blut und seine mehr oder weniger durchlässigen Gefäße in den verschiedenen Geweben und Organen als »eine Einheit« (3) bezeichnet. 1981 habe ich diese Einheit von Gefäßwand und Blut als ein Organ, »das Gefäß-Blut-Organ«, bezeichnet (4). Dieses Konzept befürwortet eine neue Definition der Hämorheologie als die Rheologie des Gefäß-Blut-Organs, seiner Komponenten und der Prozesse sowohl beider Anteile als auch ihrer Interaktionen (5).

Obschon bestimmte Phänomene der klinischen Hämorheologie bereits in der Antike bekannt und beschrieben waren, ist der Anfang der modernen klinischen Hämorheologie wohl erst um 1966 zu suchen (5). Der interessierte Leser wird auf »The History of Clinical Hemorheology« verwiesen, was eine recht kurze Zusammenfassung der klinischen Hämorheologie bis zum Status präsens darstellt, und einen Ausblick in die Zukunft bietet (5).

Die Grenzschicht der beiden Teile des Gefäß-Blut-Organs wird, gemäß meinem Vorschlag, als endoendothel Fibrin(ogenin)-Auskleidung (im Englischen ›endoendothelial fibrin(ogenin) lining‹ mit EEFL abgekürzt) bezeichnet (6–8). Fibrinogenin ist eine neue Wortprägung, die die Aggregation und die Überführung in den Gelzustand von Fibrinogen ohne Beteiligung von Thrombin beschreibt. Es stellt eine neue Form der Fibrinogengerinnung dar, die experimentell gut belegt ist (6, 9–11). Fibrin und/oder Fibrinogenin, so wird angenommen, umgeben die Endothelzellen und sind eine der wesentlichsten Bestandteile der vaskulären Basalmembran. Dementsprechend wird ihnen eine entscheidende Rolle beim transkapillären Transport zugeschrieben (6–8). Ihre physiologische Anwesenheit in vivo baut eine Brücke zwischen den beiden Teilen des Gefäß-Blut-Organs. Ich vermute, daß Störungen der Deformation und der Fließeigenschaften dieses Organs untrennbar mit dem Gesamtorganismus verbunden sind, für den die gegenseitige Abhängigkeit aller Organe eine Voraussetzung zur Erhaltung des Lebens ist. Diese Tatsache ist besonders deswegen offensichtlich, weil das Gefäß-Blut-Organ die Gewebe aller anderen Organe penetriert und so direkt auf seine Umgebung einwirkt (5).

Die oben erwähnten, neuen theoretischen und experimentellen Entwicklungen eröffnen einen neuen, weiten Ausblick für zukünftige Anwendung der klinischen Hämorheologie (12). Derzeit ist es nicht möglich, eine angemessene und detaillierte Beschreibung dessen zu geben, was die Praxis und die Lehre der Medizin der Zukunft sein wird (5). Sicher erscheint jedoch, daß die klinische Hämorheologie und andere Gebiete der klinischen Biorheologie immer wesentlicher für die Medizin der Zukunft sein werden. Deshalb ist es unabdinglich, daß Studierende und Praktiker der klinischen Hämorheologie sich mit neuen Befunden und Konzepten der theoretischen und experimentellen Hämorheologie befassen. Die moderne klinische Hämorheologie ist in ihrer recht kurzen Geschichte durch Ergebnisse der Geistestätigkeit kombiniert mit experimentellen Arbeiten im Labor vorangetrieben worden. Der Autor dieses Buches trägt dem Rechnung in seiner Darstellung dessen, was für den Praktiker auf dem Gebiet der klinischen Hämorheologie wichtig ist. Die Anwendung der klinischen Hämorheologie wird nach und nach viele Veränderungen erfahren, so wie das auch in anderen Gebieten der modernen Medizin der Fall ist. Viele neue und möglicherweise rasche Fortschritte können von der klinischen Hämorheologie erwartet werden. Solche ungewöhnlich erhöhten Aktivitäten im

Feld der theoretischen und experimentellen Hämorheologie werden für klinische Untersuchungen umgesetzt. Die klinische Hämorheologie verspricht so, sich in der nicht zu fernen Zukunft als eine der bedeutendsten Disziplinen der angewandten Medizin zu entwickeln.

Der Autor hat den empfehlenswerten Versuch gemacht, den Praktiker mit einem wesentlichen Teil des Basiswissens der klinischen Hämorheologie vertraut zu machen. Er hat – häufig in erheblicher Gründlichkeit – die neuesten Informationen zusammengefaßt, die aus klinischen Untersuchungen erwachsen und für die praktische Medizin von heute bedeutungsvoll sind.

Ich betrachte dieses Buch als einen wertvollen Anfang, und ich bin zuversichtlich, daß eine Fülle der Daten sich bei der Therapie und Prävention von Krankheiten als nützlich und vielversprechend erweisen werden.

A.L. Copley, M.D. Dr. med. h.c.
(Universität Heidelberg)
Research Professor of Life Science and of Bioengineering
Polytechnic University, New York

Literatur

1. Copley A.L.: The rheology of blood. A survey. J. Colloid Sci. 7, 323-333, 1952.
2. Copley A.L., Seaman G.V.F.: The meaning of the terms rheology, biorheology and hemorheology. Clin. Hemorheol. 1, 117-119, 1981.
3. Copley A.L.: The endo-endothelial fibrin film and fibrinolysis. Proc. VIII. Internat. Congr. Hematology, Tokyo, Japan, September 1960. Pan-Pacific Press, Tokyo 1962, vol 3, pp 1648-1666.
4. Copley A.L.: The future of the science of biorheology. Biorheology 19, 47-69, 1982.
5. Copley A.L.: The history of clinical hemorheology. Clin. Hemorheol. 5, 765-812, 1985.
6. Copley A.L.: The physiological significance of the endoendothelial fibrin lining (EEFL) and the critical interface in the "vessel-blood organ" and the importance of in vivo "fibrinogenin formation" in health and disease. In: A.L. Copley (ed) The Endoendothelial Fibrin Lining. Symposium of the XII. European Conference on Microcirculation, Jerusalem, Israel, September 1982. Thromb. Res., Suppl. V., 1983, pp 105-145; Pergamon Press, New York, Oxford 1984, second printing, pp 105-145.
7. Copley A.L.: The endoendothelial fibrin lining as the crucial barrier and the role of fibrin(ogenin) gels in controlling transcapillary transport. Biorheology 21, 135-153, 1984.
8. Copley A.L.: Endoendothelial fibrin lining: The interface between the two portions of the "vessel-blood organ". In: S. Seno, A.L. Copley, Y. Hamashima, M.A. Venkatachalan (eds): Satellite Symposium of the Third International Cell Biology Congress, Kurashiki, Japan, 1984. Glomerular Dysfunction and Biopathology of Vascular Wall. Academic Press, Tokyo, New York, London 1986, in press.
9. Copley A.L., King R.G., Chien, S.: On the antithrombogenic action of low molecular weight heparin and of chondroitins A, B and C. Biorheology 20, 697-704, 1983.
10. Copley A.L.: The endoendothelial fibrin lining, fibrinogen gel clotting, and the endothelium-blood interface. In: A.L. Copley, G.V.F. Seaman (eds) Surface Phenomena in Hemorheology. Their Theoretical, Experimental and Clinical Aspects.

Ann. New York Acad. Sciences 416, 377-396, 1983.
11. Copley A.L., King R.G.: A survey of surface hemorheological experiments on the inhibition of fibrinogenin formation employing surface layers of fibrinogen systems with heparins and other substances. A contribution on antithrombogenic action. Thromb. Res. 35, 237-256, 1984.
12. Copley A.L.: Hemorheological aspects of the endoendothelial fibrin lining and of fibrinogen gel clotting. Their importance in physiology and pathological conditions. Clin. Hemorheol. 1, 9-72, 1981.

Vorwort

»In der Forschung weicht der Horizont, so wie wir weiter vordringen, zurück, und er ist mit 60 nicht näher als er mit 20 war. So wie die Ausdauer nachläßt wächst die Dringlichkeit weiterer Arbeit. Die Forschung bleibt stets unvollständig.«

(Mark Pattison)

Als Mediziner möchten wir Leiden heilen oder lindern. Die Leiden, ihre objektiven Symptome und ihre subjektiv empfundenen Folgen sind möglicherweise das eigentlich Konstante in der Medizin. Sie ändern sich, wenn überhaupt, nur langsam in evolutionären Dimensionen. Einem vergleichsweise raschen Wechsel sind dagegen z.B. diagnostische oder therapeutische Ansätze unterworfen. Hier zeigt sich deutlicher Einfluß des »Zeitgeists«, ja bisweilen sogar der von Modeströmungen. Hinzu kommt, daß die Medizin stets auf Erkenntnisse und Methoden exakter Wissenschaften angewiesen war und ist. Der geradezu exponentielle Erkenntniszuwachs der letzten Jahrzehnte hat dazu geführt, daß auch die Medizin äußerst komplex und schier unüberschaubar geworden ist. Das Resultat ist eine nicht aufzuhaltende Spezialisierung. So ist es eine häufig beklagte Tatsache, daß der Spezialist heute immer größeres Wissen über ein immer kleineres Gebiet anhäuft. Der Praktiker ist dagegen gezwungen, sich in immer mehr Teilgebieten immer weniger Wissen zu erarbeiten. Die Hämorheologie, als junger, sich rasch entwickelnder Wissenschaftszweig befindet sich in eben diesem Dilemma. Obschon von durchaus fachübergreifender Relevanz, sind ihre Erkenntnisse für den Kliniker oft nur schwer zugänglich und haben gelegentlich wegen ihrer physikalisch-technischen Ausrichtung sogar etwas Abstoßendes. Im folgenden soll daher der Versuch gewagt werden, interessierten Klinikern der unterschiedlichsten Fachrichtungen eine praxisbezogene Einführung in die Hämorheologie zu geben. Dabei soll vor allem auch breit auf therapeutische Konsequenzen eingegangen werden. Dort wo nötig, wird auf grundlegende Basisliteratur verwiesen, die immer dann, wenn sie für den Praktiker relevant ist, auch ausführlich gestaltet ist. Somit stellt dieses Buch den durchaus nicht unproblematischen Kompromiß zwischen einer einfachen, bisweilen vereinfachenden Einführung und einem »Nachschlagewerk« mit umfassenden Literaturangaben dar.

1. Kurzer geschichtlicher Abriß

»Eine Wissenschaft ist jede Disziplin, in der der Einfältige dieser Generation es weiter bringen kann als das Genie der vorhergehenden.«

(Max Gluckman)

Die Rheologie und mehr noch die Hämorheologie sind junge Wissenschaftszweige. Dennoch lassen sich ihre Ursprünge weit zurückverfolgen. Im alten Ägypten, bei den Sumerern und in der Antike wurden einfache »Kapillarviskometer« zur Zeitmessung herangezogen. Damals war die Temperaturabhängigkeit von Flüssigkeiten bereits so weit bekannt, daß man Tag-Nacht-Schwankungen der Umgebungstemperatur durch Änderung des Neigungswinkels dieser Instrumente auszugleichen versuchte. Erst später hat man zum gleichen Zweck temperaturunabhängige Sanduhren entwickelt. *Galilei* benutzte noch 1620 die Fließzeit von Wasser zur Zeitmessung.

Die möglicherweise erste Erwähnung der Blutviskosität als eine für die Perfusion maßgebliche Größe findet sich bei Reverend *Steven Hales*, der 1753 schrieb: »Der Widerstand, den Blut bei der Kapillarpassage überwinden muß, kann innerhalb weiter Grenzen variiert werden, entweder durch die Viskosität des Blutes oder durch den Grad der Konstriktion bzw. Dilatation der kleinsten Gefäße.«

Der Beginn der Rheologie als Wissenschaft ist zu suchen bei Männern wie *Newton*, der die Linearität zwischen Druck und Fluß in sein elementäres Gesetz faßte, und *Hook*, der die lineare Beziehung zwischen Kraft und Dehnung elastischer Körper erkannte und beschrieb. Mit der Erstellung des Hagen-Poiseuilleschen Gesetzes (siehe unten), unabhängig und nahezu gleichzeitig von dem französischen Arzt *Poiseuille* und dem deutschen Ingenieur *Hagen*, ist ein weiterer Meilenstein gekennzeichnet. Zu den ersten Forschern, die Viskosität zu quantifizieren suchten, gehören *Ewald* (1877), *Nicolls* und *Graham* (1896), der zu diesem Zweck sein »Kolloidoskop« entwickelte. 1880 wurde das Phänomen der Strukturviskosität von Gelatinelösungen von *Schwedoff* beschrieben. Nach der Jahrhundertwende entfachte im Rahmen der Kolloidchemie ein reges Interesse an Viskositätsmessungen. 1913 wurde von der Faraday Society das wohl erste Symposium auf diesem Gebiet mit dem Thema »Viskosität der Kolloide« veranstaltet (1).

Parallel zu diesen experimentellen Arbeiten begann auch die theoretische Auseinandersetzung mit der Rheologie. Mathematische Modelle wurden von *Einstein* und wenig später von *Smulchowski* entwickelt. Im gleichen Jahr, 1916, stellte *Bingham* seinen bekannten Ansatz auf und 1923 entwickelte *Jeffery* die Grundlage späterer Viskositätstheorien.

Der Terminus »Rheologie« wurde 1929 anläßlich einer Konferenz in den USA offiziell eingeführt. Zugleich wurde die »Society of Rheology«, die heutige »American Society of Rheology« gegründet und eine eigene, wenn auch kurzlebige Zeitschrift, das »Journal of Rheology« herausgegeben. Während oder nach dem 2. Weltkrieg folgten viele Länder mit Gründungen von nationalen wissenschaftlichen Gesellschaften. Im Jahre 1948 wurde der erste Internationale Kongreß für Rheologie in Scheveningen, Holland, abgehalten. Ab diesem Zeitpunkt folgten regelmäßige, internationale Tagungen auf dem Gebiet der Rheologie (2).

Als das Interesse an den Fließeigenschaften biologischer Flüssigkeiten zunahm, wurde der Begriff »Biorheologie« von *A. L. Copley* geprägt und die »International Society of Biorheology« gegründet. Schon bald zeigte sich, daß dem Blut von allen Körperflüssigkeiten hier die weitaus größte Bedeutung zukommt. Es kam zur Gründung internationaler (»International Society of Hemorheology«, 1966, Reykjavik) und nationaler Gesellschaften für Hämorheologie. 1976 wurde die »Deutsche Gesellschaft für Klinische Hämorheologie« gegründet.

Die experimentelle Auseinandersetzung mit dem Fluid »Blut« begann früh in der Entwicklung der Rheologie. Um 1900 beschäftigte sich der Breslauer Physiologe *Hürthle* mit Viskositätsmessungen an tierischem, defibriniertem Blut. 1920 entwickelte *Hess* ein Kapillarviskometer zur Blutviskositätsmessung vor. 1915 publizierte er Versuchsergebnisse mit menschlichem Blut, die zeigen, daß er bereits damals wesentliche hämorheologische Prinzipien erkannt hatte (3). Wahrscheinlich die ersten, die Viskositätsmessungen in größerem Umfang auf klinische Fragestellungen übertrugen, waren 1901 *Hirsch* und *Beck* und 1908 *Bachmann*. Letztgenannter Autor untersuchte Blut bei einer Reihe von Erkrankungen und folgerte aus seinen Ergebnissen, daß Blutviskositätsmessungen die Erythrozytenzählung für den klinischen Gebrauch nicht nur ersetzen könnten, sondern, daß ihnen zudem prognostische Aussagekraft zukäme (1). In dieser Phase des Enthusiasmus meint *Burton-Opitz*: »Es erscheint wahrscheinlich, daß eine der vielen Ursachen der Herzhypertrophie in der Erhöhung des peripheren Widerstands liegt, welche wiederum ausschließlich in der vermehrten Zähigkeit des Blutes begründet ist.«

Während das Interesse an hämorheologischen Fragestellungen also zu Beginn dieses Jahrhunderts rege gewesen war, ließ es in der Folgezeit deutlich nach. Dafür mögen eine Reihe von Ursachen verantwortlich gewesen sein. Einige Gebiete der Medizin machten zu dieser Zeit derart rasante Fortschritte, daß sie andere scheinbar unbedeutend erscheinen ließen. Zudem wurde offenbar, daß die Methodik zur Quantifizierung speziell der Blutviskosität noch insuffizient war. Der Euphorie folgte Ernüchterung, die wiederum in einem Zitat von *Burton-Opitz* Ausdruck findet: »Während kein Zweifel darüber besteht, daß die Blutviskosität eine sehr bedeutende Rolle unter bestimmten Voraussetzungen spielen kann, muß jedoch betont werden, daß Kliniker ihr insgesamt zu viel Bedeutung beigemessen haben.«

Als technisch-methodische Innovationen in den 60er Jahren die Voraussetzung dafür geschaffen hatten, die Probleme bei der Bestimmung der komplexen rheologischen Eigenschaften von Blut zu überwinden, entstand neues Interesse für die Hämorheologie, welches bis zum heutigen Tage im Zunehmen begriffen ist. Die Ausführungen dieses Buches beziehen sich nahezu ausschließlich auf diese letzte, noch andauernde Phase.

1.1. Literatur

1. Philippoff W.: Viskosität der Kolloide. Steinkopff Verlag, Dresden, Leipzig 1942.
2. Scott Blair G.W.: History of Rheology. Clin. Hemorheol. 1, 445-449, 1981.
3. Hess W.R.: Gehorcht das Blut den allgemeinen Strömungsgesetzen der Flüssigkeiten? Pflügers Archiv 162-187, 1915.

2. Physiologie

2.1. Determinanten der Blutfluidität

2.1.1. Definitionen

Hämorheologie beschäftigt sich mit der Mechanik von Blut und seinen Bestandteilen, mit der Viskosität und Deformation von Blut, Plasma und Blutzellen. Deformation bzw. Verformung ist das Ergebnis einer Kraft, die auf eine Materie einwirkt. Hämorheologen verwenden auch den Begriff »Flexibilität«, der analog zu definieren ist. Zwei Arten von Deformation können unterschieden werden: Von elastischer Deformation sprechen wir, wenn die Verformung vollständig reversibel ist, d.h. wenn der Körper in seine ursprüngliche Konfiguration oder Form zurückkehrt (typisches Beispiel: Spiralfeder). Demgegenüber liegt eine

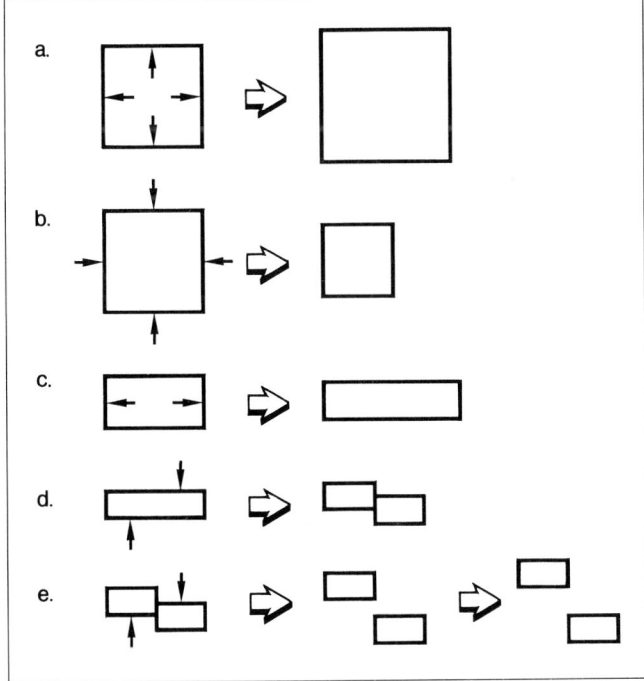

Abbildung 1. Schematische Darstellung verschiedener Deformationsformen:
a) mit Dehnung und Volumenvergrößerung,
b) mit Kompression und Volumenverkleinerung,
c) mit Verlängerung in einer und Verkürzung in einer anderen Ebene, wobei das Volumen konstant bleibt (Beispiel: Erythrozyt),
d) Scherung,
e) Fließen als Sonderform der Scherung.
Die Vektoren sollen die wirksamen Schubspannungen symbolisieren.

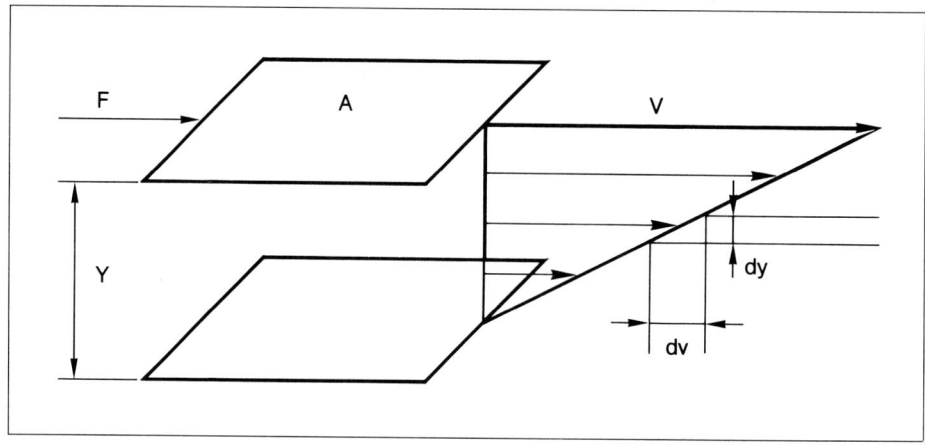

Abbildung 2. Schematische Darstellung zur Definition von Schubspannung und Schergeschwindigkeit. Flüssigkeitslamellen mit der Fläche F im Abstand y werden durch die Kraft K gegeneinander mit der Geschwindigkeit v verschoben.

Die Schubspannung ergibt sich als

$$\tau = \frac{K}{F} \left(\frac{dyn}{cm^2}\right) \text{ oder } \left(\frac{N}{m^2}\right)$$

die Schergeschwindigkeit (D) als

$$D = \frac{dv}{dy} \left(\frac{m}{s} : m\right) (s^{-1}).$$

visköse Deformation vor, wenn die Verformung komplett irreversibel ist, d.h. wenn der Körper die neue Form, die ihm durch die einwirkende Kraft aufgezwungen wurde, beibehält (typisches Beispiel: Plastelin). In biologischen Systemen existieren diese zwei Extremformen selten. Blut z.B. zeigt neben einer viskösen auch eine quantitativ geringere elastische Komponente; man spricht daher von viskoelastischer Deformation (1). Abbildung 1 zeigt diese verschiedenen Arten der Deformation schematisch auf.

Fließen stellt eine Sonderform der Deformation dar und entsteht, wenn ein Material kontinuierlich geschert wird. Es wird verursacht durch eine Kraft, genannt Schubspannung (τ). Sie ist definiert als Kraft (K) pro Flächeneinheit (F) (Abb. 2).

$$\tau = \frac{K}{F} \left(\frac{N}{m^2}\right).$$

Die Schubspannung bewirkt Scherung. Schergeschwindigkeit (D) bezeichnet die Schnelligkeit, mit der die Scherung stattfindet. Sie ergibt sich bei laminarem Fluß aus dem Verhältnis der relativen Geschwindigkeit (Δv) zweier Flüssigkeitslamellen zueinander und deren Abstand (Δy) (Abb. 2).

$$D = \frac{\Delta v}{\Delta y} \left(\frac{m}{s} \frac{1}{m} = s^{-1}\right)$$

Alle Materialien sind in unterschiedlichem Ausmaß deformierbar, wenn geeignete Kräfte auf sie einwirken. Unter einer Flüssigkeit verstehen wir ein Material, bei dem ausschließlich visköse Deformation stattfindet oder diese ganz im Vordergrund steht (2).

Jedes Material ist durch die Antwort (Deformation) auf eine bestimmte Kraft (Schubspannung) rheologisch charakterisiert. Bei elastischen Materialien verhält

sich gemäß dem Hookschen Gesetz das Ausmaß der Deformation (γ) proportional zur Schubspannung. Nach Deformation »erinnert« sich das Material und kehrt in seine Ausgangsform zurück. Das Elastizitätsmodul (ε) charakterisiert ein solches elastisches Material $\varepsilon = \frac{\gamma}{\tau}$ (Pa).
Bei einem rein viskösen Material (auch »Newtonisch« genannt) ist gemäß dem Newtonschen Gesetz die Schergeschwindigkeit proportional zur Schubspannung. Proportionalitätsfaktor ist die Viskosität (η), die sich demnach wie folgt ergibt:

$$\eta = \frac{\tau}{D} \; (\frac{N}{m^2} \cdot s \text{ oder } Pa \cdot s).$$

Eine visköse Substanz kann sich nicht an ihre Ausgangsform »erinnern«, und kehrt nicht zu ihr zurück.
Ein weiterer Begriff, den es zu definieren gilt, ist die Fließgrenze oder Fließspannung oder Fließschubspannung (τ_y). Darunter ist diejenige Schubspannung zu verstehen, bei der ein Material zu fließen beginnt. Unterhalb von τ_y verhält es sich wie ein elastischer Körper, oberhalb wie eine Flüssigkeit. Newtonische Flüssigkeiten besitzen per definitionem keine Fließgrenze, sondern fließen bei jeder noch so kleinen Schubspannung. Blut besitzt eine endliche Fließspannung; es kann sich also je nach den angreifenden Kräften wie ein elastischer Festkörper oder wie eine visköse Flüssigkeit verhalten.
Disperse Systeme bestehen aus zwei (oder mehr) Phasen, die sich nicht ineinander lösen. Blut ist ein solches disperses System. Es kann als eine Suspension aus Plasma und zellulären Elementen aufgefaßt werden. Strukturviskosität beschreibt den reversiblen Aufbau einer Struktur innerhalb einer Flüssigkeit. In Ruhe, wenn die aggregierenden Kräfte die desaggregierenden Strömungskräfte überwiegen, kann der Strukturaufbau vollends vollzogen werden. Setzen jedoch Schubspannungen an, so erfolgt Scherung, die die Strukturen sukzessive abbaut. Die Viskosität sinkt dementsprechend ab. Wenn sich ein neues Gleichgewicht aus Auf- und Abbau von Struktur eingestellt hat, kann sich wieder ein konstanter Wert für die Viskosität einstellen. Unter Thixotrophie versteht man die Veränderung der Viskosität bei konstanten Schubspannungen als Funktion der Zeit. Ihr liegt das gleiche Phänomen, Strukturauf- und -abbau, zugrunde (3).

2.1.2. Einflußgrößen

Hier soll kurz über die Zusammenhänge berichtet werden, die das komplexe rheologische Verhalten von Blut bedingen.

2.1.2.1. Zellkonzentration

Blut ist ein disperses System aus Plasma und Blutzellen. Bei den Zellen dominieren die Erythrozyten bezüglich ihres Gesamtvolumens. Ihre Quantität und mechanische Qualität übt deswegen ganz ausschlaggebende Effekte auf die Blutfluidität aus. Leukozyten sind mehrfach rigider als rote Zellen (4) und verformen sich zudem langsamer (5). Auf mikrozirkulatorischer Ebene stellen sie daher ein potentielles Strömungshindernis dar (6). Bei hyperleukotischen Leukämien sind dementsprechend auch Viskositätserhöhungen beschrieben worden (7), die auch zu entsprechenden klinischen Korrelaten führen können. Zunehmend zeigen sich hier interessante Aspekte, und die Leukozytenrheologie ist ein sich rasch entwickelndes neues Teilgebiet der Hämorheologie, auf deren vorläufige Erkennt-

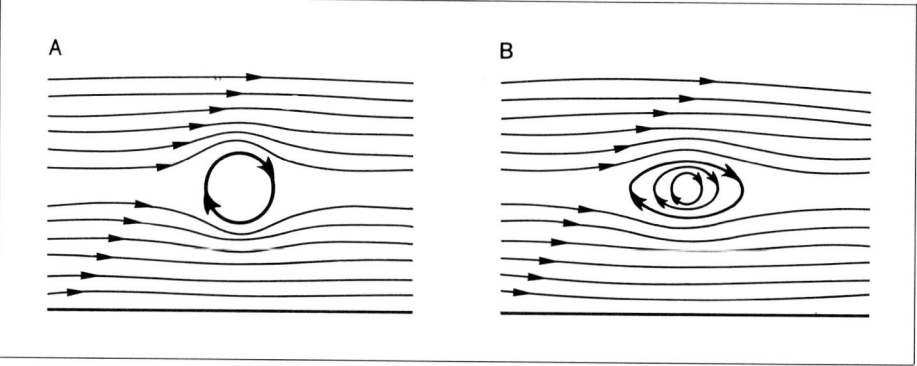

Abbildung 3. a) Rigider, kugeliger Partikel führt zu einem Auslenken der Flüssigkeitslamellen und stellt somit ein Strömungshindernis dar. Das Profil der Strömungsgeschwindigkeiten bewirkt, daß der Körper sich um seine eigene Achse dreht. Die Auslenkung der Lamellen bewirkt, daß zum Erreichen der gleichen Schergeschwindigkeit höhere Schubspannungen erforderlich sind.

b) Normaler menschlicher Erythrozyt (gleiches Volumen wie A) unter analogen Strömungsbedingungen. Durch die Flexibilität der Zelle wird die optimale Anpassung an die Strömung erreicht, das Strömungshindernis und die dadurch verursachte Viskositätserhöhung sind minimalisiert, d.h. der Reibungsverlust im System minimalisiert. Die Membranrotation bewirkt kleinstmögliche Energieverluste und Durchmischung des Zytoplasmas.

nisse in diesem Buch noch mehrfach hingewiesen wird.

Die Thrombozyten haben wegen ihrer Größe und ihrem geringen Anteil am Gesamtblutvolumen nach heutiger Erkenntnis keinen wesentlichen Einfluß auf hämorheologische Parameter. Sie sind unbestreitbar ein wesentlicher Faktor für die In-vivo-Perfusion und Hämostase. Ihre Rolle bei den degenerativen Gefäßerkrankungen steht heute außer Frage. Auf die heute diskutierten Interaktionsmöglichkeiten von Blutplättchen und hämorheologischen Faktoren wird an anderer Stelle hingewiesen. Die Thrombozytenaggregation repräsentiert einen letztlich irreversiblen, gerinnungsphysiologischen Vorgang, der in der vorliegenden Abhandlung von den reversiblen rheologischen Phänomenen unterschieden wird. Bezüglich Literatur zur komplexen Funktion von Blutplättchen wird auf eine umfassende Übersicht zu diesem Thema verwiesen (8).

Der Hämatokrit (Hk) ist die für die Blutviskosität, so wie sie in vitro gemessen wird, entscheidendste Größe. Erhöht sich der Hämatokrit einer Blutsuspension linear, so steigt die Viskosität der Probe exponentiell an (9). Anhand eines einfachen Beispiels kann man sich dieses Phänomen verdeutlichen. Ein Gemisch aus Meerwasser und Sand ist flüssig. Es rinnt fast ungehindert durch die Finger. Da nun das Wasser schneller fließt, bleibt in der Hand eine Suspension aus Sand und Wasser zurück, die rasch konzentrierter wird. Dadurch steigt die Viskosität exponentiell an. Das Gemisch wird in der Hand fast schlagartig hochviskös, es fließt nicht mehr und die in der Hand zurückbleibende Suspension zeigt plötzlich festkörperähnliches Verhalten. Die Hämatokritabhängigkeit der Blutviskosität erkärt sich daraus, daß bei laminarem Fluß die Strömungslinien gewissermaßen um die Zellen fließen (Abb. 3). Dadurch müssen sie einen größeren Widerstand überwinden, was sich als Viskositätsanstieg niederschlägt. Zudem werden bei enger Packung der Erythrozyten Deformation und Orientation der roten Zellen behindert. Das führt zur weiteren Erhöhung der inneren Reibung, sprich Viskosität. Wären die roten Zellen rigide Partikel (so wie die Sandkörner in obigem Beispiel), so wäre Blut bei einem Hk von 60% nicht mehr flüssig, sondern würde sich wie ein Festkörper verhalten. Tatsächlich ist es jedoch so, daß Blut auch noch bei weit höheren Erythrozytenkonzentrationen fluide ist. Der Grund hierfür liegt ganz maßgeblich in der Fähigkeit der Erythrozyten, sich unter den einwirkenden Strömungskräften passiv zu verformen.

2.1.2.2. Erythrozytenflexibilität

Im Verlauf der Phylogenese wurde als Folge der Entwicklung immer spezialisierterer Gewebe und Organe eine fortschreitende Kapillarisierung zur bestmöglichen Sauerstoffversorgung notwendig. Dies brachte es mit sich, daß die Austauschgefäße immer kleinkalibriger werden mußten, um der Forderung nach kurzer Diffusionsstrecke und großer Austauschfläche entsprechen zu können. Beim Menschen ging diese Entwicklung so weit, daß die Durchmesser der Kapillare die der Erythrozyten in Ruhe erheblich unterschreiten können. Will der Erythrozyt also durch die kleinsten Haargefäße, wo er seine eigentliche Aufgabe, den Sauerstoffaustausch, zu erfüllen hat, durchtreten, so muß er verformbar sein. In den großen Gefäßen der Makrozirkulation paßt sich der Erythrozyt durch seine Fähigkeit zur passiven Verformung den Strömungsverhältnissen optimal an. Dadurch wird die Auslenkung der Flüssigkeitslamellen um ihn herum geringer (Abb. 3), was zu einer Viskositätsverringerung führt und Energieverluste im Kreislauf mindert.

Drei Umstände bedingen im wesentlichen diese passive Deformierbarkeit unter dem Einfluß von Strömungskräften:

a) Die im Verhältnis zum Zellvolumen überproportional große Membranoberfläche.
b) Die mechanischen Membraneigenschaften.
c) Die Fluidität des Zellinhalts.

a) Erythrozytengeometrie
Das normale Volumen eines roten Blutkörperchens (MCV) beträgt ca. 95 μm^2. Im Verhältnis dazu ist die Zelloberfläche mit 135 μm^2 deutlich, etwa um 40%, überproportioniert. Das heißt, der Erythrozyt könnte bei der gegebenen Oberfläche, nähme er die geeignete, nämlich kugelige Form an, nahezu das doppelte Volumen beherbergen. Der Überschuß an Zelloberfläche ist dadurch bedingt, daß im Zuge der Reifung der Erythroblast seinen Kern abstößt, wodurch er an Volumen abnimmt, seine Oberfläche aber unverändert beibehält. Geht man davon aus, daß Zelloberfläche und Zellvolumen nach Abstoßung des Zellkerns unveränderlich sind, so kann der Erythrozyt aufgrund dieser günstigen Geometrie von seiner bikonkaven Ruheform in fast jeder erdenklichen Weise passiv deformiert werden. Die typische Ruheform dürfte im lebenden Organismus tatsächlich fast nie vorliegen. Der Minimaldurchmesser eines Gefäßes, welches die Erythrozytenpassage gerade noch erlaubt, liegt bei 2,8 μm (9).

b) Viskoelastische Membraneigenschaften

Der Widerstand der Erythrozytenmembran gegenüber Verformung ist gering. Wird die Zelle mit einem Teil ihrer Membran z.B. an eine Glasoberfläche angeheftet und der Erythrozyt sodann starken Strömungskräften unterworfen, so kann sich das rote Blutkörperchen bis zu einer Länge von 20 μm verformen (9). Wann immer möglich trachtet der Erythrozyt seine Oberfläche dabei konstant zu halten, d.h. er entgeht der Dehnung. Die Längenzunahme in einer Ebene wird durch Reduktion in der anderen Ebene ermöglicht und umgekehrt.

Dementsprechend ist das Elastizitätsmodul der Erythrozytenmembran bei Vermeidung der Dehnung niedrig und bei Membrandehnung groß (9). Neben den elastischen Eigenschaften weist die Erythrozytenmembran viskose Qualitäten auf. Die Membranviskosität ist im Vergleich zur Blutviskosität erheblich höher.

Den hier angesprochenen Membranqualitäten liegt die Struktur der Membran zugrunde. Die Erythrozytenmembran, so nimmt man heute an, besteht wie die meisten biologischen Membranen aus einer Protein-Lipid-Doppelschicht. Die mechanischen Qualitäten werden möglicherweise von der Art und dem Zustand der Lipoproteine von dem Ca/Mg-Quotienten in der Membran und dem intraerythrozytären ATP-Spiegel mitgeprägt. Struktur und Funktion der Erythrozytenmembran und deren Rolle bei dem rheologischen Verhalten der roten Blutkörperchen sind heute noch Gegenstand intensiver Forschung.

c) Viskosität des erythrozytären Zytoplasmas

Das Zytoplasma des menschlichen Erythrozyten ist weitgehend frei von Zellorganellen. Das Zellinnere ist eine hoch-

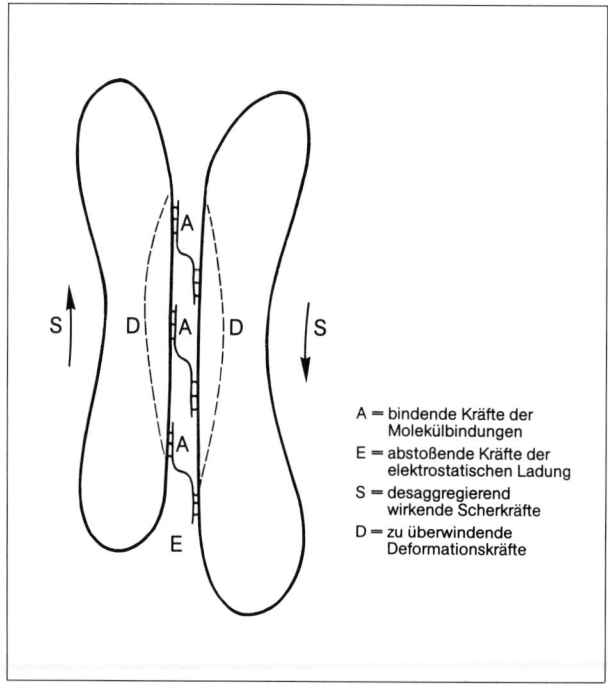

Abbildung 4. Schema der Erythrozytenaggregation, vermittelt durch langgestreckte plasmatische Makroproteine und die dabei wirksamen Kräfte.

konzentrierte Hämoglobinsuspension niedriger Viskosität von ca. 7 mPa s (9). Dadurch ist gewährleistet, daß sich der Zellinhalt normalerweise nicht wesentlich der Verformung der Zelle widersetzt. Ist die qualitative oder quantitative Zusammensetzung des Zytoplasmas gestört, so kann das auch zu Veränderungen der Erythrozytenflexibilität führen. Ein klassisches Beispiel hierfür sind die weiter unten zu besprechenden Veränderungen bei Sichelzellanämie.

2.1.2.3. Erythrozytenaggregation

Während also auf der einen Seite die Erythrozytenflexibilität eine optimale (mikrozirkulatorische) Strömungsanpassung und (makrozirkulatorische) Blutviskositätserniedrigung bei hohen Scherkräften bewirkt, also einen wichtigen fluiditätsfördernden Einfluß hat, beinhaltet die Erythrozytenaggregation die Möglichkeit einer Fluiditätseinschränkung, ja Aufhebung. Bereits 1915 beschrieb *Hess* (10) die Aggregation von Erythrozyten und führte das nicht-Newtonische Verhalten des Blutes auf dieses Phänomen zurück. Später erkannte *Fahraeus* (11) darin die Hauptursache für die Blutsenkung in vivo, und *Kinsley* (12) beobachtete diese, von ihm als »sludging« bezeichneten Vorgänge in vivo und postulierte ihre Bedeutung bei Krankheitsprozessen. Im Prinzip handelt es sich dabei um die reversible Seit-zu-Seit-Anlagerung von Erythrozyten unter Vermittlung von langgestreckten Makromolekülen (Abb. 4). Mit den bindenden Kräften durch Molekülbrücken (Fb) stehen die desaggregierenden im Gleichgewicht. Die resultierende Aggregationskraft (Fa) kann wie folgt definiert werden:

Fa = Fb - Fe - Fs - Fm

Fe = elektrostatische (abstoßende) Kräfte der negativen Membranladung
Fm = Kräfte, die zur Membrandeformation aufgewendet werden müssen
Fs = desaggregierende Kräfte der Blutströmung

Wird ein kritischer Wert der Strömungskräfte, der etwa bei $D \sim 50 \, s^{-1}$ bzw. ~ 2 dyn/cm^2 liegt, unterschritten, so setzt in einer normalen Blutprobe sowohl in vivo als auch in vitro die Aggregation von Erythrozyten ein (9). Treten auf diese Weise viele Zellen in Kontakt, so kann sich schließlich ein dreidimensionales Erythrozytennetzwerk entwickeln. Aufgrund von mikroskopischen Befunden kann eine physiologische von einer pathologischen Aggregation, z.B. bei Veränderungen im Plasmaproteinmuster, unterschieden werden (Abb. 5). Die Erythrozytenaggregation erlaubt also den Aufbau von einer Struktur im Blut. Es ist einsehbar, daß dadurch die Viskosität enorm erhöht werden kann. Dieses Phänomen wird deshalb auch treffend als »Strukturviskosität des Blutes« bezeichnet. Ein einfaches Beispiel mag es verdeutlichen: Tomaten-Ketchup verhält sich ebenfalls strukturviskös. Man hat deshalb oft Probleme, es durch bloßes Umdrehen der Flasche (niedrige Strömungskräfte) auf den Teller fließen zu lassen. Erhöht man die Strömungskräfte durch einen Schlag auf den Flaschenboden, so erfolgt eine rapide Fluiditätszunahme und Ketchup fließt oft in Übermenge auf den Teller. Ähnlich verhält sich Blut, und man kann vereinfachend sagen, daß Blut bei schneller Perfusion dünnflüssig und bei langsamem Fluß hochviskös ist.

Bereits *Fahraeus* erkannte die maßgebliche Rolle des Fibrinogens bei der Erythrozytenaggregation (11) und vermute-

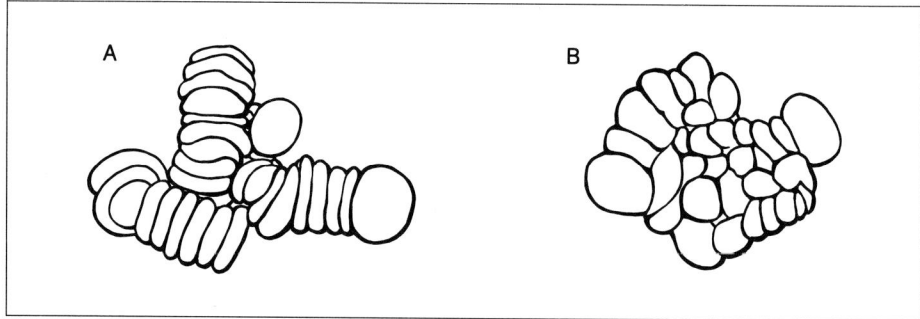

Abbildung 5. Normale (A) und pathologische (B) Erythrozytenaggregation schematisch dargestellt. Normale Erythrozytenaggregation findet als geordnete Seit-zu-Seit-Anlagerung der Erythrozyten vermittelt durch z.B. Fibrinogen in Stase statt. Pathologische Aggregation ist dagegen ungeordnet, vom Aspekt her klumpig. Sie findet bereits bei endlichen Scherkräften statt und wird möglicherweise auch durch andere Makroproteine vermittelt.

te, daß weitere Makromoleküle ähnlicher Molekülgröße beteiligt sind. Mit radioaktiv markierten Proteinfraktionen läßt sich die Adsorption von Eiweißmolekülen an die Erythrozytenmembran belegen (13) und zeigen, daß sie von der Konzentration im Suspensionsmedium abhängt. Neben dem Fibrinogen scheinen alpha$_2$-Makroglobulin, IgM und pathologische Eiweißfraktionen, wie sie z.B. bei Paraproteinämien vorkommen, eine Rolle zu spielen. Die Länge der Proteinmoleküle ist dabei mit ausschlaggebend. Sie muß ausreichend sein, den intererythrozytären Spalt zu überbrücken (Abb. 6). Ein langes Molekül kann möglicherweise mehr als nur eine Bindungsstelle am Erythrozyten abdecken und so die Stabilität der Bindung erhöhen. Je länger das Brückenmolekül ist, desto größer kann theoretisch die intererythrozytäre Distanz sein. Dies bringt es mit sich, daß die abstoßenden Kräfte zwischen den Zellen, die aufgrund der gleichgerichteten elektrischen Ladung der Membran bestehen, ebenfalls niedriger sind, und eine solche Verbindung daher stabiler ist (9).

Im gesunden Kreislauf ist die Erythrozytenaggregation wohl weitgehend eine virtuelle Eigenschaft – vielleicht mit Ausnahme des venösen Schenkels – die Scherkräfte liegen durchweg über 10 dyn/cm^2 und die Blutzellen sind daher meist desaggregiert. Für den kranken Organismus mit pathologisch erniedrigten Strömungskräften und gleichzeitig erhöhter Aggregationstendenz gilt das nicht. Hier birgt sie die Gefahr der Fluiditätseinschränkung oder Aufhebung in sich. Unter diesen Bedingungen kann bei noch normaler Gesamtdurchblutung die nutritive Versorgung der Endstrombahn durch diesen Mechanismus bereits gestört sein (14).

In Gefäßen, die aufgrund ihrer geometrischen Verhältnisse eine Axialmigration (siehe unten) der Erythrozyten zulassen, ist diese Situation wahrscheinlich anders. Im Axialstrom herrschen niedrige Schubspannungen. Das bedeutet, daß insbesondere bei hoher Aggregationsneigung die Erythrozyten sich hier aggregieren können und mit der relativ höheren Geschwindigkeit des Axialstroms transportiert werden. Möglicherweise ist dieser Prozeß auch daran beteiligt, daß Leukozyten in den Randstrom abgedrängt werden (15). Dort können sie mit der Gefäß-

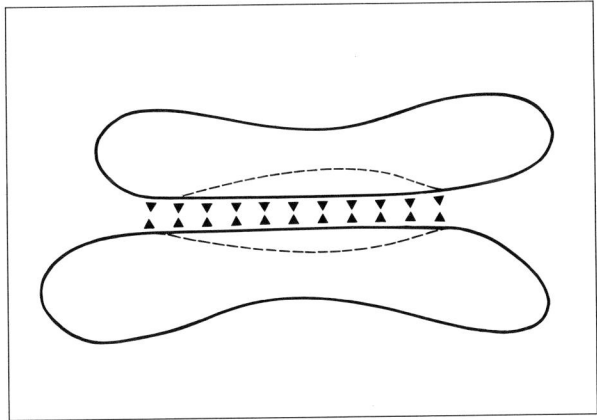

Abbildung 6. Erythrozytenaggregation: Bestimmte Makroproteine (Fibrinogen, alpha-2-Makroprotein, IgM) vermitteln die reversible Seit-zu-Seit-Anlagerung von Erythrozyten. Viele Einzelbindungen sorgen für relative Stabilität. Der Erythrozyt muß sich dazu verformen und seine Form dem jeweiligen Aggregationspartner anpassen.

wand in Kontakt treten und wichtige Funktionen erfüllen. Dies spielt sich vor allem in den kleinen Venen ab, also nach der Kapillarpassage der Leukozyten. Es ist denkbar, daß die für die Kapillarpassage notwendige Leukozytenmembrandehnung die Pseudopodienbildung und damit die Migration der weißen Zellen verhindert.

2.1.2.4. Axialmigration

Axialmigration bezeichnet das Phänomen, daß bei laminarem Fluß in einem Gefäß die Erythrozyten die Tendenz haben, Bereichen hoher Schubspannung auszuweichen und in dem Mittelstrom zu fließen. Es ist sowohl in vivo als auch in vitro, also im Viskometer, zu beobachten und ist eine Teilursache für die Thixotrophie des Blutes (16). Die Axialmigration bewirkt, daß die Erythrozytenkonzentration vom Endothelsaum her, wo sie Null ist (zellfreier Plasmawandstrom), in Richtung Gefäßmitte ansteigt. Da der Mittelstrom mit relativ höherer Geschwindigkeit fließt, ist durch diesen Mechanismus die Gesamtzellkonzentration pro Volumeneinheit variabel. Daraus er-

gibt sich der Begriff »dynamischer Hämatokrit«, d.h. der Umstand, daß der Hämatokrit in Abhängigkeit der Gefäßprovinz variiert. Ferner werden auch die Thrombozyten durch diesen Mechanismus an den Endothelsaum gedrängt – ein durchaus sinnvoller Effekt, da sie dort ihre wesentlichsten physiologischen Funktionen zu erfüllen haben.

2.1.2.5. Fahraeus-Effekt

Die Hämatokritschwankungen in den verschiedenen Bereichen der Zirkulation waren Gegenstand der Forschungsarbeiten von *Fahraeus* und *Lindquist*. Sie fanden, daß unter konstanter Druckdifferenz und ausreichender Strömungsgeschwindigkeit bei abnehmenden Gefäßdurchmessern (kleiner als 300 μm) auch die Blutviskosität abnimmt (11). Der Blutviskositätserniedrigung liegt die Absenkung des dynamischen Hämatokrits aufgrund des soeben beschriebenen Mechanismus zugrunde. Zu jedem Zeitpunkt sind relativ weniger Erythrozyten in einem Gefäßdurchschnitt, wenn diese wie oben dargelegt im schnelleren Axialstrom fließen. Endothelnah entsteht dadurch ein zellfreier Plasmasaum, der sich wie ein Schmierfilm als Erleichterung der Strömung auswirken kann.

Durch dieses, als Fahraeus-Effekt bezeichnete Phänomen wird erreicht, daß sich in denjenigen Bereichen der Zirkulation, wo durch die vielfältige Gefäßaufteilung ein hoher hydrodynamischer Widerstand zustande kommt, die viskose Komponente des Gesamtwiderstandes gering gehalten wird (17). Mit anderen Worten sorgen rheologische Mechanismen mit dafür, daß sich der periphere Widerstand in einem der »vis-a-tergo« angepaßten Rahmen bewegt.

2.1.2.6. Membranrotation und Orientation

Stellt man sich vor, daß bei laminarer Strömung ein Erythrozyt sich zwischen zwei sich unterschiedlich schnell bewegenden Flüssigkeitslamellen innerhalb eines Gefäßes befindet, so kann durch die Geschwindigkeitsdifferenz der Lamellen eine Rotation des Erythrozyten induziert werden. Ebenso wird ein nicht sphärischer, flexibler Partikel dadurch in eine strömungsgünstige Orientation gebracht. Da der Erythrozyt eine überaus flexible Membran und organellenfreies Zytoplasma aufweist, rotiert er nicht als ganzes, sondern führt mit seiner Membran eine Art »Panzerkettenrotation« um seinen Zellinhalt aus. Mit Hilfe der gegenrotatorischen, transparenten Rheoskopkammer konnte dieses Phänomen in vitro belegt und sichtbar gemacht werden (18). Auch konnte der Beweis erbracht werden, daß analoges auch in der prinzipiell andersgearteten Kapillarströmung vor sich geht. Orientation und Membranrotation sind Mechanismen, durch die der Erythrozyt eine ideale Strömungsanpassung an die sehr variablen Strömungsbedingungen in vivo erfährt. Der Erythrozyt widersetzt sich also nicht dem Fluß, sondern nimmt an ihm teil. Die Membranrotation könnte ferner für ständige Durchmischung des Zellinhalts sorgen, und so den Gasaustausch zwischen zytoplasmatischem Hämoglobin und dem zu versorgenden Gewebe erleichtern.

2.1.2.7. Plasmaviskosität

Das Suspensionsmedium der Blutzellen ist bekanntlich das Plasma. Seine Viskosität stellt eine weitere, bedeutende Determinante der Blutfluidität dar. Plasma ist eine annähernd Newtonsche Flüssigkeit, d.h. seine Viskosität ist eine Materialkonstante, die neben der Temperatur fast ausschließlich von der Konzentration und den Eigenschaften der in ihm gelösten Proteine abhängt (19).

Im Prinzip zeigen alle kolloidalen Lösungen eine Abhängigkeit ihrer Viskosität von der Konzentration der gelösten Stoffe. Diese Funktion ist im niedrigen Konzentrationsbereich quasi linear und wird bei höheren Konzentrationen exponentiell. Die Form der Kurve (Viskosität gegen Konzentration) hängt von der Art der gelösten Moleküle ab (Abb. 7). Je kleiner das betreffende Eiweißmolekül ist, desto flacher verläuft diese Kurve (19). Neben der Größe hat die Molekülform entscheidenden Einfluß. Kugelige Konfigurationen sind wenig, langgestreckte sind mehr viskositätsbeeinflussend (20). Dementsprechend haben Eiweißmoleküle, die sowohl groß als auch langgestreckt sind, wie das Fibrinogen (Abb. 8), den deutlichsten Einfluß. Auch IgM ist deutlich plasmaviskositätsbestimmend. Da es jedoch mehr sphärische Form hat, ist es trotz des im Vergleich zu Fibrinogen fast dreifachen Mo-

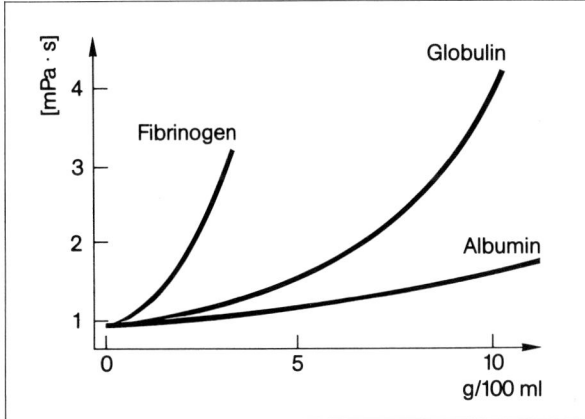

Abbildung 7. Abhängigkeit der Suspensionsviskosität von der Konzentration einiger gelöster Proteine (nach *Harkness*). Die Graphik zeigt den deutlichen Einfluß des asymmetrischen Fibrinogenmoleküls, während Albumin im physiologischen Konzentrationsbereich nur von untergeordneter Bedeutung für die Viskosität ist.

lekulargewichts weniger viskositätsbeeinflussend. Andere Untersuchungen legen nahe, daß auch die Lipid- und Kohlenhydratkonzentration, der Hydratationszustand, der pH-Wert, die Molekülfestigkeit und Eiweißinteraktionen einen Einfluß auf die Plasmaviskosität ausüben. Eine besondere Rolle könnte die Interaktion zwischen Eiweißmolekülen (Aggregation) spielen, weil sie die gelegentlich beobachteten Abweichungen von Newtonschem Verhalten des Plasmas und die Oberflächenviskosität des Plasmas bestimmen könnten.

Der Parameter »Plasmaviskosität« beeinflußt indirekt andere hämorheologische Größen (Abb. 9). Zum Teil daraus, z.T. jedoch aus der Tatsache, daß im Bereich der Endstrombahn wegen der geometrischen Verhältnisse Plasma und Zellen als zwei getrennte Phasen fließen, erklärt sich die überragende Bedeutung dieser Variablen auf die Blutfließeigenschaften bzw. auf die Durchblutung.

2.2. Hämorheologie und Blutkreislauf

Das vorausgegangene Kapitel sollte erläutern, wie die komplexen rheologischen Eigenschaften von Blut bedingt sind. Nun soll der Versuch unternommen werden, darzulegen, auf welche Weise die Rheologie des Blutes die Funktion des Kreislaufs beeinflussen kann. Dabei kann es nur die Aufgabe sein, einen vereinfachenden Überblick zu geben. Bezüglich einer detaillierteren Analyse wird auf eine grundlegende Arbeit verwiesen, auf die sich die folgenden Ausführungen zum Teil stützen (21).

Der Stoff- und Wärmetransport ist die Grundfunktion des Kreislaufsystems. Es mag verwundern, daß unser Wissen über die Zirkulation erst relativ jung ist. Etwa 300 vor unserer Zeitrechnung beschrieb *Erasistratus* drei Leitungsbahnen des menschlichen Körpers: Arterien, Venen und Nerven. Er beschrieb zudem die Anatomie des Herzens erstaunlich genau. Bezüglich der Funktion des Herzens unterlag er jedoch schwerwiegenden Irrtümern. Er glaubte, das Herz enthielte »Pneuma«, den Lebensgeist. Blut sollte demnach nur in den Venen fließen und das Herz sollte mittels Wärme in Be-

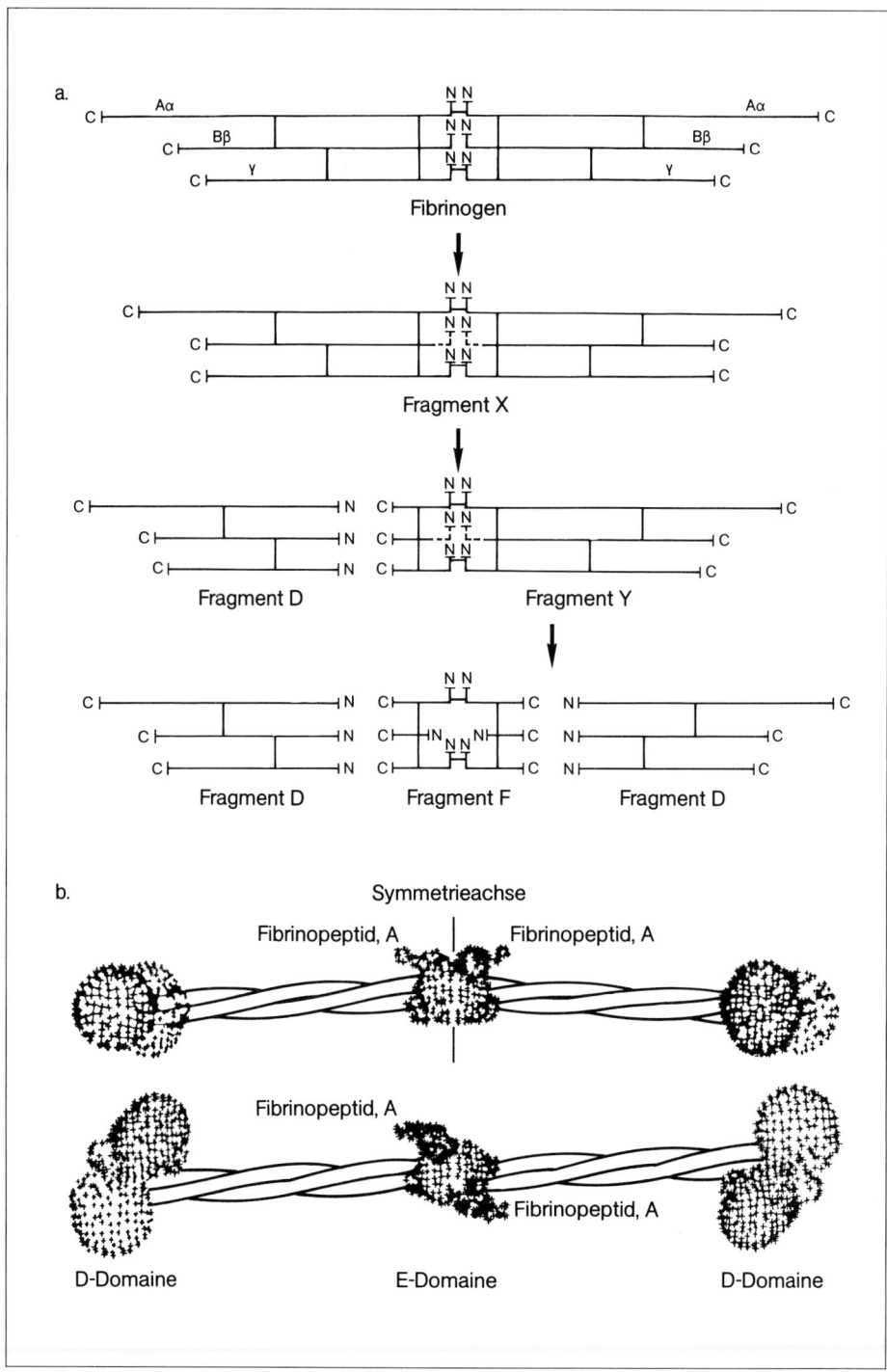

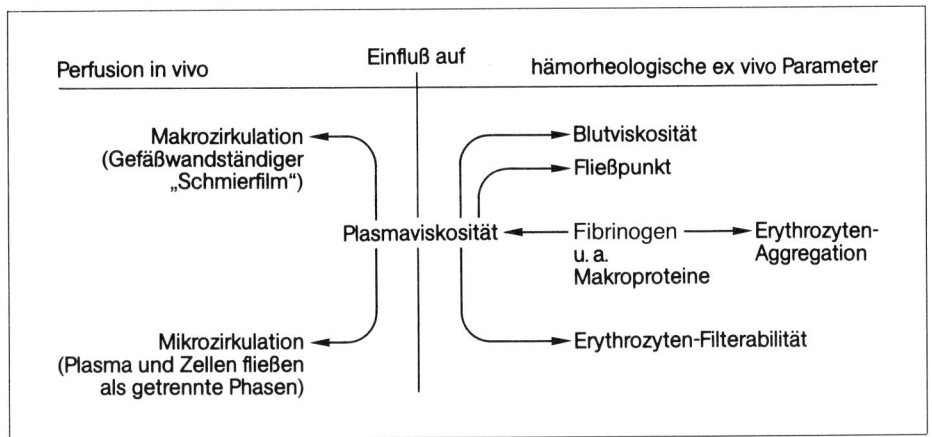

Abbildung 9. Bedeutung der Plasmaviskosität für Perfusion und hämorheologische Meßgrößen.

wegung gesetzt werden. Dieser Irrglaube wurde von *Galen* weiterentwickelt und galt dann für ganze 1500 Jahre als Dogma. Gemäß *Galens* Lehre war die Leber das zentrale Organ im Kreislauf. Bereits im 13. Jahrhundert schrieb *Thomas von Aquino*: »Ridiculum igitur dicere quod color sit principium motus cordis« (Es ist lächerlich zu behaupten, daß die Hauptursache der Herztätigkeit die Wärme ist). Es bedurfte jedoch des intellektuellen Klimas der Renaissance, um sich von diesem Dogma endgültig zu lösen. Bereits *Andra Cesalpino von Arezzo*, der etwa von 1525 bis 1603 lebte, sprach in seinen Schriften von einer »Blutzirkulation«. Aber erst *Harvey* postulierte 1628 ein geschlossenes System, in dem das Blut, durch die Herzarbeit getrieben, in den Arterien in die Peripherie und in den Venen von dort zurück zum Herzen transportiert wird (22). Zunächst war in der Harveyschen Theorie noch unklar, wie das Blut von der arteriellen auf die venöse Seite gelangen kann. Der Nachweis von Kapillaren durch *Malpighi* im Jahre 1661 führte zur endgültigen Klärung dieser Frage.

Heute ist die Tatsache, daß, wie *Harvey* es ausdrückte, »das Blut sich fortlaufend im Kreis bewegt« (22) eine Selbstverständlichkeit. Jedem Laien ist klar, daß der auch nur kurzzeitige Stillstand von Blut zum Tode führt. Erst in den letzten Jahren jedoch wurde begonnen, die Bedeutung der Fließfähigkeit des Blutes zu erforschen. Analog dem Ohmschen Gesetz läßt sich für einen solchen geschlossenen Kreislauf bekanntermaßen ein Zusammenhang zwischen Gesamtwiderstand (R), dem Blutfluß in Volumen pro Zeiteinheit (Q) und der Druckdifferenz über einer definierten Gefäßstrecke (ΔP) formulieren:

$$R = \frac{\Delta P}{Q} \quad \text{oder} \quad Q = \frac{\Delta P}{R}.$$

◁ *Abbildung 8.* Struktur des Fibrinogenmoleküls:
  a) schematisch mit Angabe der Fragmente, die beim Plasminabbau entstehen (nach *Marder*),
  b) aufgrund von elektronenoptischen Vorstellungen über die Molekülkonfiguration (nach *Hermans* und *McDonald*).

Gemäß dem Hagen-Poiseuilleschen Gesetz (23) ist der Blutfluß (Q) in einem Gefäß mit dem Radius r und Länge l:

$$Q = \frac{\Delta P \cdot \pi \cdot r^4}{l \cdot 8 \cdot \eta}$$

Kombiniert man das Ohmsche mit dem Hagen-Poiseuilleschen Gesetz, so ergibt sich:

$$\frac{\Delta P}{R} = \frac{\Delta P \cdot \pi \cdot r^4}{l \cdot 8 \cdot \eta}$$

Nach elementarer mathematischer Umformung lautet diese Formel:

$$R = \frac{l \cdot 8 \cdot \eta}{\pi \cdot r^4} = \frac{8}{\pi} \cdot \frac{l}{r^4} \cdot \eta \text{ oder}$$

R = numerischer Faktor + vaskulärer Faktor + viskoser Faktor

Mit anderen Worten setzt sich der periphere Gesamtwiderstand also zusammen aus dem vaskulären Widerstand und dem viskösen Widerstand. Diese Teilkomponenten sind multiplikativ. Der vaskuläre Widerstand ist gegeben als:

$$R_v = \frac{l \cdot 8}{\pi \cdot r^4}$$

Der vaskuläre Widerstand in N parallelen Gefäßen ist dann:

$$R_v = \frac{l \cdot 8}{\pi \cdot r^4 \cdot N}$$

Das Hagen-Poiseuillesche Gesetz setzt u.a. laminaren Fluß, starre Gefäße und konstante Viskosität voraus, Bedingungen, die im Kreislauf natürlich nicht gegeben sind. Dennoch läßt sich R_v allgemeiner ausgedrückt als Funktion von Gefäßlänge zu Gefäßradius und Gefäßzahl beschreiben:

$$R_v = f\left(\frac{L}{r^x N}\right) \text{ (x = numerischer Faktor).}$$

Anhand dieser Funktion läßt sich errechnen, welche Gefäßabschnitte zum Gesamtwiderstand welchen Beitrag leisten. Kleiner Radius bedeutet demnach hohen Widerstand. So ist es verständlich, daß kleine Arterien, Arteriolen und Venolen die sogenannten Widerstandsgefäße darstellen.

Rheologische Mechanismen tragen wesentlich dazu bei, daß der Gesamtwiderstand ($R = R_v \times \eta$)) in diesen Gefäßen in einem für die vorgegebenen Randbedingungen tragbaren Rahmen bleibt. Die Tatsache, daß die Viskosität aufgrund des Fahraeus-Effekts (siehe oben) in diesen Gefäßen relativ niedrig ist, bewirkt, daß der hohe vaskuläre Widerstand teilweise kompensiert wird. Steigt die Anzahl rigider Blutzellen (z.B. Leukozyten (4) oder Sichelzellen (26)) über das normale Maß an, so versagt aufgrund der Geometrie der Endstrombahn dieser Kompensationsmechanismus und der periphere Widerstand kann dann durch hämorheologische Mechanismen deutlich erhöht werden.

Unter den Fließbedingungen auf der venösen Seite, mit den wohl niedrigsten Schubspannungen im gesamten Kreislauf, kann die strukturviskose Natur des Blutes zu einer erheblichen Blutviszidierung führen. Derart kann eine Erhöhung des Kapillardrucks herbeigeführt werden (27). Dies muß zu einem Überwiegen der Filtration in der Endstrombahn mit intravasalem Flüssigkeitsverlust führen (28) (Abb. 10). Die resultierende Hämokonzentration verstärkt die Blutviszidierung, wodurch ein positiver Feedback-Mechanismus oder Circulus vitiosus in Gang gesetzt werden könnte (Abb. 11).

Die oben erwähnte Tatsache, daß der Gesamtwiderstand das Produkt aus Gefäßwiderstand und viskösem Widerstand ist ($R = R_v \cdot \eta$), hat bedeutende Konse-

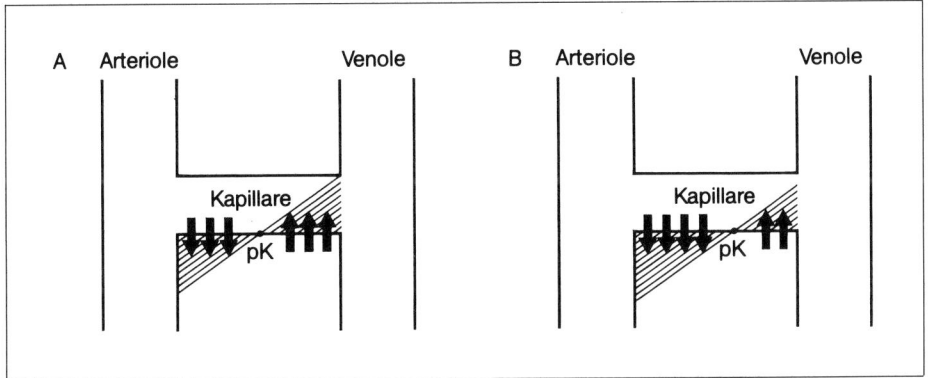

Abbildung 10. Schematische Darstellung der normalen Starlingschen Filtrationskräfte (A) und deren Verschiebung durch Erhöhung des viskösen Widerstandes auf der venösen Seite (B). Hydrostatischer Gefäßinnendruck minus Gefäßinnendruck bilden die treibenden Kräfte der Filtration bzw. Reabsorption von Flüssigkeit in der Endstrombahn (mit Pfeilen gekennzeichnet), denen der kolloidosmotische Druck des Plasmas entgegenwirkt. Derjenige Punkt, bei dem die Filtrationskräfte gleich Null sind, wird als pK bezeichnet. Im Normalfall liegt er in der Mitte, d.h. Filtration und Reabsorption (gestrichelte Flächen) sind gleich groß. Steigt der venöse Gefäßinnendruck (z.B. durch Viszidierung des Blutes), so kann es zu einem Überwiegen der Filtration mit lokaler Hämokonzentration kommen (B).

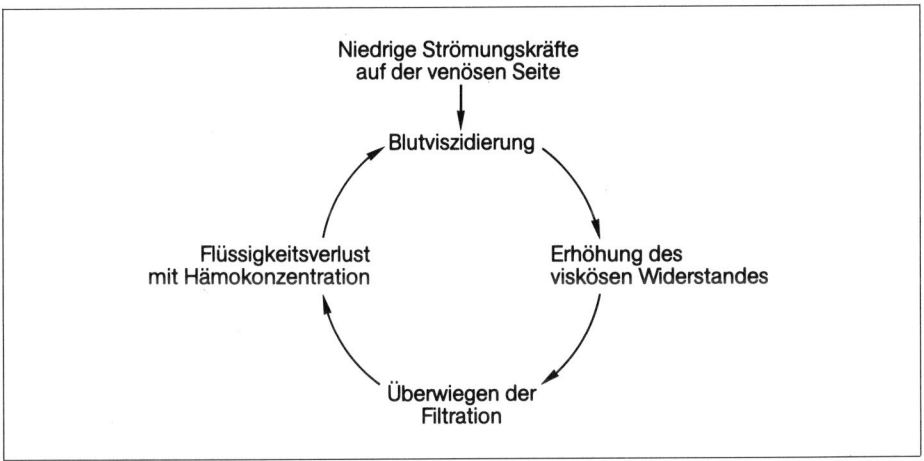

Abbildung 11. Circulus vitiosus, der durch die niedrigen Schubspannungen des venösen Schenkels und die strukturvisköse Natur des Blutes initiiert werden kann.

quenzen. Da R_v von der 4. Potenz des Gefäßradius abhängt, ist die Versuchung gegeben, die Viskosität als untergeordnet abzutun. R_v und η sind jedoch nicht additiv, sondern multiplikativ. Das heißt, gleichzeitige Veränderungen beider Teilkomponenten (Beispiel: arterielle Verschlußkrankheit mit arterieller Stenose + hyperviskösem Blut) verstärken sich gegenseitig. Dies um so mehr, als erstens die Viskosität von R_v abhängt (hohes R_v → niedrige Schubspannung, z.B. distal einer Stenose → hohe η) und zweitens Schwankungen von η über autoregulatorische Mechanismen R_v modifizieren können (29).

Bei weitem die wichtigste Aufgabe des Kreislaufs ist der Transport und der Austausch von dem erythrozytenständigen, hämoglobingebundenen Sauerstoff in das Gewebe. Dieser Vorgang findet in der Endstrombahn, einem Konzentrationsgradienten folgend, statt. Für diese Funktion ist die hohe Fluidität von Vollblut und Blutzellen eine »conditio sine qua non«. Die Sauerstofftransportkapazität (STK) hängt von der Perfusion (Q) und der Sauerstoffsättigung des Blutes (SS) ab, und ist gegeben als: STK = Q x SS. Unter Miteinbeziehung des Hagen-Poiseuilleschen Gesetzes ergibt dies:

$$STK = \frac{\Delta P \cdot \pi \cdot r^4}{8 \cdot l \cdot \eta} SS.$$

SS ist im wesentlichen eine Funktion des Hämoglobinspiegels (Hb) (SS = f(Hb)). Da R_v, wie oben angegeben, gleich

$$R_v = \frac{l \cdot 8}{\pi \cdot r^4}$$ ist, lautet der Zusammenhang

$$STK = f\left(\frac{\Delta P \cdot Hb}{R_v \cdot \eta}\right).$$

Bleiben ΔP und R_v konstant, so ist STK = f (Hb/η) (30). Da η von Hb abhängt, ergibt sich ein Maximum für STK, welches von der Schubspannung (τ)

$$\tau = \frac{\Delta P \cdot r}{2 \cdot l}$$

abhängt (Abb. 12).

Die Abbildung verdeutlicht, daß für niedrige Hb-Werte STK ebenfalls niedrig ist (wenig Sauerstoffträger → wenig Sauerstofftransport). Nimmt Hb zu, so steigt auch STK an. Wird ein definierter Hb-Wert überschritten, so fällt STK wieder ab. Dies ist auf den ersten Blick erstaunlich, weil es besagt, daß eine Erhöhung der Sauerstoffträger nicht in jedem Fall auch den Sauerstofftransport erhöht. Die Ursache dafür ist natürlich die Tatsache, daß die Fluidität des Blutes bei zunehmendem Hb (oder Hämatokrit) überproportional abfällt, was die Perfusion einschränkt und derart den Sauerstofftransport limitiert. Hämorheologische Störungen (z.B. deutliche Plasmaviskositätserhöhung) können zu einer Verschiebung der Hb/η-STK-Kurve führen. Der »optimale Hämatokrit« wird also durch die Fließeigenschaften des Blutes mitbestimmt.

Aus diesen vereinfachenden Ausführun-

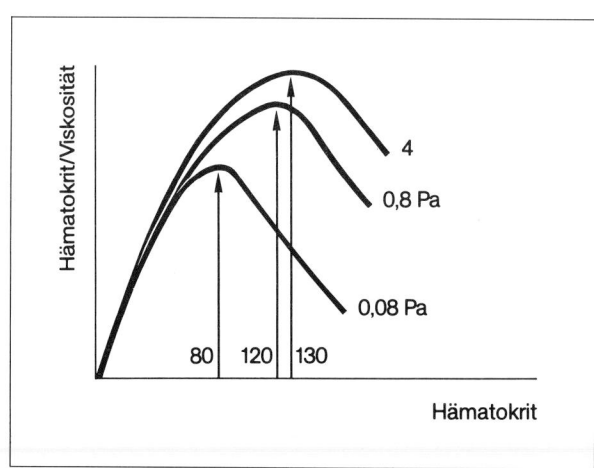

Abbildung 12. Das Hämatokritoptimum hängt von den Fließbedingungen ab und ist bei niedrigen Schubspannungen (z.B. vorgeschaltete Stenose) niedriger. In dieser Situation kann eine Hämatokritabsenkung zu einer Verbesserung des Sauerstoffangebots führen (nach Matral).

gen sollte deutlich werden, daß die Fließeigenschaften des Blutes den peripheren Gesamtwiderstand, die Filtration in der Endstrombahn und den Sauerstofftransport deutlich beeinflussen können. Dabei können hämodynamische Faktoren sowohl zur Kompensation als auch zur Verstärkung hämorheologischer Defizite beitragen. Ebenso können hämorheologische Veränderungen eine primär vaskulär bedingte Minderperfusion verschlechtern oder sie normalisieren.

2.3. Literatur

1. Wilkinson W.L.: Non-Newtonian Fluids. Pergamon, Oxford 1960.
2. Eirich F.R.: Rheology, Theory and Application. Academic Press, New York 1960.
3. Coleman B.D., Makowitz H., Noll W.: Viscometric flow on non-Newtonian Fluids. Springer, Berlin 1966.
4. Schmid-Schönbein G.W., Sung, K.L.P., Tözeren H., Skalak R., Chien S.: Passive mechanical properties of human leucocytes. Biophys. J. 36, 243-256, 1981.
5. Evans E.A., Kukan B.: Passive material behavior of granulocytes based on large deformation and recovery after deformation test. Blood 64, 1028-1035, 1984.
6. Brånemark P.J.: Intravascular anatomy of blood cells in man. Karger, Basel 1971.
7. Lichtman M.A.: Rheology of leukocytes, leukocyte suspensions and blood in leukemia. Possible relationship to clinical manifestations. J. Clin. Invest. 52, 350-358, 1973.
8. Frojmovic M.M., Milton J.G.: Human platelet size, shape and related functions in health and disease. Physiological Reviews 62, 185-261, 1982.
9. Chien S.: Biophysical behavior of red cells in suspensions. In: The Red Blood Cell. Vol. II, Surgenor D.M. (Ed.), Academic Press, San Francisco 1975.
10. Hess W.R.: Gehorcht das Blut den allgemeinen Strömungsgesetzen der Flüssigkeiten? Pflügers Archiv 162-187, 1915.
11. Fahraeus K., Lindquist T.: The viscosity of blood in narrow capillary tubes. Am. J. Physiol. 96, 562-568, 1931.
12. Kinsely M.H., Elliot T.S., Bloch E.H.: Sludged blood in traumatic shock. Microscopic observations of the precipitation and agglutination of blood flowing through vessels in crushed tissues. Arch. Surg. 51, 220, 1945.
13. Müller E., Gramlich: Über den Plasmaproteinfilm an der Oberfläche menschlicher Erythrozyten. Acta Haemat. 34, 239-249, 1965.
14. Appelgreen L.: Perfusion and diffusion in shock. A study of disturbed tissue-blood exchange in low flow states is canine skeletal muscle by a local clearance technique. Acta Physiol. Scand. Suppl. 378, 1972.
15. Schmid-Schönbein G.W., Usami S., Skalak R., Chien S.: The interaction of leucocytes and erythrocytes in capillary and post-capillary vessels. Microvasc. Res. 19, 45-70, 1980.
16. Wells R.E. Tr.: Rheology of blood in the microvasculature. N. Engl. J. Med. 270, 832, 1964.
17. Zweifach B.W.: Quantitative studies of microvascular structure and function. Analysis of pressure distribution in the terminal vascular bed in cat mesentery. Circ. Res. 34, 843-857, 1974.
18. Schmid-Schönbein H.: Erythrocyte rheology and the optimization of mass transport in the microcirculation. Blood Cells 1, 285-306, 1975.
19. Harkness J.: The viscosity of human blood plasma; its measurement in health and in disease. Biorheol. 8, 171-193, 1971.
20. Wohlisch E., Jüngling L.: Über die Beziehungen zwischen Elastizität, Strömungsanomalien und Spinnbarkeit von Solen mit besonderer Berücksichtigung des Fibrinogens. Pflügers Arch. 241, 96-107, 1938.
21. Chien S.: Physiological and pathophysiological significance of hemorheology. In: Clinical Hemorheology S. Chien, J.A. Dormandy, E. Ernst, A. Matrai (eds). Martinus Nijhoff, Den Haag, 1986.
22. Harvey W.: Exercitatio Anatomica de Moty Cordis et Sanguinis in Animalibus. Frankfurt 1628. Faksimile Ausgabe in Bla-

siusw, Boylan J., Kramer K. (eds). Founders of experimental physiology. J.F. Lehmanns Verlag, München 1971.
23. Poiseuille: Comptes Rendus de l'Academie Royale 11, 961, 1840.
26. Lipowsky H.H., Usami S., Chien S.: Human SS red cell rheological behavior in the microcirculation of cremaster muscle. Blood Cells 8, 113-126, 1982.
27. House S.D., Johnson P.C.: Diameter and blood flow of skeletal muscle venules during local flow regulation. Am. J. Physiol. in press 1985.
28. Starling E.H.: On the adsorption of fluids from the connective tissue spaces. J. Physiol. 19, 312, 1896.
29. Fan F.C., Schuessler G.B., Chen R.Y.Z., Chien S.: Effect of hematocrit alteration on the regional hemodynamics and oxygen transport. Am. J. Physiol. 238, H545-H552, 1980.
30. Matrai A., Ernst E., Dormandy J., Flute P.: A new clinical and physiological interpretation of bulk viscosity data. Proc. 2nd Europ. Conf. Clin. Hemorheol. London 1981.

3. Quantifizierung hämorheologischer Eigenschaften

Es kann hier kein Überblick, ja nicht einmal eine Einführung zu den in der Hämorheologie derzeit üblichen Meßmethoden gegeben werden. Dies ist für den Kliniker weitgehend irrelevant. Interessierte seien auf einschlägige Literatur verwiesen (1). Dennoch erscheinen einige methodische Gesichtspunkte auch für den Praktiker bedeutsam.

Eine Meßmethode sollte eine Reihe von Forderungen erfüllen, um den Anspruch auf klinische Relevanz erheben zu können:

1. Sie sollte reproduzierbar sein, d.h. geringe biologische und methodische Varianz aufweisen (Beispiel: Körpergewicht, exakt und genau zu bestimmen, kaum rasche intraindividuelle Schwankungen zu erwarten).

2. Sie sollte eine ausreichende Trennschärfe besitzen, d.h. möglichst eindeutig zwischen »krank« und »gesund« unterscheiden (Beispiel: Bilirubin, ab einem bestimmten, methodenabhängigen Grenzwert eindeutig krankhaft).

3. Sie sollte eine Aussage über den Schweregrad der betreffenden Erkrankung erlauben, d.h. der Meßwert muß mit der Schwere der Erkrankung korrelieren (Beispiel: Blutzucker bei Diabetes; je höher der Wert, desto schlechter die momentane Stoffwechsellage).

4. Normalisierung der Meßgröße sollte mit klinischer Besserung einhergehen (Beispiel: Kreatinin bei Niereninsuffizienz oder Stoffwechselparameter bei Diabetes).

Diese Forderungen werden von vielen der heute gebräuchlichen Labormethoden, nicht nur denen der Hämorheologie, nur teilweise erfüllt. Ein »hämorheologischer Status« kann heute die in Tabelle 1 angegebenen Parameter umfassen.

Die klinische Relevanz der Methoden 1–5 ist wohl noch am ehesten belegt (2), obschon auch hier die verschiedenartigsten Probleme bestehen. Nachteilig ist z.B., daß zahlreiche Variationen der Blutviskositätsmessungen oder von Blutfiltrationsverfahren die Vergleichbarkeit der Resultate erschweren. Die Reproduzierbarkeit von Blutviskositätsmessungen kann mit geeigneter Technik auch im niedrigen Scherbereich deutlich erhöht werden (3). Hk und BSG gehören in den Routinebereich. Letztere Methode basiert auf dem Entmischungsphänomen des Blutes unter Einwirkung der Schwerkraft, was bereits in der Humoralmedizin als Diagnostikum eingesetzt wurde. Zu Beginn dieses Jahrhunderts stellte *Fahraeus* diese Technik auf eine fundierte wissenschaftliche Basis (4). Messungen der

Tabelle 1. Hämorheologischer Status.

Parameter	Beispiel einer geeigneten Meßmethode	Methodischer VK	Biologischer VK
1. Viskosität des Nativblutes bei definierten Strömungsbedingungen	Rotationsviskometer	1,0–2,0	3,0–8,3
2. Viskosität des Blutes bei eingestelltem Hk und definierten Strömungsbedingungen	Rotationsviskometer	1,4–2,4	2,0–5,3
3. Hämatokrit (Hk)	Mikrohämatokritzentrifuge, Impedanzmethode, etc.	0,4	2,4
4. Plasmaviskosität	z.B. Kapillarviskometer, Kugelfallviskometer, etc.	0,3	1,5
5. Blutkörperchensenkungsgeschwindigkeit (BSG)	z.B. Westergren	0,6	3,8
6. Erythrozytenflexibilität	Filtration, viskometrische Verfahren, Ektazytometer, Mikropipette, etc.	7,9	10,4
7. Erythrozytenaggregation	Skyllektometrie, mikroskopische Beobachtung, standardisierte BSG	4,5	9,7
8. Leukozytenflexibilität	Filtration, Mikropipette	0	0
9. Leukozytenaggregation	Skyllektometrie	0	0
10. Zelladhäsion	derzeit nur experimentell	0	0
11. Fließpunkt	Extrapolation, schubspannungskontrollierte Rotationsviskometer	0	0
12. Oberflächenviskosität des Plasmas	derzeit nur experimentell	0	0
VK = Variationskoeffizient im eigenen Labor			
0 = keine Angaben			

Plasmaviskosität erfüllen die o.g. Kriterien, ein geeignetes Meßinstrument vorausgesetzt, in zufriedenstellender Weise. Die Methoden 6–12 sind derzeit noch weitgehend experimentell. Ihr klinischer Stellenwert bedarf noch eingehender Prüfung. Wegen der besonderen Bedeutung der Erythrozytenflexibilität wird zu den mannigfachen Problemen von Filtrationstests unter 5.6.2. Stellung genommen. Bis auf wenige Ausnahmen ist allen Parametern gemeinsam, daß Aussagen über Spezifität, Validität, Reliabilität und Sensitivität derzeit nicht zu machen sind. Dies wäre vor allem für groß angelegte epidemiologische oder multizentrische Untersuchung sowie für die Routinediagnostik zu fordern. Der Wert von kleineren Einzelstudien, so wie sie hier vorgestellt werden, ist jedoch von diesem Manko kaum berührt. Eindeutig ist bei der hämorheologischen Methodik noch Grundlegendes zu erarbeiten, ehe etwa an einen Einzug in das Routinelabor gedacht werden kann. Vor der Aufnahme in die Routine muß jedoch die klinische

Relevanz sichergestellt sein. Mit eben diesem Thema sollen sich die folgenden Kapitel auseinandersetzen.

Ein häufig gehörter Einwand gegen hämorheologische Methodologie ist, daß sie sich ausschließlich In-vitro-Techniken bedient, und der Bezug zur In-vivo-Situation unklar ist. Überspitzt ausgedrückt könnte es sich also um »reproduzierbare Artefakte« handeln. Um diesem Argument zu begegnen, besteht eindeutig ein Bedarf an Untersuchungen, die diese Größen mit nichtinvasiven In-vivo-Perfusionsmessungen korrelieren. In den letzten Jahren sind hier Fortschritte erzielt worden – genannt seien nur vitalmikroskopische Methoden, Erfassung des Sauerstoffpartialdruckes und mikrozirkulatorische Perfusionsmessungen mit der Laser-Doppler-Methode. »Reproduzierbare Artefakte« sind im übrigen im diagnostischen Repertoire keine Seltenheit. Die folgenden Ausführungen werden versuchen zu zeigen, inwieweit die entscheidende Forderung, nämlich klinischer Bezug und Relevanz, für hämorheologische Messungen erfüllt ist.

3.1. Literatur

1. Matrai A., Whittington R.B., Skalak R.: Biophysics. In: Clinical Hemorheology (eds) S. Chien, J.A. Dormandy, E. Ernst, A. Matrai. Martinus Nijhoff, Den Haag 1986.
2. Dormandy J.: Blood viscosity and red cell deformability. In: Methods in Angiology. M. Verstraete (ed). Martinus Nijhoff, Den Haag 1980.
3. Matrai A., Flute P.T., Dormandy J.: Improving accuracy of co-axial viscometry. Biorheology Suppl. 1, 99, 1984.
4. Fahraeus R.: The suspension stability of blood. Acta Med. Scand. 55, 1-228, 1921.

4. Pathophysiologie

4.1. Hämatologische Erkrankungen

Gewisse Blutkrankheiten haben im hämorheologischen Sinne beispielhaften Charakter. Zeigen sie doch wie keine anderen Erkrankungen auf, auf welche Weise Störungen definierter rheologischer Komponenten zu klinischen Symptomen führen können. Aus diesem Grunde seien diese z.T. seltenen Krankheitsbilder diesem Kapitel vorangestellt. Wie oben ausgeführt, beeinflussen einerseits Blutzellen durch ihre Zahl und Eigenschaften und andererseits das Plasma das Fließverhalten des Blutes. Selektive Störungen dieser drei Faktoren lassen sich bei hämatologischen Erkrankungen klar trennen. Schematisch können folgende Störungen unterschieden werden:
Erhöhter Zytokrit,
erhöhte Erythrozytenrigidität,
plasmatische Hyperviskosität.

4.1.1. Erhöhter Zytokrit

Bei den Polyzythämien unterscheidet man zwischen der primären Form (= Polycytaemia rubra vera) und den sekundären Varianten. Eine Polyzythämie liegt dann vor, wenn der Hämatokrit beim Mann über 52% und bei der Frau über 48% liegt (1). Je nach untersuchter Population kann dies bei etwa 5 bis 10% der Bevölkerung der Fall sein.
Eine sekundäre Polyzythämie kann Ausdruck eines physiologischen aber u.U. nur bedingt sinnvollen Kompensationsmechanismus sein, der mittels Erhöhung des Erythropoietin-Spiegels als Folge eines hypoxischen Reizes eine relative Sauerstoffnot auszugleichen versucht. Dies kann z.B. bei Rauchern, bei Menschen in großer Höhe (hier spielt zusätzlich eine Verminderung des Plasmavolumens infolge einer Hypohydratation eine Rolle), bei Herzfehlern oder bei Hämoglobinopathien mit vermehrter Sauerstoffaffinität des Hämoglobins eintreten (2, 3, 4). Seltener ist ein erhöhter Hämatokrit aufgrund eines Erythropoietin-sekretierenden Tumors (5). Bei der Polycythaemia rubra vera dagegen sind die Erythropoietin-Spiegel pathologisch niedrig. Die Hämatokriterhöhung ist in diesem Fall Folge einer myeloproliferativen Knochenmarkserkrankung, bei der unkontrolliert Stammzellen des erythropoietischen Systems gebildet werden.
Unabhängig von der Ursache führt jeder Hämatokritanstieg zu einer überpropor-

tionalen Blutviskositätserhöhung (siehe 2.1.2.1.). Häufig liegen daher bei Polyzythämien Symptome vor, die direkt auf die Erhöhung der Blutviskosität zurückzuführen und auch bei anderen sogenannten »Hyperviskositäts-Syndromen« anzutreffen sind (6): Sehstörungen, Vertigo, Tinnitus, Benommenheit. Kardiovaskuläre Komplikationen sind etwa 15mal (7) und tödliche Hirninfarkte etwa 5mal (8) häufiger als normal. Kürzlich wurde von zwei Fällen berichtet, bei denen exzessives Rauchen zu einer sekundären Polyzythämie geführt hatte. Es resultierte eine Hyperviskosität des Blutes, die, ohne daß nachweisbare vaskuläre Störungen vorlagen, zu einer dramatischen zerebralen Hypoperfusion und zur Ausbildung einer typischen Schlaganfall-Symptomatik geführt hatte (9). Derart akute, ausschließlich durch hämorheologische Mechanismen bedingte Krankheitsbilder sind sicherlich selten. Sie machen jedoch in eindrucksvoller Weise deutlich, wie eng Blutviskosität und Perfusion zusammenhängen. Weniger akute Störungen der Hirnperfusion sind bei allen vergleichsweise milderen Polyzythämieformen anzunehmen.

Die Therapie einer Polyzythämie besteht in Beseitigung der Ursache, wann immer das möglich ist. Gegebenenfalls können Radiojodtherapie und Hämodilution (dazu siehe unter 5.2.) sinnvoll sein. Die besten Langzeitergebnisse werden erzielt, wenn der Hämatokrit bis an die Untergrenze der Norm, also auf Werte um 40%, gesenkt wird (10).

Prinzipiell können Leukozyten ebenfalls zu einer Hyperviskosität beitragen (11). Allerdings ist dies selten und tritt nur dann auf, wenn exzessiv hohe Leukozytenzahlen (zwischen 300000 und 800000 pro µl) vorliegen (12). Es wird angenommen, daß bei derart erhöhten Leukozytenzahlen ein temporärer Gefäßverschluß in der Endstrombahn durch weiße Blutzellen eintreten kann. Kürzlich wurde ein Fall beschrieben, bei dem Leukozyten zu einer Thromboembolie in der Lunge geführt hatten, was mikroskopisch nachgewiesen wurde. Die Leukozytenzahl lag hier bei 153000/µl, und die klinische Symptomatik bestand im wesentlichen aus einer progredienten Dyspnoe (13). Leukozyten sind wesentlich weniger flexibel als Erythrozyten (11). Daher können sie in der Endstrombahn ein Hindernis darstellen, auch wenn In-vitro-Viskositätsmessungen noch keine pathologischen Werte ergeben. Legt man die ex vivo gemessenen Verformungszeiten für Leukozyten zugrunde und nimmt eine Leukozytenzahl von z.B. 20000/µl an, so läßt sich errechnen, daß alle Kapillaren von 5µm die Hälfte der Zeit von Leukozyten blockiert, das heißt von der nutritiven Versorgung abgeschnitten sind. An diesem sicherlich vereinfachenden Beispiel wird klar, welche Bedeutung die weißen Zellen in der Mikrozirkulation spielen können. Leukapherese und zytotoxische Medikation sind therapeutisch dann angezeigt, wenn Leukozytenzahlen über 100000/µl vorliegen.

4.1.2. Erhöhte Erythrozytenrigidität

Die Sichelzellanämie ist zwar in unseren Breiten eine seltene Erkrankung, sie hat jedoch exemplarischen Charakter und verdient aus diesem Grunde hier Erwähnung. Auf molekularem Niveau liegt eine Mutation des Hämoglobinmoleküls vor (Hb-S). Klinisch imponiert die hämolytische Anämie mit verminderter Erythrozytenlebensdauer, schmerzhaften Organinfarkten und Organinsuffizienz. Das Bindeglied zwischen molekularer Anomalie und Symptomatologie stellt die pathologische Erythrozytenrigidität dar. Die Blutviskosität ist im asymptomatischen Stadium der Erkrankung deutlich höher als beim Gesunden mit gleichem Hämatokrit (14). Die gleichzeitig bestehende Anämie kompensiert diese Hyperviskosität nur teilweise. Irreversibel verformte Sichelzellen sind die rigidesten Erythrozyten, die beim Menschen überhaupt gefunden werden. Aber auch voll oxygenierte, morphologisch unauffällige Erythrozyten von homozygoten Sichelzell-Patienten zeigen erhöhte Zytoplasmaviskosität und pathologische Membraneigenschaften (15). Es scheint so, daß ein erythrozytärer Verformbarkeitsverlust ein frühes Phänomen bei einer Sichelzellkrise ist und diese möglicherweise direkt auslöst (16). Im späteren Verlauf kommen weitere hämorheologische Störungen wie Plasmafibrinogenanstieg und Plasmaviskositätserhöhung hinzu (17). Neueste Befunde, die mit der Laser-Doppler-Technik erstellt wurden, zeigen auch eine charakteristisch veränderte Vasomotion der Hautgefäße, die mit Hb-S-Erythrozyten im Zusammenhang steht (18). Dies wird dahingehend interpretiert, daß die Perfusion der Kapillaren durch eine kleine Subpopulation rigider Erythrozyten behindert werden kann. Die veränderte Vasomotion könnte dann Ausdruck des Versuches sein, die rheologisch bedingte Hypoperfusion auf mikrozirkulatorischem Niveau zu kompensieren (19).

Ähnliche Verhältnisse wie bei der Sichelzellanämie liegen auch bei anderen hämolytischen Anämien vor. Ob nun genetisch bedingt oder erworben, ob ein Membrandefekt, eine pathologische Zellform, eine metabolische Störung oder Veränderungen im Zytoplasma vorliegen, allen diesen Krankheiten ist eine mehr oder minder ausgeprägte Erythrozytenrigidität gemeinsam. Dies ist bei Hämoglobin CC (20), der Thalassämie (21) und der Sphärozytose (22) beschrieben worden. Die pathologische Rigidität führt zur Erythrozytendestruktion in den engen Sinus der Milz und könnte die verminderte Lebensdauer der roten Zellen und somit die Anämie bedingen (23). Diese These wird gestützt durch Befunde, die eine Korrelation zwischen reduzierter Erythrozytenfilterabilität und erythrozytärer Lebensdauer aufzeigen (24).

4.1.3. Plasmatische Hyperviskosität

Hier sind vor allem maligne Erkrankungen wie multiples Myelom, Morbus Waldenström, lymphatische Leukämie und Non-Hodgkin Lymphome zu nennen. Dabei produzieren die sich unkontrolliert vermehrenden Zellen des lymphatischen Systems pathologische Immunglobuline, sogenannte Paraproteine. In Abhängigkeit ihrer Konzentration, Größe und Form führen sie zum Plasmaviskositätsanstieg und zur Erythrozytenaggregation. Diesen zwei rheologischen Phänomenen liegt die Fähigkeit dieser Makromoleküle zur intermolekularen Brückenbildung und Zell-Protein-Interaktion zugrunde (25). Neben der Plasmaviskositätserhöhung liegt auch eine pathologisch erhöhte Blutviskosität, insbesondere im niedrigen Scherbereich vor (26). Dies ist der Fall trotz des durchweg niedrigen Hämatokrits, der gewissermaßen als Kompensation der Hyperviskosität aufgefaßt werden kann.

Anämie, Hypervolämie und Hyperviskosität bestimmen das klinische Bild der Paraproteinämien. Typische Fundusveränderungen haben zu dem Begriff »fundus paraproteinaemicus« geführt. Häufig ist eine Blutungsneigung zu beobachten (6). Die Hyperviskosität kann zu Perfusionsstörungen im ZNS, Herzen oder der Peripherie führen (26). Plasmapherese bringt rasche aber nur kurzlebige symptomatische Besserung (siehe unter 5.3.1.). Chemotherapie muß daher versuchen, das proliferative Geschehen zu kontrollieren. In einer umfangreichen Untersuchung konnte einerseits der enge Zusammenhang zwischen pathologischen Plasmaproteinen und Viskosität aufgezeigt, andererseits demonstriert werden, wie therapeutische Normalisierung der Plasmaviskosität mit symptomatischer Besserung assoziiert ist.

4.2. Kardiovaskuläre Erkrankungen

Den bislang besprochenen Erkrankungen ist eine sehr ausgeprägte Fluiditätsminderung des Blutes gemein. Das jeweilige hämorheologische Defizit ist derart deutlich, daß alleine die rheologische Störung für einen Teil der Symptomatik verantwortlich ist. Bei den im folgenden zu besprechenden kardiovaskulären Krankheitsbildern liegen die Verhältnisse prinzipiell anders. Hier zeigen sich vergleichsweise diskrete hämorheologische Veränderungen. Diese würden vom Gesunden aufgrund der überaus potenten Kompensationsmechanismen des Herz-Kreislauf-Systems symptomlos verarbeitet werden. Erst das Hinzutreten vaskulärer Störungen verleiht dem hämorheologischen Defizit pathophysiologische Bedeutung.

Solche vaskulären Störungen bestehen zumeist auf dem Boden arteriosklerotischer Veränderungen. Bekanntermaßen ist heute in den Industrienationen die Arteriosklerose eindeutig der »Killer Nr. 1«. Obschon die Arteriosklerose ein schon lang beschriebenes Phänomen ist, bestehen über ihre Entstehungsursachen immer noch viele Rätsel. Die wohl ersten exakten Beschreibungen der morphologischen Veränderungen gehen auf *Leonardo da Vinci* zurück. In der »Anatomie des alten Menschen« schrieb er: »Die Gefäße beim alten Menschen limitieren aufgrund ihrer Wandverdickungen den Blutfluß.« Der Terminus »Arteriosklerose« wurde allerdings erst 1833 von dem Straßburger Pathologen *Jean-Frederick Lobstein* geprägt. In zwei Abhandlungen benützt er diesen Ausdruck, um die Verdikkung und Verhärtung von Blutgefäßen zu beschreiben. Erst in den letzten Jahren hat sich eine Betrachtungsweise durchgesetzt, die das Gefäßsystem zusammen mit seinem Inhalt, dem Blut, als funktionelle Einheit auffaßt (27). Eine tabellarische Übersicht über die historische Entwicklung der konservativen Therapie bei Durchblutungsstörungen mag dies verdeutlichen (Tab. 2).

Wie oben ausgeführt, wird das Fließverhalten des Blutes einerseits von seinen Fließeigenschaften, andererseits aber auch wesentlich von den Fließbedingungen bestimmt. Damit sich eine wenig ausgeprägte rheologische Störung klinisch als Hypoperfusion manifestiert, müssen also auch die Fließbedingungen pathologisch verändert sein. Unter dieser Konstellation kann auch eine nur geringe Fluiditätsminderung große Folgen für die Durchblutung haben. Der Grund dafür liegt, wie unter 2.2. ausgeführt, darin, daß der Gesamtwiderstand (R) das Pro-

Tabelle 2. Übersicht über die geschichtliche Entwicklung der konservativen Therapie arterieller Durchblutungsstörungen (modifiziert nach *M. Marshall*).

Humoralmedizin: Aderlaß
Erb W.H. (1840–1921): Gehtraining bei AVK II
1912 Papaverin als erster Vasodilatator
1936 Vitamin C, Vitamin P zu »Endothelstabilisierung«
1936 Heparin
1939 Vitamin-K-Antagonisten
1961 Dextrane, später weitere Plasmaexpander zur Hämodilution
1964 Perkutane Katheterdilatation
1966 Hemmung der Thrombozytenaggregation
1967 Thrombolyse mit Plasminogenaktivatoren
1970 Enzymatische Defibrinogenierung
1972 Orale, sogenannte »Rheologika«
1980 Lokale Lyse

Derzeit unter Diskussion:
– verschiedene Prostaglandine als Vasodilatatoren und Thrombozytenhemmer
– Stimulation der Kollateralisierung durch Gewebsfaktor
– Beeinflussung der Vasomotion
– Modifikation der Leukozyten-Rheologie
– Plasmapherese

dukt aus vaskulärer Komponente (R_v) und Viskosität (η) ist: $R = R_v \cdot \eta$. Demnach können Störungen des einen Systems die des anderen multiplikativ verstärken.

Die Fließbedingungen können vor allem durch folgende Umstände behindert sein:

a) Erschöpfte vasomotorische Reserve, d.h. in einem ischämischen Gefäßbett ist bereits die gegenregulatorische Dilatation in vollem Maße erfolgt; weitere Gefäßweitstellung ist nicht mehr möglich.

b) Organische Veränderungen der Gefäßwand. Hier kommen arteriosklerotische Manifestationen in Betracht. Es ist denkbar, daß bei massiven Wandveränderungen der Gefäße die vasomotorische Autoregulation nicht oder nicht ausreichend funktionsfähig ist, und einer Dilatation dadurch Grenzen gesetzt sind.

c) Nicht ausreichende Druckdifferenz. Wenn die »vis a tergo« in einem Gefäß nicht hoch genug ist, kann Blut nicht wie normal im niederviskösen Bereich fließen (Strukturviskosität). Eine solche Situation kann z.B. bei vorgeschalteter arterieller Stenose (siehe 4.2.1.), bei trägem venösem Rückfluß (siehe 4.4.1.) oder eingeschränkter Pumpenfunktion des Herzens (siehe 4.8.) bestehen.

d) Blutfluß in Kollateralen. Umgebungsbahnen um eine Gefäßobliteration können sich u.U. aufgrund des hypoxischen Reizes rasch ausbilden. Diese Gefäße sind jedoch hämodynamisch ungünstiger als die, die sie ersetzen sollen. Sie besitzen einen relativ kleineren Gefäßdurchmesser und relativ größere Länge. Unter diesen Bedingungen ist gemäß dem Hagen-Poiseuilleschen Gesetz die Blutfluidität eine perfusionsbestimmende Größe.

Prinzipiell sind die Gefäßprovinzen der unteren Extremitäten, des Herzens und des ZNS hämodynamisch gegenüber anderen Organen benachteiligt. Bei den unteren Extremitäten ist aufgrund der großen Distanz zwischen Herz und Endstrombahn der Druckgradient »vor Ort« nicht mehr so hoch wie beispielsweise in den entsprechenden arteriellen Gefäßen der oberen Extremitäten. Das Herz muß als einziger Muskel des Körpers ständig Arbeit leisten. Die intrakardiale Perfusion muß zudem gegen den wechselnden Druckgradienten der Herzkontraktion aufrecht erhalten werden. Die Durchblutung des ZNS schließlich muß gegen den hydrostatischen Druck ankämpfen, der sich daraus ergibt, daß in der aufrechten Körperhaltung der Kopf über dem Herzniveau steht. Vielleicht mit aus diesen Gründen können sich hämorheologische Störungen vor allem an diesen drei Organsystemen als Durchblutungsstörungen manifestieren.

4.2.1. Arterielle Verschlußkrankheit

Unabhängig vom klinischen Schweregrad, also im Stadium I–IV nach *Fontaine*, haben wir es bei der arteriellen Verschlußkrankheit (AVK) in der Regel mit folgender Konstellation zu tun: Aufgrund arteriosklerotischer Gefäßveränderungen hat sich meist in einem großen zuführenden Gefäß ein Plaque ausgebildet, der zu einem Strömungshindernis heranwächst und ab einem bestimmten Stenosegrad hämodynamisch wirksam wird. Das heißt, die Schubspannung distal der Stenose nimmt ab. Um die Oxygenierung entsprechend der unterschiedlichen Funktionszustände (Ruhe, Arbeit) der Muskulatur zu gewährleisten, wird nun durch lokale metabolische und nervale Steuerung eine Gefäßdilatation herbeigeführt. Je nach Schweregrad der vorgeschalteten Stenose wird dadurch eine Kompensation noch erreicht oder sie gelingt nicht mehr. Kann die Kompensation auch unter Belastung erreicht werden, liegt ein Stadium I nach *Fontaine* vor. Ist der Blutfluß zwar in Ruhe noch ausreichend, um den Sauerstoffbedarf sicherzustellen, unter Belastung jedoch nicht, so liegt ein Stadium II vor. Ist auch in Ruhe ein Sauerstoffdefizit vorhanden, was sich klinisch als Ruheschmerz ausdrückt, so handelt es sich um die Stadien III und IV, je nachdem, ob Hautnekrosen vorliegen oder nicht.

Ab Stadium II der Erkrankung ist die vasomotorische Reserve limitiert bzw. erschöpft, d.h. die peripheren Gefäße haben durch Weitstellung versucht, die Perfusion zu erhöhen. Wird ein kritischer Wert überschritten, ist keine weitere Dilatation mehr zu erzielen. Dann kann die betroffene Strombahn vereinfacht als System starrer Röhren gesehen werden. Gemäß des dann in grober Näherung gültigen Hagen-Poiseuilleschen Gesetzes ist jetzt eine Perfusionszunahme nur noch über eine Viskositätssenkung oder Erhöhung der Pumparbeit des Herzens erreichbar. In den letzten Jahren ist die Vasomotion peripherer Gefäße zunehmend für die angiologische Forschung interessant geworden (28). Es ist denkbar, daß hier ein Mechanismus vorliegt, der den peripheren Widerstand verringert und gewissermaßen das »Herz der Peripherie« darstellt. Welche Bedeutung diese Spontanaktivität der peripheren Gefäßmuskulatur bei der AVK spielt, ist allerdings derzeit noch nicht abzusehen. Ebenso ist der Bezug zu hämorheologischen Parametern noch unklar.

In dem Stadium der Dekompensation spielt die Kollateralisation eine entscheidende Rolle. Die sich unter dem Reiz der Hypoxie ausbildenden Kollateralen können in vielen Fällen auch bei komplettem Verschluß einer großen Arterie eine noch ausreichende Perfusion wiederherstel-

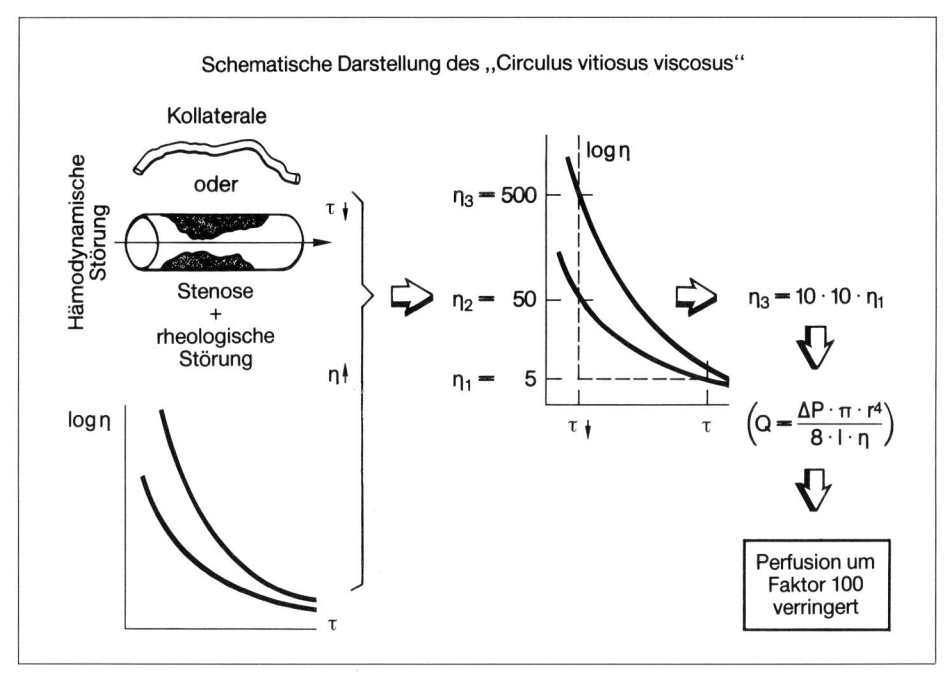

Abbildung 13. Schematische Darstellung gestörter Fließbedingungen plus gestörter Fließeigenschaften. Die Kombination aus arterieller Stenose, Strukturviskosität und Hyperviskosität kann rein rechnerisch zu einer Verminderung der Perfusion um den Faktor 100 führen.

len, das heißt eine (Teil-)Kompensation herbeiführen. Unter diesen Voraussetzungen ist die Bedeutung hämorheologischer Faktoren groß. Die vergleichsweise schlechten Fließbedingungen in den Kollateralen (siehe oben) haben zur Folge, daß hier die negative Potenz gestörter Fließeigenschaften des Blutes zum Tragen kommen kann (Abb. 13).

Bereits Mitte der 60er Jahre wurden, zunächst an kleineren Kollektiven, hämorheologische Störungen bei AVK-Kranken mehrfach beschrieben (29,30,31). Inzwischen ist die Literatur zu diesem Thema umfangreich. Eine vollständige Übersicht würde den hier gebotenen Rahmen sprengen; die wesentlichsten Befunde seien knapp zusammengefaßt.

Die im Vergleich zu Normalpersonen erhöhte Blutviskosität bei AVK-Kranken läßt sich auf eine Hämatokrit- und Fibrinogenerhöhung (32), eine Vermehrung der Aggregationstendenz der Erythrozyten (33) und eine Verminderung der Erythrozytenflexibilität (34) zurückführen. Die meisten Autoren finden Verschlechterungen im Vergleich zum Normalkollektiv, die bei 10 - 25% liegen. Neben dem Befund, daß AVK-Kranke sich rheologisch von Gesunden unterscheiden, konnte vor allem die Londoner Arbeitsgruppe um *Dormandy* weitere, wegweisende Daten erstellen. Es zeigte sich, daß bei dem Gros der AVK-II-Patienten die Rheologie nur mäßig gestört ist (32,35). In Fällen mit ausgesprochener Hyperviskosität (22 Patienten von insgesamt 86) war auch die Gehstrecke im Vergleich mit Patienten mit grenzwertiger Rheologie signifikant kürzer (138 yards im Vergleich zu 316 yards). Bei den AVK-Kranken mit deutlicher Hyperviskosität fiel ferner auf, daß ihre peripheren Pulse in der Regel palpabel waren und daß die Arteriographie meist nur relativ wenig ausgeprägte Stenosen der arteriellen Strombahn zeigte. Man schloß aus diesen Befunden, daß eine zweifache Ätiologie der Claudicatio intermittens bestehen kann. Einerseits kann eine arterielle Stenose bzw. Obliteration, andererseits eine Blutfluiditätsminderung die Ursache für die Perfusionseinschränkung sein. Weiter wurde in diesen Arbeiten auf die prognostische Bedeutung der Rheologie hingewiesen. Hyperviskosität war mit einer statistisch schlechteren Prognose (Übergang in ein Stadium II bzw. Gehstreckenverkürzung) assoziiert. Spätere Arbeiten erweiterten die Befunde (36). Innerhalb einer Gruppe von 88 AVK-Kranken, deren Erythrozytenflexibilität reduziert war, korrelierte die Erythrozytenflexibilität mit dem Schweregrad der Erkrankung (Stad. II oder III). Dieser Parameter war um so deutlicher verändert, je niedriger die peripheren Dopplerdrucke waren. Ferner konnte bei einer Weiterverfolgung der Kranken über durchschnittlich drei Jahre eine Assoziation der Erythrozytenflexibilität zur Prognose belegt werden. Diejenigen Patienten, die initial die deutlichste Reduktion der Erythrozytenflexibilität aufwiesen, hatten auch die statistisch größte Chance, sich im weiteren Krankheitsverlauf einer Amputation oder einem gefäßchirurgischen Eingriff unterziehen zu müssen (Tab. 3).

Neuere Daten legen nahe, daß in solchen Filtrationssystemen nicht nur rheologische Erythrozyteneigenschaften erfaßt wurden, sondern daß vor allem auch Leukozyteneffekte dabei eine Rolle spielen. Entfernung der weißen Zellen vor der Filtration hebt gemäß diesen Berichten die Unterschiede zwischen AVK-Patienten und Gesunden ganz oder weitgehend auf (37,38). Die eigene Arbeitsgruppe konnte mit einer Filtrationsmethode, die

Tabelle 3. Risikofaktoren für die Erniedrigung des Erythrozytenflexibilitäts-Indexes.

Faktor	Patientengruppe I			Patientengruppe II			Signifikanz
	n	x	SD	n	x	SD	
Alter	18	0,45	0,10	18	0,49	0,09	n.s.
Rauchen	25	0,47	0,07	17	0,45	0,07	n.s.
Diabetes	9	0,40	0,07	9	0,43	0,05	n.s.
Dopplerdrucke 100 mmHg	13	0,41	0,06	21	0,53	0,07	$p<0,001$
Klinischer Verlauf	15	0,41	0,06	19	0,47	0,07	$p<0,05$
Spätere Inzidenz von Gefäßchirurgie	12	0,43	0,03	12	0,48	0,07	$p<0,05$
Spätere Inzidenz von Amputation	8	0,36	0,04	8	0,47	0,06	$p<0,01$

In dieser Untersuchung zeigte sich, daß niedrige periphere Dopplerdrucke, Verschlechterung des klinischen Zustandes (Überführung in ein höheres Stadium nach *Fontaine*) oder spätere gefäßchirurgische Eingriffe bzw. Amputationen über einen Beobachtungszeitraum von drei Jahren mit signifikanter Erniedrigung der Erythrozytenflexibilität assoziiert waren.

zwischen Leukozyteneffekten und Erythrozytentransitzeit differenziert, zeigen, daß bei AVK eine nur mäßig verlängerte Erythrozytentransitzeit (= Erythrozytenflexibilität) vorliegt und der wesentlichere Effekt durch Filterblockade mit Leukozyten bedingt ist (39). Neueste Untersuchungen belegen, daß bei diesem Krankheitsbild sowohl die Erythrozyten- als auch die Leukozytenrheologie gestört sind (40). Diese Befunde weisen darauf hin, daß möglicherweise der Leukozytenrheologie auch hier eine bislang vernachlässigte, jedoch nicht unbedeutende Rolle zukommt.

Bei Durchsicht der Daten zeigt sich, daß bei AVK die Mehrzahl der rheologischen Meßgrößen pathologisch verändert sind. Es stellt sich die Frage, ob dies die Folge oder die Ursache der Ischämie ist. Experimente einer Arbeitsgruppe aus Siena mit künstlich herbeigeführter Ischämie scheinen erstere Möglichkeit zu favorisieren. Eine Hypothese der eigenen Arbeitsgruppe besagt, daß beides gleichzeitig der Fall ist. Initial induziert die Hypoperfusion eine Verschlechterung der Fließeigenschaften des Blutes. Diese sind dann im Sinne eines »circulus vitiosus viscosus« an einer weiteren Limitierung der Durchblutung mitbeteiligt.

4.2.2. Myokardiale Ischämie

Analog der Situation in den Extremitäten wäre es prinzipiell auch möglich, daß die myokardiale Durchblutung nicht nur vom Gefäßdurchmesser der Herzkranzgefäße und der »vis a tergo« abhängt, sondern auch durch die Fluidität des Blutes determiniert ist. Unter diesem Aspekt beschäftigen sich eine Reihe experimenteller Arbeiten mit den Blutfließeigenschaften bei koronarer Herzkrankheit, speziell nach Myokardinfarkt, auf die nun eingegangen werden soll.

4.2.2.1. Angina pectoris

Die wohl erste klinische Beschreibung einer Angina-pectoris-Symptomatik findet sich 1772 in *William Heberdens* Schrift »Some Account of a Disorder of the Breast«. Er schrieb: »Die unter dieser Krankheit Leidenden werden von ihr ergriffen während sie gehen, insbesondere wenn sie bergauf gehen und wenn dies bald nach dem Essen geschieht; sie werden gepackt von einem schmerzenden, sehr unangenehmen Gefühl in der Brust, welches den Anschein hat, das Leben auszulöschen und anzudauern. Sobald die Betroffenen stillstehen, verschwinden die Beschwerden jedoch.« Für Hämorheologen besonders interessant, beschrieb *Heberden* 1785 den Fall eines 52jährigen Kollegen, den er »Doctor Anonymous« nannte. Seit seinem 47. Lebensjahr verspürte dieser Patient immer wieder Schmerzen in der Brust, die beim Gehen in den linken Arm ausstrahlten. *Heberden* nahm eine »Obstruktion des Kreislaufs« an. Nach dem Tod des Patienten beschrieb *Heberden* dessen Serum als »dickflüssig wie Sahne«.

Unabhängig vom genauen Pathomechanismus ist die Ursache einer myokardialen Minderdurchblutung stets ein Ungleichgewicht zwischen Sauerstoffangebot und -nachfrage. Beim Myokardinfarkt kommt es dadurch zur ischämischen Nekrose. Dieses irreversible Endstadium wird selbst beim akuten, lokalen Perfusionsstopp nicht sofort erreicht. Vielmehr wird, wie bei jedem ischämischen Zelluntergang, zunächst eine Phase des potentiell reversiblen Schadens durchlaufen. Das heißt, in diesem Zustand hat ein

Wiedereinsetzen der Durchblutung die Chance, zumindest teilweise die Nekrose zu verhindern (41). Wenn auch durch Modifikation der Blutfluidität ein thrombotisch verschlossenes Gefäß nicht wiedereröffnet werden kann, so wäre es doch denkbar, daß Einfluß auf die Versorgung des Randsaums um die Nekrose genommen werden kann. Optimale Blutfluidität würde das Potential, die Nekrose klein zu halten, in sich bergen.

Die Information über die Zusammenhänge zwischen koronarer Herzkrankheit und Blutfließeigenschaften ist derzeit noch bruchstückhaft. Eine klinische Studie sagt aus, daß zwischen der Blutfluidität einerseits und dem Stenosegrad der Koronarien andererseits eine Wechselbeziehung besteht (42). Die Blutviskosität korreliert positiv mit dem Ausmaß der Koronarstenose bei Patienten, die wegen Angina-pectoris-Symptomatik koronarangiographiert wurden. Dies kann als Hinweis darauf verstanden werden, daß eine Fluiditätsminderung bei solchen Patienten ein zusätzliches Risiko darstellt. Tierexperimentelle Befunde bieten dafür eine Erklärungsmöglichkeit: Bei Hunden wurde eine graduierte Stenosierung der linken Circumflexa vorgenommen. Als Folge war ein zunehmendes interstitielles Ödem im Myokard feststellbar. Dies könnte die Fließbedingungen des Blutes derart verschlechtern, daß zugleich auftretende hämorheologische Störungen die Perfusion entscheidend reduzieren könnten. Tatsächlich zeigte sich, daß die in einem solchen Modell resultierende Infarktgröße eine Funktion des Hämatokrits (und damit der Blutviskosität) war (43). Andere Untersucher fanden beim Menschen mit gesicherter koronarer Herzkrankheit analoge rheologische Veränderungen, wie sie bei der AVK oben beschrieben wurden (44). In einer epidemiologischen Studie bestätigte sich der bislang nur an kleineren Kollektiven erstellte Befund, daß bei koronarer Herzkrankheit die Plasmaviskosität erhöht ist (45). Von besonderem Interesse ist ferner ein Bericht, der aufzeigt, daß Patienten mit Angina, entsprechenden ischämischen EKG Veränderungen und fehlenden Koronarstenosen hämorheologische Defekte aufweisen (46). Bei dieser Untergruppe von KHK-Patienten könnte die Blutfluidität eine primäre pathophysiologische Rolle bei Entstehung der Sauerstoffnot spielen.

4.2.2.2. Myokardinfarkt

James Herrick lieferte 1912 mit seiner Arbeit »Clinical Features of Sudden Obstruction of the Coronary Arteries« im JAMA die Erstbeschreibung der Koronarthrombose. In dieser Publikation erarbeitete er den Zusammenhang zwischen der Okklusion von Koronarien, der typischen Schmerzsymptomatik und in bestimmten Fällen dem plötzlichen Tod. Trotz ihrer Bedeutung blieben diese Befunde zunächst weitgehend unbeachtet. *Herrick* war überzeugt und gab nicht auf. Schließlich wurden seine Vorstellungen akzeptiert, und sind heute als »Herzinfarkt« Allgemeingut geworden.

Im Gefolge der Ereignisse nach einem akuten Herzinfarkt stellen sich komplexe Modifikationen nahezu aller hämorheologischen Parameter ein. Etwa 24 Stunden nach dem Infarkt wird die Plasmaviskosität erhöht gefunden (47, 48). Diese Erhöhung erreicht ihr Maximum am dritten Tag und hält bis zu 60 Tage nach dem Infarkt an (49). Entscheidenden Anteil daran dürfte ein Anstieg des Fibrinogenspiegels, wie er vielfach beschrieben wurde, haben (z.B. 47, 48, 49). Ebenso finden sich nach Herzinfarkt erhöhte Globulinspiegel (z.B. 50). Je nach dem gebräuchlichen Therapieschema werden mehr oder minder deutliche Schwankungen des Hämatokrit beobachtet. Die meisten Autoren finden, daß initial nach einem Infarkt ein erhöhter Hämatokrit vorliegt, der sich in den nachfolgenden Tagen langsam normalisiert (z.B. 49). Wahrscheinlich als Folge der erhöhten Fibrinogenspiegel ist auch die Erythrozytenaggregation nach Infarkt vermehrt (51). Die Erythrozytenflexibilität ist ebenfalls gestört; zumindest ist dies das einhellige Resultat von Filtrationsexperimenten (48, 52, 53). Unmittelbar (1–2 Std.) nach dem akuten Ereignis werden noch normale Werte gefunden, die dann durchschnittlich 13 1/2 Stunden danach auf ihren Minimalwert (28% des Normalwertes) abfallen, und 24 Stunden danach wieder nahezu auf dem Ausgangsniveau liegen (53). Weitere Experimente mit Kreuzungsversuchen legen nahe, daß diese kurzlebigen und dramatischen Veränderungen durch einen im Plasma lokalisierten Faktor induziert werden. Gemäß den derzeit noch unveröffentlichten Daten der Londoner Arbeitsgruppe um Dormandy kommt es nach akutem Infarkt auch zu einer drastischen Einschränkung der Leukozytenpassage in Filtrationssystemen. Alle bislang genannten Faktoren tragen dazu bei, daß die Blutviskosität ansteigt. Tatsächlich stimmen die experimentellen Daten aller Arbeitsgruppen in diesem Punkt überein (47, 48, 49, 50).

Die zitierten Beobachtungen wären weitgehend akademisch, bestünden nicht auch Hinweise dafür, daß ihnen prognostische Bedeutung zukommt. Es zeigt sich erstens, daß der klinische Schweregrad bzw. die Komplikationsrate mit der Plasma- und Blutviskosität (49) und der Erythrozytenflexibilität (48) korrelieren. Zweitens scheint die Prognose mit dem Hämatokrit (54), dem Hämoglobinspiegel (55), der Plasma- und Blutviskosität (49) und der Erythrozytenflexibilität (48) im Zusammenhang zu stehen. Ergebnisse von prospektiven Studien liegen derzeit noch nicht vor. Eine derartige Untersuchung wird zur Zeit von der eigenen Arbeitsgruppe durchgeführt. Zu den möglichen therapeutischen Konsequenzen gestörter Hämorheologie bei koronarer Mangelperfusion wird im Abschnitt 5 Stellung genommen.

4.2.3. Arterielle Hypertonie

Vier sich gegenseitig beeinflussende Variablen bestimmen im wesentlichen den Druck im Kreislauf (1):

– Herzminutenvolumen (HMV),
– arterieller Widerstand,
– mikrovaskulärer Widerstand und
– venöser Rückfluß.

Unter normalen Bedingungen sind diese Regelgrößen ausgewogen, es besteht Normotonie. Im Falle der arteriellen Hypertonie ist das Gleichgewicht jedoch gestört. Man kann die arterielle Hypertonie schematisch als einen Zustand ansehen, bei dem eine Inbalance dadurch induziert wird, daß ein Teil des Gesamtblutvolumens von einem zu einem anderen Gefäßbett verschoben ist. Die Beziehung zwischen Blutdruck und den oben genannten Variablen läßt sich anhand von drei vereinfachenden Beispielen darstellen:

a) Bei der arteriellen Hypertonie bewirken arteriosklerotische Veränderungen, daß der periphere Widerstand aufgrund von organischen Veränderungen der Widerstandsgefäße erhöht

ist. Es resultiert relative Blutfülle im arteriellen Schenkel und demzufolge arterielle Hypertension.
b) Bei den verschiedenen Schocksyndromen sind mikrozirkulatorische Regulationsmechanismen gestört und der venöse Blutdruck erniedrigt. Ein Teil des Blutvolumens wird von der arteriellen auf die venöse Seite verlagert. Es resultiert Hypotension im arteriellen System.
c) Bei der Herzinsuffizienz kommt es durch ein verkleinertes Herzminutenvolumen zum Rückstau in das venöse System und zur Verlagerung eines Teils des Blutvolumens auf die venöse Seite. Es resultiert venöse Hypertension.

Derartige Betrachtungsweisen sind von Physiologen akzeptiert (56), konnten jedoch nie in vollem Umfang Eingang in das klinische Denken finden. In Form des »Pre- und Afterload-Konzepts« haben sie allerdings in den letzten Jahren auch dort eine Teilanerkennung gefunden.

Bei der arteriellen Hypertension spielen eine Reihe von regulativen Funktionen eine Rolle, die sich gegenseitig verstärken oder kompensieren können. Eine davon ist die Fließeigenschaft des Blutes. Die Blutviskosität ist, wie unter 2.2. näher erläutert, eine Teilkomponente des Gesamtwiderstandes. Beim Gesunden liegt eine umfangreiche Reserve der vasomotorischen Regulation vor, die mühelos nahezu jede hämorheologische Störung kompensieren kann. Unter bestimmten pathologischen Bedingungen ist das nicht gewährleistet. Die schwächste Stelle im Kreislauf scheint dann der postkapilläre Bereich zu sein. Die regulativen Funktionen müssen zwischen zwei konträren Anforderungen ausgleichen: Einerseits muß der Druck hoch genug sein, um den venösen Rückfluß zu gewährleisten, andererseits darf er nicht so hoch sein, daß der Kapillardruck und der transkapilläre Flüssigkeitsaustausch ungünstig beeinflußt werden. Das Vorliegen einer Hyperviskosität limitiert die Perfusion weiter, innerhalb dieser eng gewordenen Grenzen des Blutdrucks (57).

Die Abhängigkeit des peripheren Gesamtwiderstandes von der Blutviskosität ist durch tierexperimentelle Studien belegt. Induziert man bei konstantem Blutvolumen eine Polyzythämie bis auf Hämatokritwerte von 80%, so beobachtet man neben einer Senkung des Herzminutenvolumens einen Anstieg des peripheren Widerstandes, der positiv mit der Blutviskosität korreliert (58). Wird der Hämatokrit bis auf 7% gesenkt, so findet man diese Korrelation bestätigt (59). Führt man im Tierexperiment eine 30%ige Änderung der Blutviskosität herbei, indem entweder der Hämatokrit oder die Plasmaviskosität modifiziert werden, so zeigen sich quantitativ gleiche Veränderungen des peripheren Widerstandes und reziproke Alterationen des Herzzeitvolumens (60).

Der klinische Alltag zeigt, daß ausgesprochene Fälle von Anämie (also Hypoviskosität) selten mit Hypertonie einhergehen, sondern im Gegenteil eher zu hypotonen Regulationsstörungen neigen. Dies ist der Fall, obwohl das Herzminutenvolumen bei diesen Patienten häufig erhöht ist (61). Umgekehrt ist die Koinzidenz von Polyzythämie und arteriellem Hochdruck gut belegt (8, 62, 63, 64). Bei Polyzythämikern ist das Herzminutenvolumen erniedrigt und der periphere Widerstand erhöht (65). Die Assoziation von Hyperviskosität (Hämatokrit im oberen Normbereich bzw. darüber) und kardiovaskulärem Risiko ist in epidemiologischen Untersuchungen gut dokumentiert (66, 67).

Bereits 1930 wurde beobachtet, daß unbehandelte Hypertoniker höhere Blutviskositätswerte aufweisen als Kontrollpersonen. Es zeigte sich eine signifikante, positive Korrelation zwischem dem systolischen Druck und der (damals noch mit einfachen Methoden bestimmten) Blutviskosität (68). Über 30 Jahre später wurden die Befunde erneut aufgegriffen und bestätigt (69). Es konnte dargelegt werden, daß hohe Hämatokritwerte die Hyperviskosität bei der Hypertonie bedingen. Neuere Untersuchungen belegen, daß die Hyperviskosität bei arterieller Hypertonie auch auf höheren Plasmaspiegeln für Fibrinogen beruhen (70, 71). Dadurch wird einerseits eine Erhöhung der Plasmaviskosität, andererseits vermehrte Erythrozytenaggregation induziert; beides sind Effekte, die die Fluidität des Blutes stark einschränken. Weitere Berichte sprechen dafür, daß das Blut- und Plasmavolumen bei Hypertonikern gegenüber Gesunden reduziert ist (72, 73). Zahlreiche Studien, die sich mit den rheologischen Veränderungen bei kardiovaskulären Risikofaktoren befassen, bestätigen, daß die Blutfließeigenschaften bei Hypertonie gestört sind (74–78). Bei Patienten mit unkomplizierter, essentieller Hypertonie findet sich zudem eine signifikante Reduktion der Erythrozytenflexibilität im Vergleich zu Normalpersonen (79, 80).

In anderen Studien werden bei essentiellen Hypertonikern hämorheologische Größen unter antihypertensiver Therapie bestimmt. Durch Medikation von 20 mg/Tag Prazosin für vier Wochen fallen Hämatokrit und Blutviskosität ab. Dies korreliert mit der gleichzeitigen Senkung des arteriellen Drucks (80). Durch Ketanserin lassen sich Blutdruck und rheologische Größen gleichsinnig verändern (81). In einer weiteren Untersuchung werden die Effekte von 5 mg Amylorid plus 50 mg Hydrochlorothiazid (Gruppe 1) mit denen von 10 mg Metoprolol (Gruppe 2) pro Tag verglichen. In Gruppe 1 nimmt die Blutviskosität zu, während in Gruppe 2 Hämatokrit, Blut- und Plasmaviskosität reduziert werden (79). In beiden Gruppen wurde ein quantitativ ähnlicher Blutdruckabfall registriert. Die Autoren leiten aus den Ergebnissen ab, daß antihypertensive Therapie, womöglich so gewählt werden sollte, daß auch ein positiver Einfluß auf hämorheologische Parameter besteht. Durch Hämatokritreduktion von über 7% läßt sich eine deutliche Blutviskositätssenkung herbeiführen, die jedoch nicht von einer Veränderung der Blutdruckwerte begleitet ist. Die Autoren nehmen an, daß die Viskositätsabsenkung zwei, bezüglich des Blutdrucks einander entgegengesetzte Effekte auslöst: Senkung des peripheren Widerstandes und Erhöhung des HMV (82). Zu den hämorheologischen Effekten einiger Antihypertensiva siehe auch 5.6.3.

Bei Konstanz aller anderen Faktoren wäre der Blutdruck gemäß dem Hagen-Poiseuilleschen Gesetz direkt proportional der Viskosität. Die Prämisse der Konstanz anderer Faktoren ist jedoch im Kreislauf nicht gegeben. Andere Regelfunktionen scheinen bei der essentiellen Hypertonie zu dominieren. Hier sind Befunde erwähnenswert, die eine Verbindung zwischen Rheologie und dem Renin-Angiotensin-System herstellen (71). Essentielle Hypertoniker mit hohem Renin-Spiegel haben erhöhte Blutviskosität bedingt durch hohe Hämatokrit- und Fibrinogenwerte. Essentielle Hypertonie mit normalen Reninwerten ist dagegen mit normaler Blutviskosität assoziiert. Tierexperimentelle Befunde belegen, daß Viskositätsanhebung die Reninsekretion stimuliert. Dies kann durch Erhöhung des Hämatokrits (60) oder der Plasmaproteinkonzentration (83) induziert werden. Die Reninsekretion könnte also teilweise durch hämorheologische Faktoren beeinflußt werden.

Zusammenfassend kann zu dem Thema Hypertonie und Blutrheologie gesagt werden, daß zwischen beiden eine enge Assoziation besteht. Die Ursache-Wirkung-Beziehung der Befunde ist derzeit nicht zu definieren. Eine ursächliche Beziehung wäre aufgrund experimenteller Befunde und theoretischer Überlegungen denkbar. Aus klinischer Sicht ist es jedoch eher wahrscheinlich, daß Bluthochdruck zu hämorheologischen Konsequenzen führt, die dann möglicherweise sekundär in den pathologischen Prozeß eingreifen.

4.2.4. Zerebrale Durchblutungsstörungen

Die Tatsache, daß der Hämatokrit als maßgeblichste Determinante der Blutviskosität eine negative Korrelation mit der zerebralen Durchblutung aufweist, ist gut dokumentiert. So ist bei Polyzythämikern der Blutfluß im ZNS niedrig (84–88) und bei Anämikern hoch (86, 89). Diese Korrelation läßt sich auch durch experimentelle Veränderungen des Hämatokrits demonstrieren (86, 88, 90, 91). Prinzipiell könnte dies durch einen physiologischen Kompensationsmechanismus bedingt sein, der auf die Verringerung der Sauerstoffkapazität reagiert und nicht direkt mit der Blutfluidität zusammenhängt. Dagegen spricht von klinischer Seite erstens, daß die Blutviskosität enger mit der zerebralen Perfusion korreliert als der Hämatokrit (93), zweitens, daß Patienten eine symptomatische Besserung nach Hämatokritreduktion angeben (92) und drittens, daß dadurch tatsächlich eine Erhöhung des Sauerstoffangebotes erzielt werden kann (93). Es sei nicht verschwiegen, daß insbesondere in der letzten Zeit gerade dieses Thema kontrovers diskutiert wurde (94, 95). Weitere Argumente, beruhend auf experimentellen Daten sind unter 5.2.2. angeführt.

Es ist vielfach belegt, daß nach einem akuten Hirninfarkt alle ex vivo meßbaren hämorheologischen Parameter pathologisch ausfallen (96–100). Die Veränderungen sind weitgehend analog denen nach Herzinfarkt und werden deswegen nicht erneut im einzelnen diskutiert. Die Fluiditätsminderung könnte prinzipiell auch in dieser Gefäßprovinz eine weitere Drosselung der (z.B. kollateralen) Durchblutung bewirken und/oder sie könnte eine Teilursache der Apoplexie darstellen (siehe auch unter 4.1.1.). Für letztere These sprechen Befunde, die aufzeigen, daß hämorheologische Störungen beim Apoplektiker noch weit nach dem akuten Ereignis, also unabhängig von diesem, nachzuweisen sind (101, 102). Zu epidemiologischen Daten, die belegen, daß hämorheologische Veränderungen das Risiko für Herz- und Hirninfarkte erhöhen, soll unter 4.5. Stellung genommen werden. Ebenso werden therapeutische Aspekte an anderer Stelle (Kapitel 5) abgehandelt.

4.3. Diabetes mellitus

Die Langzeitfolgen vor allem des Typ-I-Diabetes sind häufig vaskuläre Komplikationen, die heute, da die Stoffwechsellage mit den Mitteln der modernen Pharmakotherapie relativ gut kontrollierbar geworden ist, zu den bedeutendsten Todesursachen in diesem Krankengut zu rechnen sind. Hier ist vor allem die diabetische Mikroangiopathie zu nennen. Bei Diabetikern ist Blindheit im Gefolge von diabetischer Retinopathie 25mal und Nephropathie 17mal häufiger als bei Normalpersonen. Auch heute noch ist die durchschnittliche Lebenserwartung von Diabetikern, hauptsächlich wegen vaskulärer Komplikation, nur etwa zwei Drittel der Nicht-Diabetiker. Diabetische Mikroangiopathie umfaßt degenerative Veränderungen der kleinen Gefäße, also der Arteriolen, Kapillaren und Venolen, die elektronenmikroskopisch u.a. als Verdickung der Basalmembran imponieren. Veränderungen der großen Gefäße kommen beim Diabetes ebenfalls gehäuft vor, sind jedoch im Gegensatz zur Mikroangiopathie nicht krankheitsspezifisch. Am Auge sind diese Veränderungen dem Untersucher gut zugänglich. Häufig beobachtete Phänomene sind initiale Hyperperfusion, erhöhte Vasopermeabilität und ein kapillärer Durchblutungsstopp. Später sind u.a. Blutungsherde, vergrößerte Gefäßlumina auf der venösen Seite, Mikroaneurismen und Gefäßneubildungen zu erkennen. Teilweise werden diese Veränderungen auch bei Krankheiten gesehen, bei denen hämorheologische Störungen ganz im Vordergrund stehen (siehe z.B. den oben erwähnten »Fundus paraproteinaemicus«). Es lag also auf der Hand, zu prüfen, ob beim Diabetes hämorheologische Veränderungen vorliegen, und wenn ja, welche Rolle sie spielen.

Die wohl ersten rheologischen Untersuchungen bei Diabetikern gehen auf vitalmikroskopische Arbeiten von *Ditzel* (103) zurück. Später wurde über erhöhte Serum-, Plasma- und Blutviskosität (z.B. 104) bei diesem Krankheitsbild berichtet. 1974 wurden erstmals Befunde publiziert, die auf eine pathologische Erythrozytenrheologie bei Diabetes schließen lassen (105, 106). Diese Daten wurden in der Folgezeit vielfach bestätigt, so daß über eine Störung der Blutfluidität beim Diabetiker heute kein Zweifel bestehen kann. Den Veränderungen scheint zugrunde zu liegen, daß sowohl das Plasmafibrinogen als auch der alpha-2-Makroglobulinspiegel erhöht sind (106).

Weder der Erkrankungstyp (I oder II) noch die Erkrankungsdauer korrelieren nach den Aussagen der Mehrheit der Experten mit dem Ausmaß des rheologischen Defizits, was sich dagegen sehr wohl für die Güte der Stoffwechseleinstellung belegen läßt (108, 107). Ferner scheint es so, daß der Grad der vaskulären Komplikationen mit der Schwere des hämorheologischen Defizits in Zusammenhang steht (109). Ein weiterer interessanter Befund der letzten Jahre zeigt, daß die gestörte Erythrozytenrheologie sowohl in vivo als auch in vitro durch Insulin reversibel ist (110). Allerdings ist diese Beobachtung offenbar methodenabhängig und wird demnach nicht von allen Untersuchern gefunden (z.B. 111).

Neben Veränderungen der Erythrozytenflexibilität und -aggregation sind weitere Störungen der roten Zellen bei Diabetes beschrieben worden. So wurde berichtet, daß das MCV bei Diabetikern erhöht ist (112). Ferner weisen die roten Zellen eine erhöhte Adhäsion sowohl am Endothel und an Fremdoberflächen auf (113). Neueste Befunde der eigenen Arbeitsgruppe zeigen, daß beim Typ-II-Diabetes mindestens drei voneinander zu trennende Störungen der Blutzellrheologie vorliegen (114): Die globale Erythrozytenflexibilität ist diskret reduziert. Ferner scheint eine Subpopulation von deutlicher rigiden Erythrozyten vorzuliegen. Und schließlich ist die Leukoyztenrheologie hochgradig pathologisch verändert. Letzteres Ergebnis ist möglicherweise ein richtungsweisender Befund, der viele, bislang ungeklärte Phänomene erklären könnte.

Die Tatsache, daß mehrfach Assoziationen zwischen hämorheologischen Abnormitäten und der Komplikationsrate beschrieben wurden (z.B. 109,113), läßt vermuten, daß die Befunde pathophysiologische Bedeutung haben. Trotz intensiver Forschungsarbeiten sind auf diesem Gebiet noch viele Fragen ungelöst. Insbesondere ist derzeit noch offen, ob und auf welche Weise das hämorheologische Defizit bei Diabetes zu den bekannten vaskulären und mikrovaskulären Störungen beiträgt.

4.4. Thrombose

Der Terminus »Thrombose« geht wahrscheinlich auf *Claudius Galen* zurück. Er wurde von *Virchow* wieder aufgegriffen, der seine bekannte Trias zur Ursache dieses Phänomens postulierte. Bezüglich der Entstehungen eines Atheroms stießen *Virchows* Ansichten mit den Theorien seines Zeitgenossen *Baron Karl von Rokitansky* aufeinander. Der eine glaubte, eine chronische Entzündung sei die Ursache, der andere sah die Atherogenese als Ergebnis von endogenen Ablagerungen aus dem Blut.

Thromboseforschung ist definitionsgemäß die Domäne der Hämostaseologie. Dennoch finden sich Hinweise, daß auch hämorheologische Faktoren mit von Bedeutung bei der Thrombogenese sein könnten. Venöse und arterielle Thromboseentstehung sind dabei in vielerlei Hinsicht unterschiedlich.

4.4.1. Venenthrombose

Seit langem sind bestimmte Faktoren, Umstände und Krankheiten bekannt, die mit einer relativ hohen Inzidenz von Venenthrombosen assoziiert sind (Tab. 4). Diese gehen ohne Ausnahme gleichzeitig auch mit gestörter Blutfluidität einher. Umgekehrt ist es so, daß sowohl Hämatokrit- als auch Fibrinogenspiegelerhöhung – beides Faktoren, die die Fließfähigkeit des Blutes einschränken – mit einem erhöhten Risiko für Venenthrombosen einhergehen (117).

Zur Prophylaxe postoperativer tiefer Venenthrombosen (TVT) sind eine Reihe von Maßnahmen mit unterschiedlichem Erfolg erprobt worden. Es ist bemerkenswert, daß fast jede dieser Präventivmaßnahmen auch positive hämorheologische Effekte induziert (Tab. 5). Heparinisierung und Dextraninfusionen gehören hier zu den wohl am weitest verbreiteten Maßnahmen. Während der Haupteffekt der Heparin-Therapie in der Beeinflussung des Gerinnungssystems liegt, ist es dennoch erwähnenswert, daß sie auch eine signifikante Blutviskositätsverringerung herbeiführt (siehe 5.6.3.). Deutlichere rheologische Veränderungen werden durch Dextran-Infusionen induziert (siehe 5.2.). Die Effizienz der Dextran-Prophylaxe bei der tiefen Venenthrombose (TVT) steht zwar immer noch unter Diskussion, sie ist jedoch, zumindest bezogen auf die Lungenembolie-Frequenz, wahrscheinlich. Faßt man randomisierte und kontrollierte Dextran-Studien zusammen, so zeigt sich, daß ins-

Tabelle 4. Faktoren, die häufig mit Venenthrombosen einhergehen.

	Wichtigste Ursachen des hämorheologischen Defizits
(Chirurgisches) Trauma	Fibrinogen ↑, Erythrozytenflexibilität ↓
Alter	Fibrinogen ↑, Erythrozytenflexibilität ↓
Einnahme hormoneller Antikonzeptiva	Erythrozytenflexibilität ↓
Zustand nach Herz- oder Hirninfarkt	Hämokonzentration, Fibrinogen ↑
Malignom	Fibrinogen ↑
Hypertension	Hämatokrit ↑
Hyperlipidämie	Plasmaviskosität ↑
Schwangerschaft	Hämokonzentration, Fibrinogen ↑
Übergewicht	Plasmaviskosität ↑, Erythrozytenaggregation ↑
Dehydratation	Hämokonzentration
Polyzythämie	Hämatokrit ↑

Tabelle 5. Maßnahmen zur Prophylaxe von Venenthrombosen und deren hämorheologische Auswirkungen.

In der Literatur beschriebene Maßnahmen	Hämorheologischer Effekt
1. Heparin	senkt Blutviskosität bei niedrigen Strömungskräften
2. Dextran	senkt Blutviskosität
3. Ancrod	senkt Fibrinogen, Erythrozytenaggregation, Plasmaviskosität, Blutviskosität
4. Hydroxychloroquin	verhindert teilweise den traumainduzierten Plasmaviskositätsanstieg
5. Kompression	erhöht die Fließgeschwindigkeit, dadurch fließt Blut im niedrigviskösen Bereich
6. Elektrische Stimulation	möglicherweise wie 5.
7. Azetylsalicylsäure	keinen, dagegen aber Thrombozytenaggregations-Hemmung
8. Dipyramidamol	verbessert Erythrozytenflexibilität (Einzelbericht)
(nähere Angaben finden sich im Abschnitt 5)	

gesamt in den Kontrollgruppen 0,01% tödliche Lungenembolien zu beklagen waren, wohingegen diese Zahl sich unter Dextran auf nur 0,003% belief (118). Die enzymatische Defibrinogenierung, eine Therapieform mit deutlichen hämorheologischen Konsequenzen, ist ebenfalls mit Erfolg zur Verhinderung der TVT eingesetzt worden (siehe 5.5.4.3.). Detailliertere Ausführungen zu weiteren therapeutischen Aspekten finden sich ebenfalls im Kapitel 5.
Prospektive Studien stützen die These eines Zusammenhangs zwischen Rheologie und Thrombose. Bei 52 chirurgischen Patienten wurde unmittelbar vor dem Eingriff die Blutviskosität gemessen (119). Bei insgesamt elf Patienten entwickelte sich postoperativ eine TVT (Untersuchungstechnik: 125 Fibrinogen-Methode). Die Kollektive mit und ohne TVT waren bezüglich der präoperativen Blutviskosität signifikant unterschiedlich. Die Untersuchung wurde später auf 72 Patienten ausgeweitet, was die zunächst erstellten Ergebnisse in vollem

Umfang bestätigte (120). Ähnliche Ergebnisse wurden einige Jahre später publiziert (121). Bei 28 Patienten, die zur diagnostischen Laparotomie stationär aufgenommen worden waren, wurde die Fließspannung im Blut bestimmt. Man fand, daß Patienten, die in der Folge an TVT erkrankten (Untersuchungstechnik: 125 Fibrinogen), präoperativ eine signifikant höhere Fließspannung aufwiesen als solche, bei denen dies nicht der Fall war. Schließlich wurden drei unterschiedliche Patientengruppen gemäß analogen Protokollen untersucht. Dabei wurde geprüft, ob zwischen initialer Blutviskosität und späterer TVT-Inzidenz Zusammenhänge bestünden (122). Bei 40 internistischen Patienten zeigte sich der oben beschriebene Zusammenhang zwischen hämorheologischen Parametern und TVT (Diagnose mit markiertem Fibrinogen). Bei 52 Patienten mit Schenkelhalsbruch fand sich diese Korrelation dagegen nicht. Ebenso zeigten sich keine Unterschiede bei Patienten, die zu abdominellen Eingriffen aufgenommen worden waren. Faßt man die heute zur Verfügung stehenden experimentellen Daten zusammen, so scheint demnach der Schluß erlaubt, daß Hinweise für eine ätiologische Rolle der Blutfluidität bei der Entstehung von Venenthrombosen bestehen. Diese These sollte wegen ihrer potentiell großen Bedeutung in weiteren experimentellen Arbeiten überprüft werden.

Venenthrombosen entstehen in der Regel, ohne daß Gefäßläsionen als dominierende Ursache erkennbar sind (123) in Regionen, in denen niedrige Strömungskräfte herrschen (124). Unter diesen Bedingungen kann eine lokale Stagnation des Blutflusses durch die pathologischen Fließeigenschaften des Blutes herbeigeführt bzw. aufrechterhalten werden.

Es ist denkbar, daß dann die Thrombusbildung verstärkt einsetzen kann. So betrachtet wäre also eine reversible Fluiditätseinschränkung der Wegbereiter für die irreversible Gerinnung.

4.4.2. Arterielle Thrombogenese

Im arteriellen System herrscht unter normalen Bedingungen fast durchweg hohe Schubspannung. Thrombusbildung im Herzen oder im Gefäß findet in der Regel also unter starken Strömungskräften statt. Aber auch Areale mit niedrigen Schubspannungen, rezirkulierenden Kreisströmungen zwischen Hauptblutfluß und Endothel, sind beschrieben worden (125). Distal von Stenosen können »Stagnationspunkte« des Blutflusses beobachtet werden (126). Hier können thrombozytenreiche Thrombi auftreten (127). Vieles spricht heute dafür, daß an diesen Stellen Interaktionen zwischen Erythrozyten, Thrombozyten und Endothel stattfinden, die die Thrombozytenadhäsion an der Gefäßwand begünstigen. Eine Fülle von Daten weist darauf hin, daß hämorheologische Variablen, vor allem Hämatokrit und Fibrinogen, eine entscheidende Rolle bei der Anheftung der Thrombozyten an das Endothel spielen (Übersicht bei 128). Die These, daß subklinische arterielle Thromben zur Entwicklung der Atherosklerose beitragen, ist alt und wurde wiederholt geäußert (126). Klinische Daten zeigen, daß das Ausmaß einer Atherosklerose mit der Blutviskosität in Zusammenhang steht. Dies konnte z.B. in der bereits erwähnten Untersuchung an koronarangiographierten Männern (42) und anhand von Autopsiebefunden bei Koronar- (129) und Zerebralsklerose (130) experimentell aufgezeigt werden. Zusammenfassend kann man sagen, daß die Beziehung zwischen arterieller Thrombogenese und hämorheologischen Faktoren kaum zu übersehen sind. Die Natur dieser Assoziation ist derzeit jedoch noch weitgehend unklar.

Arterielle Thrombogenese und Atherogenese sind untrennbar miteinander verquickt. Im nächsten Abschnitt soll auf die komplexen Beziehungen eingegangen werden, die zwischen Hämorheologie und Atherogenese bestehen.

4.5. Hämorheologie und Atherogenese

4.5.1. Kardiovaskuläre Risikofaktoren und Hämorheologie

Kardiovaskuläre Risikofaktoren werden heute üblicherweise wie in Tabelle 6a definiert. Man unterscheidet herkömmlicherweise Risikofaktoren 1. Ordnung, die für sich allein wirksam sind, von denen 2. Ordnung, die, um wirksam zu sein, des Hinzutreffens eines weiteren Faktors bedürfen. Andere Arbeitsgruppen bieten andere Einteilungen (z.B. Tab. 6b) an. Das Auftreten mehrerer Risikofaktoren gleichzeitig bei einem Menschen scheint einen überadditiven Stimulus auf die Atherogenese darzustellen. Die Frage, mittels welcher Mechanismen die kardiovaskulären Risikofaktoren die Entwicklung der Arteriosklerose herbeiführen bzw. begünstigen, ist im einzelnen noch nicht vollständig beantwortet. Eine Mitbeteiligung hämorheologischer Faktoren an diesem komplexen, sicherlich multifaktoriellen Geschehen wurde wiederholt postuliert. Auf diesen Gesichtspunkt soll im folgenden im Detail eingegangen werden.

4.5.1.1. Hypertonie

Bei der essentiellen Hypertonie sind die hämorheologischen Faktoren im Vergleich zu einer Kontrollgruppe zwar diskret, jedoch signifikant verändert. Einzelheiten dazu wurden unter 4.2.3. dargelegt.

4.5.1.2. Hyperlipidämien

Fettstoffwechselstörungen sind ebenfalls mit Veränderungen hämorheologischer Parameter assoziiert. Mitte der 70er Jahre wurde dies erstmals konsequent untersucht. Es wurde festgestellt, daß gegenüber einer Kontrollgruppe bei Hyperlipoproteintypen IIa, IV und IIb die Plasma- und Blutviskosität konsekutiv ansteigt. Die Plasmaviskosität korreliert mit dem Gesamtlipidspiegel, dem LDL und dem VDL (131). Derzeit unveröffentlichte Daten der eigenen Arbeitsgruppe bestätigen dies. Es ließ sich auch zeigen, daß verschiedenartigste antilipämische Therapie imstande ist, die gestörte Blutrheologie zumindest teilweise zu normalisieren (132). Die Erhöhung der Viskosität bei Fettstoffwechselstörungen ist zum einen bedingt durch einen Anstieg des Hämatokrits, zum anderen durch eine Erhöhung des Fibrinogenspiegels (133). Die Lipoproteine scheinen nicht direkt viskositätserhöhend zu wirken (134). Tierexperimentelle Untersuchungen legen einen Kausalzusammenhang zwischen rheologischen Veränderungen und lipidinduzierter Atherogene-

45

Tabelle 6. Kardiovaskuläre Risikofaktoren.

A. Herkömmliche Risikofaktoren
1. Ordnung 　Hypertonie 　Fettstoffwechselstörungen 　Nikotinabusus 　Diabetes mellitus 2. Ordnung 　Übergewicht 　Bewegungsarmut 　Streß
B. Risikofaktoren der Apoplexie (nach Am. Heart Ass. Miami 1984)
1. Gesicherte Risikofaktoren 　1.1. Behandlung nicht möglich bzw. Nutzen der Behandlung nicht gesichert 　　Alter und Geschlecht 　　familiäre Prädisposition 　　Rasse 　　Diabetes mellitus 　　Schlaganfall-Anamnese 　　asymptomatische Strömungsgeräusche über der Karotis 　1.2. Behandlung möglich und indiziert 　　Hypertonie 　　Herzerkrankungen 　　transitorische ischämische Attacken 　　erhöhter Hämatokrit 　　Sichelzellanämie 2. Vermutete Risikofaktoren 　2.1. Behandlung nicht möglich bzw. Nutzen der Behandlung nicht gesichert 　　geographische Lage 　　Jahreszeit, Klima und Temperatur 　　sozioökonomische Faktoren 　2.2. Behandlung möglich, Nutzen der Behandlung jedoch nicht gesichert 　　Hypercholesterinämie, Hyperlipidämie 　　Zigarettenrauchen 　　Alkoholkonsum 　　orale Kontrazeptiva 　　Bewegungsmangel 　　Übergewicht

se nahe (135). Eine Reihe weiterer Untersuchungen zeigt, daß zudem das Fließverhalten der Erythrozyten bei Fettstoffwechselstörungen verändert ist. In-vitro-Versuche demonstrieren, daß die Lipidzusammensetzung der Erythrozytenmembran Einfluß auf die Fluidität der Zellmembran hat. Es besteht eine Korrelation zwischen dem Cholesterin-Phospholipid-Quotienten der Erythrozytenmembran und der Membranfluidität (136). Weitere In-vitro-Experimente konnten den Einfluß von Cholesterin auf die Erythrozytenfluidität belegen (137).

Die Befunde konnten beim Menschen prinzipiell bestätigt werden: Bei intrahepatischer Cholestase zeigen Erythrozyten mit abnormalem Lipidmuster reduzierte Membranfluidität (138). Blut- und Plasmaviskosität sowie Erythrozytenrigidität fanden sich bei Hyperlipoproteinämien vom Typ IIa, IIb und IV erhöht. Es zeigen sich ferner Korrelationen zwischen Blutviskosität und VLDL-Cholesterin, VLDL-Triglyzeriden und HDL Cholesterol (139). Mittels vitalmikroskopischer Untersuchungsmethoden an cholesterinbefütterten Tieren ließ sich demonstrieren, daß sowohl die Leukozyten- als auch die Erythrozytenfluidität durch Cholesterin negativ beeinflußt werden (140). Da zwischen den Lipiden im Plasma und denen der Erythrozytenmembran ein Fließgleichgewicht besteht, und da die Membranviskoelastizität eine der maßgeblichen Determinanten der Erythrozytenflexibilität darstellt, ist ein Einfluß der Plasmalipide auf die Erythrozytenflexibilität denkbar. Die Mehrzahl der heute vorliegenden Ergebnisse spricht jedenfalls für die Existenz eines derartigen Zusammenhanges.

4.5.1.3. Rauchen

Zigarettenrauchen steht an erster Stelle der Risikofaktoren bei der peripheren arteriellen Verschlußkrankheit. Zugleich ist belegt, daß bei diesen Krankheitsbildern die Blutrheologie von entscheidendem Einfluß ist und in einer ursächlichen Beziehung zur Ischämie stehen kann (siehe 4.2.1.). Unter diesem Gesichtspunkt beschäftigt sich eine Reihe von Arbeiten mit den Einflüssen des Rauchens auf hämorheologische Parameter.

Chronisches Rauchen induziert einen Anstieg des Hämatokrits, der auch zu einem Anstieg der Blutviskosität führt (141). Zudem kann Rauchen eine Hyperaggregabilität der Erythrozyten bewirken (143, 144). Andere Arbeiten bestätigen diese Befunde und beschreiben zusätzlich eine fibrinogeninduzierte Plasmaviskositätserhöhung (145, 146) sowie eine Reduktion der Erythrozytenflexibilität (147, 148, 149). In einer kontrollierten Untersuchung an Gesunden fand sich bei chronischen Rauchern gegenüber Nichtrauchern eine signifikante Erhöhung der Vollblutviskosität (nur bei Männern); bezüglich der Plasmaviskosität, Erythrozytenaggregation und -flexibilität ergaben sich dagegen keine signifikanten Unterschiede (150). Jüngst wurde eine weitere detaillierte Studie zu diesem Thema publiziert (142): Bei 20 schweren (15–60 Zigaretten pro Tag seit 15–45 Jahren) Rauchern waren gegenüber einem Kontrollkollektiv die Blut- und Plasmaviskosität, der Hämatokrit und der Fibrinogenspiegel signifikant erhöht. Interessanterweise normalisierten sich diese Befunde während einer 14tägigen Nikotinkarenz wieder, was jedoch nur bei der Blutviskosität das Signifikanzniveau erreichte. Tierexperimentell konnte gezeigt werden, daß sowohl die Kohlenmonoxid-Inhalation als auch die i.v.-Applikation von Nikotin einen Anstieg der Parameter Hämatokrit, Blut- und Plasmaviskosität zur Folge haben (151). Die Mehrzahl der Autoren findet also, daß Rauchen die Blutfluidität einschränken kann. Bezüglich der rheologischen Konsequenzen im Detail sind derzeit noch Fragen offen. Zum Teil sind die differierenden Befunde in der Literatur durch Unterschiede in der Methodik erklärbar. Die Mehrzahl der Untersucher registrierten negative Einflüsse auf die Blutrheologie nach chronischer Inhalation. Bislang ist nicht vollends geklärt, ob und wenn ja, welche hämorheologischen Effekte nach akutem Rauchen auftreten. Ob auch »Passivrauchen«, das ja in den letzten Jahren zu einem kontroversen, vieldiskutierten Thema in der Medizin geworden ist, Veränderungen des Fließverhaltens des Blutes induziert, ist z. Zt. noch nicht untersucht.

Aus der Literatur ist bekannt, daß Raucher eine gegenüber Nichtrauchern reduzierte Hirnperfusion aufweisen. Die oben geschilderten hämorheologischen Störungen könnten daran mitbeteiligt sein. Kürzlich wurde berichtet, daß sich während längerer Nikotinabstinenz die Perfusion wieder normalisiert.

4.5.1.4. Diabetes mellitus

Zahlreiche Arbeitsgruppen finden hämorheologische Parameter bei Diabetikern im Vergleich zum Gesunden pathologisch verändert. Die Ursache dafür scheint vor allem in einer Modifikation der Proteinzusammensetzung des Plasmas zu liegen. Sie führt zu einer verstärkten Erythrozytenaggregation und zur Erhöhung der Viskoelastizität des Blutes. Diesen Zusammenhängen ist ein eigenes Kapitel gewidmet (4.3.), so daß hier nicht nochmals darauf eingegangen werden soll.

4.5.1.5. Adipositas

Neuere Arbeiten bestätigen die U-förmige Beziehung zwischen Körpergewicht und Mortalität (152). Das heißt, sowohl bei Unter- als auch bei Übergewicht ist die Lebenserwartung verkürzt. Die reduzierte Lebenserwartung bei Übergewicht geht wesentlich auf das Konto von Herz-Kreislauf-Erkrankungen. Übergewicht ist somit ein bedeutender kardiovaskulärer Risikofaktor, eine Tatsache, die früher schon in zahlreichen Untersuchungen dargelegt wurde, die jedoch stets ein kontroverses Thema geblieben ist. In zwei Arbeiten der eigenen Arbeitsgruppe zeigten sich bisher nicht beschriebene Zusammenhänge zwischen hämorheologischen Parametern und Körpergewicht. In der ersten Untersuchung wurden 23 massiv Übergewichtige – 14 davon ohne weitere kardiovaskuläre Risikofaktoren – einem Kontrollkollektiv gegenübergestellt (153). Es fand sich eine signifikante Verschlechterung der Blutfluidität gegenüber Normalpersonen, die alle gemessenen hämorheologischen Faktoren betraf. Dies war sowohl in der Gesamtgruppe aller Adipöser als auch in der Population ohne weitere Risikofaktoren festzustellen. Adipöse mit und solche ohne weitere Risikofaktoren waren nicht signifikant voneinander unterschieden (Abb. 14). Die Veränderungen waren teilweise reversibel (nur signifikant bezüglich Erythrozytenflexibilität), wenn bis zu 23 Tagen streng mit »Nulldiät« gefastet wurde. In der zweiten Studie wurden 80 Gesunde untersucht. Hier fanden wir eine signifikante Korrelation zwischen dem Broca-Index (ein Maß für das prozentuale Übergewicht) einerseits und der Plasmaviskosität sowie der Erythrozytenaggregation andererseits (154). Diese Berichte belegen, daß auch der Risikofaktor »Übergewicht« mit eingeschränkter Blutfluidität assoziiert ist und weisen auf einen Kausalzusammenhang zwischen Übergewicht und rheologischem Defizit hin.

4.5.1.6. Bewegungsarmut

Langzeittraining hat gemäß älteren Berichten positive Effekte auf die Fließeigenschaften des Blutes (155, 156). Dies wird durch eine Senkung des Fibrinogenspiegels und des Hämatokrits herbeigeführt. Neuere Studien zeigen analoge Befunde auch im aussagekräftigeren Längsschnittvergleich sowohl bei Gesunden (157) als auch bei AVK-II-Patienten (158). Weiter konnten wir demonstrie-

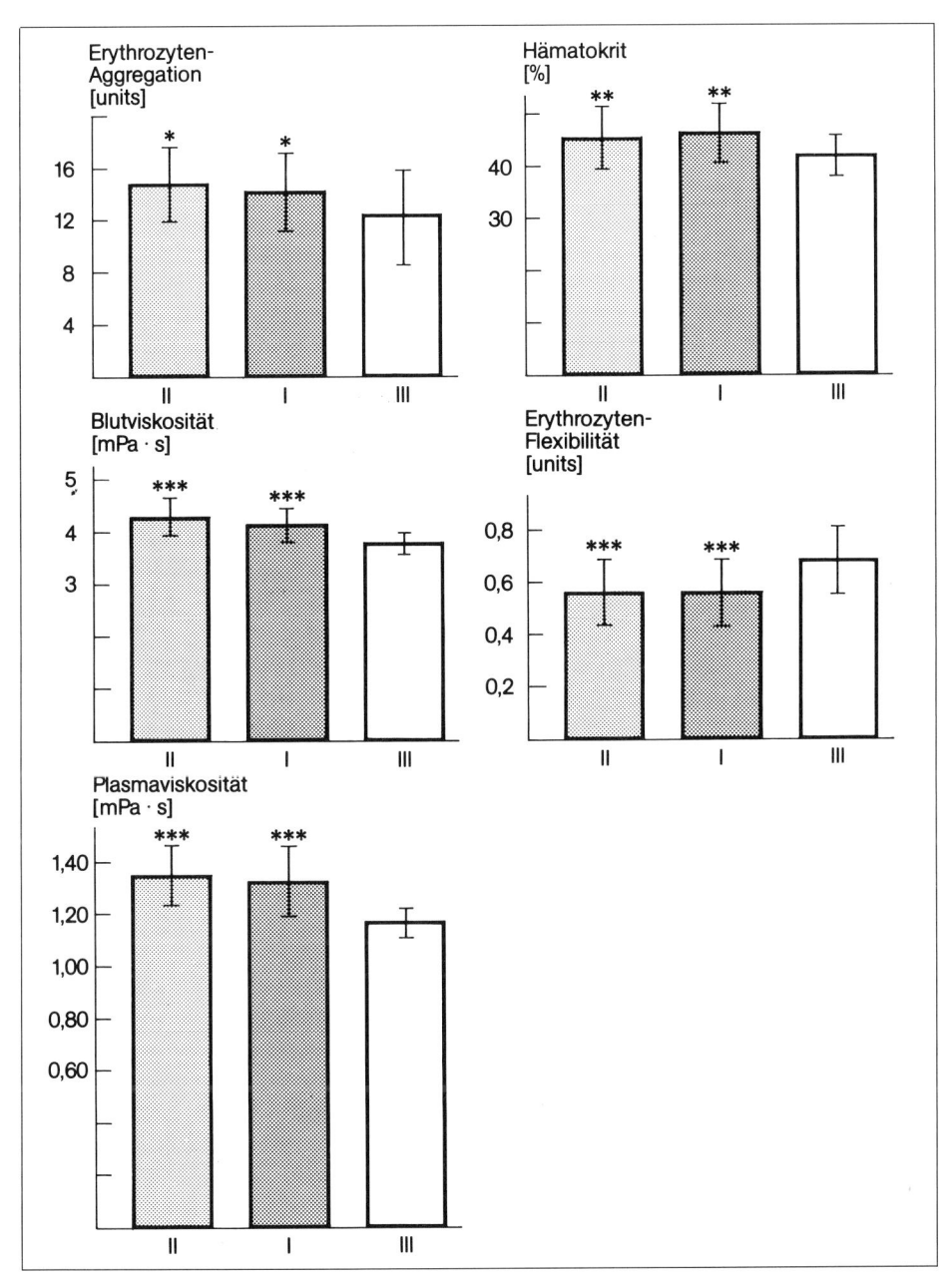

Abbildung 14. Hämorheologische Variablen bei Adipösen mit weiteren kardiovaskulären Risikofaktoren (I), ohne solche (II) und bei vergleichbaren nicht adipösen Kontrollpersonen (III).

ren, daß eine Korrelation zwischen maximaler Leistungsfähigkeit und rheologischen Parametern bei Gesunden besteht (159). Ob Bewegungsarmut zur Verschlechterung der Blutfluidität führt, ist derzeit noch offen, scheint aber aufgrund dieser Befunde und eigener, vorläufiger Beobachtungen wahrscheinlich. Detaillierte Ausführungen über die Zusammenhänge körperlicher Aktivität und Hämorheologie finden sich unter 5.7.

4.5.1.7. Streß

Die Mehrzahl der Autoren erkennt heute den nicht leicht zu definierenden oder zu quantifizierenden Faktor »psychoemotionalen Streß« als kardiovaskulären Risikofaktor an. Zu hämorheologischen Veränderungen unter Streß existierten bislang drei Untersuchungen, die alle darauf hinweisen, daß akuter Streß die Blutfluidität einschränkt (160–162). Die eigene Arbeitsgruppe konnte zeigen, daß auch der für die Atherogenese relevantere Langzeitstreß – als Modell wurde eine mehrmonatige Examensbelastung gewählt – intraindividuell zu deutlichen hämorheologischen Störungen führt, die durch Beseitigung des Streß reversibel sind (163).

Zusammenfassend kann also zum Thema Risikofaktoren und Rheologie gesagt werden, daß wohl alle heute akzeptierten kardiovaskulären Risikofaktoren mit reversiblen Störungen der Fließeigenschaften des Blutes einhergehen. Man ist versucht dies als einen möglichen »gemeinsamen Nenner« der Risikofaktoren zu postulieren. Der Frage, ob hämorheologische Defizite etwa als primärer Risikofaktor angesehen werden können, soll im folgenden Abschnitt nachgegangen werden.

4.5.2. Gestörte Rheologie als Risikofaktor?

Epidemiologische Untersuchungen sind stets auf Variablen angewiesen, die einfach meßbar und exakt reproduzierbar sind. So kommt es, daß wir heute viel über die Beziehungen von einigen wenigen Parametern zum Arterioskleroserisiko wissen. Hier soll die Frage untersucht werden, ob nicht auch hämorheologische Größen, die wegen logistischer Schwierigkeiten bisher kaum in derartige Fragestellungen miteinbezogen wurden, ebenfalls von Bedeutung sind.

4.5.2.1. Hämatokrit (Hk) bzw. Hämoglobin (Hb)

Die These eines Zusammenhangs zwischen Hb und kardiovaskulärem Risiko wurde bereits 1949 geäußert (164). Die erste konsequente epidemiologische Untersuchung, die diesen Aspekt mitberücksichtigte, war die aus Framingham (165). Hier wurden ca. 5000 Gesunde untersucht und über viele Jahre weiterverfolgt. Es zeigte sich, daß Frauen mit einem Hb über 14 g% und Männer, bei denen dieser Wert über 15 g% lag, 16 Jahre nach Erstellung eben dieses Befundes mit einem etwa doppelt so hohen Hirninfarktrisiko belastet waren, wie diejenigen Bewohner Framinghams, deren Hb unter diesen Grenzwerten lag (Abb. 15). Diese interessante Aussage ist in ihrer Interpretation nicht ganz unproblematisch. Dennoch verblüfft es, daß sie von weiten Kreisen der Medizin so gut wie unbeachtet geblieben ist. In dem »Puerto Rico Heart Health Program« (166) wurde ein Hk-Initialwert mit dem kardialen Risiko von rund 8700 Männern im Alter von 45 bis 64 Jahren 8 1/4 Jahre da-

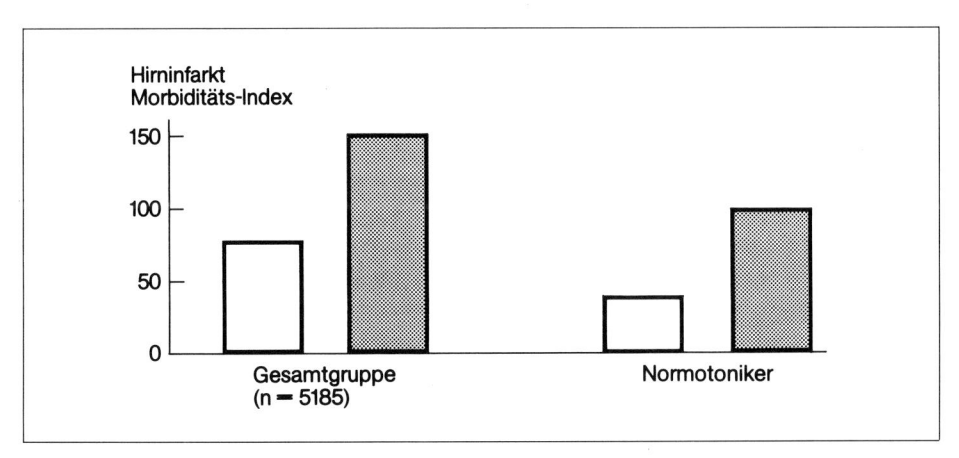

Abbildung 15. Hirninfarktrisiko bei Personen mit hohen (punktierte Säule) und niedrigen Hämoglobinausgangswerten (Männer über bzw. unter 15 g/dl, Frauen über bzw. unter 14 g/dl) nach 16 Jahren (Daten nach *Kannel* et al.).

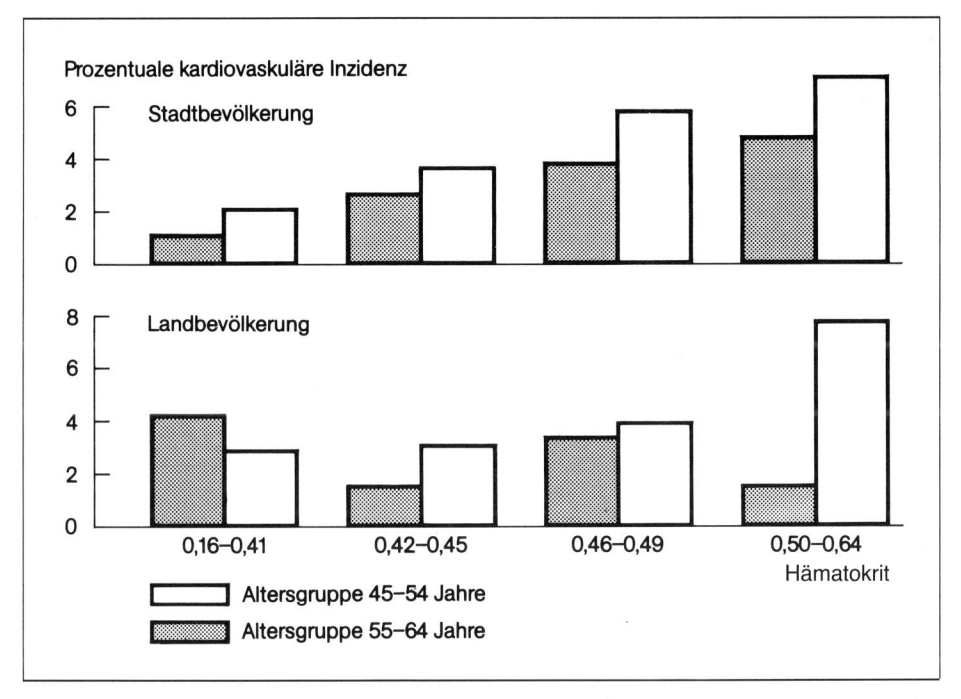

Abbildung 16. Kardiovaskuläre Erkrankungshäufigkeit und Hämatokrit in der »Puerto Rico Heart«-Studie. Beobachtungszeit 8 Jahre (nach Daten von *Sorlie* et al.).

nach korreliert. Vergleicht man die Inzidenzraten derjenigen Probanden mit einem Hk von über 50% mit denjenigen, bei denen der Wert unter 41% lag, so ist bei den Erstgenannten das relative kardiale Risiko um den Faktor 4,1 (junge Großstädter), 2,1 (ältere Großstädter) bzw. 2,8 (ältere Landbevölkerung) erhöht (Abb. 16). In der Gesamtgruppe war das relative Risiko bei hohem Hk mehr als verdoppelt. Die Signifikanz hält in dieser Studie auch einer Multivarianzanalyse stand, d.h. der Zusammenhang besteht unabhängig von möglichen Begleitfaktoren wie Rauchen, Hochdruck, Alter etc. Im »Honolulu Heart Program« (167) wurde bei mehr als 8000 japanischen Männern einer Zufallsstichprobe der Hk gemessen. Dieses Kollektiv wurde dann 10 Jahre lang weiterverfolgt. Es ließ sich ein signifikanter Zusammenhang zwischen initialem Hk und der nachfolgenden kardialen Morbidität bzw. Mortalität aufzeigen. In der Quintile mit dem höchsten Hk war die Inzidenzrate koronarer Erkrankungen im Vergleich zu der Quintile mit dem niedrigsten Hk in etwa verdoppelt. In der gleichen Untersuchung (168) und der aus Evans County (169) zeigte sich auch eine Korrelation zwischen Hk und der Hirninfarktinzidenz. Zu ähnlichen Ergebnissen kam auch die »Stockholm Prospective Study«, in der ein Hb im oberen Normbereich ein signifikanter Prädiktor – mit höherem prädiktivem Wert als beispielsweise die Blutfettwerte – für Herzinfarkt war (170). *Waters* und Mitarbeiter konnten in einer umfangreichen Untersuchung zeigen, daß während einer 10jährigen Nachverfolgungsperiode von zunächst Gesunden bei hohem Hk die Gesamtmortalität überdurchschnittlich hoch war (171). Die genaue Ursache dieses Befundes konnte anhand dieser Daten nicht eindeutig geklärt werden. In einer weiteren Untersuchung wurde der Hk von 18740 Frauen mit der Mortalität drei Jahre später verglichen. Die Daten zeigen eine signifikant erhöhte kardiovaskuläre Mortalität bei Hk-Werten im oberen Normbereich. Bei niedrigem Hk war die kardiovaskuläre Mortalität dagegen unterdurchschnittlich niedrig (172). Ein weiterer Vergleich biologischer Daten von Herz- und Hirninfarkt-Patienten weist einen hohen Hk als Risikofaktor für Herz-, nicht jedoch für Hirninfarkt aus (173). Es erscheint wichtig, festzustellen, daß sich diese Ergebnisse nicht auf pathologisch hohe Hk- bzw. Hb-Werte sondern auf Werte im oberen Normbereich beziehen.

4.5.2.2. Fibrinogen (FIBR)

In der »Northwick Park Study« (174) wurden 1510 Männer im Alter von 40–64 Jahren untersucht und durchschnittlich vier Jahre (18 Monate bis 7 Jahre) weiterverfolgt. Bei den kardiovaskulären Todesfällen, die in diesem Zeitraum zu beklagen waren, lag das initiale Plasma-FIBR im Vergleich mit dem der Überlebenden signifikant höher (Abb. 17). Dasjenige Drittel aller Untersuchten mit dem höchsten FIBR stellt 60% der letalen Ausgänge, während auf die anderen zwei Drittel nur die restlichen 40% der Todesfälle entfallen. In einer umfangreicheren Studie an Herzpatienten (KHK) zeigte sich eine signifikante Korrelation zwischen initialem FIBR und späterer KHK-Inzidenz (175). Weitere Untersuchungen neueren Datums kommen zu dem Schluß, daß Fibrinogenspiegel im oberen Normbereich einen koronaren Risikofaktor darstellen (173, 176, 177). Jüngst wurden detaillierte, hochinteressante Daten über Assoziationen zwischen FIBR und der Hirn- bzw. Herzinfarktinzidenz publiziert (178). 792 zufällig ausgewählte, gesunde, 54jährige Männer wurden bei Aufnahme in die Studie untersucht und im Durchschnitt 13,5 Jahre weiterverfolgt. Eine Univarianzanalyse wies Blutdruck, Rauchen, Cholesterin und FIBR als signifikante Prädiktoren für

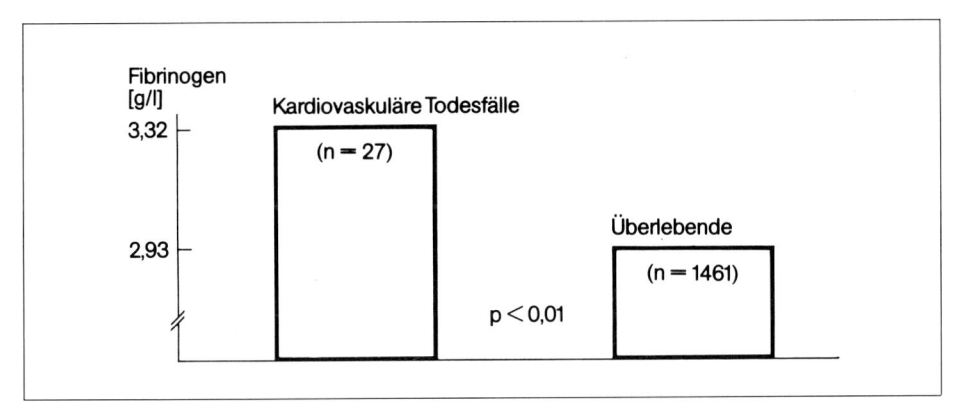

Abbildung 17. Fibrinogenspiegel bei kardiovaskulären Todesfällen und Überlebenden während einer durchschnittlichen Beobachtungszeit von 4 Jahren (nach Daten von *Meade* et al.).

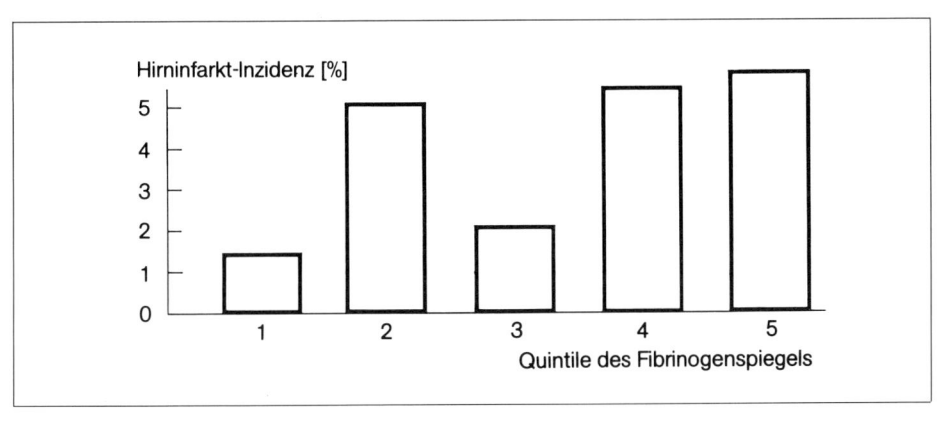

Abbildung 18. Abhängigkeit der Inzidenz von Hirninfarkten vom Fibrinogenspiegel bei 792 54jährigen Männern während einer Beobachtungsphase von 13 1/2 Jahren (nach den Daten von *Wilhelmsen* et al.).

Herzinfarkt aus. Bei den Hirninfarkten galt dies nur für Blutdruck und FIBR. In der Multivarianzanalyse war FIBR lediglich bezüglich der Hirninfarkte ein signifikanter Risikoindikator. In der Quintile mit den höchsten FIBR-Werten lag die Inzidenz von Hirninfarkten um den Faktor ca. 4 höher als in der Quintile mit dem niedrigsten FIBR (Abb. 18). Bei den Herzinfarkten lag dieser Faktor bei etwa 1,8. Die prädiktive Aussagekraft des FIBR übertraf hier, wie in der Northwick Park Studie, die aller anderen Parameter (z.B. auch die des Cholesterins).

4.5.2.3. Blutsenkungsgeschwindigkeit (BSG)

In der »Stockholm Prospective Study« (170, 179) wurden 6500 gesunde Männer und Frauen untersucht und ihr Schicksal 15 Jahre lang beobachtet. 176 Männer erlitten innerhalb dieses Zeitraums einen Herzinfarkt. Alter, Blutdruck, Rauchen, Cholesterin, Triglyzeride, BSG und das Hb waren alles signifikante Prädiktoren bezüglich dieses Endpunktes. Zwei Untersuchungen älteren Datums (180, 181) hatten zuvor schon deutliche Hinweise dafür ergeben, daß erhöhte BSG-Werte einen »koronaren Risikofaktor« beinhalten.

4.5.2.4. Leukozyten

Die Rheologie der Leukozyten wurde von der klinischen Hämorheologie lange Zeit vernachlässigt. In den letzten Jahren ergaben sich zunehmend interessante Aspekte (182), und es ist zu erwarten, daß dieses Gebiet in Zukunft weit mehr in den Mittelpunkt rücken wird. Tierexperimente belegen, daß im hämorrhagischen Schock und während schwerer kardialer Ischämie Leukozyten wegen ihrer hohen Rigidität eine temporäre Blockade der terminalen Strombahn induzieren können (183–185). Darin könnte das »No-Reflow-Phänomen« begründet liegen (186). Es bezeichnet die Tatsache, daß nach Verschluß und darauffolgender Wiedereröffnung der Mikrozirkulation die Durchblutung nicht erneut in Gang kommt. Möglicherweise kommt diesem Phänomen eine große pathophysiologische Bedeutung zu. Klinische Daten dokumentieren, daß die Leukozytenzahl mit dem Ausmaß der Koronarsklerose korreliert (187). Retrospektive Untersuchungen zeigen auch, daß die Apoplexiemortalität von verschiedenen Krankenhauspopulationen in Relation zur Leukozytenzahl bei Aufnahme steht (188, 189). Ein prognostischer Wert der Leukozytenzahl konnte bezüglich des Herzinfarkts nahegelegt werden. Beim akuten Infarkt scheint die Leukozytenzahl die Prognose mitzubestimmen (190). Nach überstandenem Herzinfarkt korreliert die Leukozytenzahl mit der Reinfarktrate und der Letalität in der Folgezeit (191, 192). Es ist denkbar, daß der, durch Leukozyten in der Endstrombahn erzeugte

»Plug-Flow« (Abb. 19), die Ischämie verstärkt. Die Leukozytenrheologie könnte möglicherweise wesentlich zur Klärung bislang rätselhafter Befunde beitragen (192). Auf neueste eigene Ergebnisse (115), die dokumentieren, daß die Leukozytenrheologie bei Diabetes und AVK gestört ist, wurde bereits hingewiesen. Große Bedeutung könnte dem Befund zukommen, daß die Leukozytenzahl in prospektiven epidemiologischen Studien als Prädiktor für Herzinfarkt (193, 194), koronare Herzkrankheit (195) und zerebrale Durchblutungsstörungen (196) ausgewiesen wird. Schließlich belegt eine jüngst publizierte epidemiologische Studie eine statistische Assoziation zwischen der Leukozytenzahl und der Prävalenz der koronaren Herzkrankheit (197). Hämorheologische Aspekte sind dabei möglich und sollten in den Folgestudien der Zukunft mitberücksichtigt werden.

4.5.2.5. Interpretation

HK, FIBR, BSG und Leukozytenzahl (allesamt hämorheologisch bedeutsame Parameter) scheinen also den hier vorgestellten Befunden zufolge kardiovaskuläre Risikoindikatoren darzustellen. Die Schlußfolgerung einer Mitbeteiligung der Hämorheologie bei der Atherogenese liegt nahe. Sie hätte weitreichende Konsequenzen. Eine kritische Würdigung und Interpretation erscheint daher notwendig.
Die Framingham-Daten (165) sind letztlich nicht eindeutig zu interpretieren, da die Aussagen wegen der Beziehung des Hb zur Hypertonie und zu den Rauchgewohnheiten einer Multivarianzanalyse nicht standhalten. Das Hb ist hier also kein unabhängiger Prädiktor des Schlaganfallrisikos. Die Autoren selbst meinen

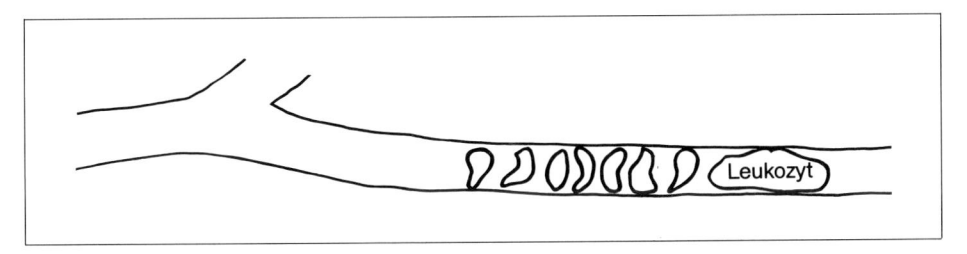

Abbildung 19. Schematische Darstellung von »plug flow«.
Wegen der geometrischen Verhältnisse in der Endstrombahn und der Rigidität der weißen Zellen kann ein Leukozyt den Erythrozytenfluß erheblich behindern. Proximal reihen sich Erythrozyten auf, die ähnlich wie PKW auf enger Straße einen LKW nicht überholen können. Distal des Leukozyten ist ein zellfreier Raum, da nur Plasma an dem Strömungshindernis vorbeifließen kann. Auf diese Weise können Leukozyten trotz geringer Zahl die nutritive Versorgung der Mikrozirkulation beeinträchtigen.

dementsprechend, daß ein hohes Hb »einer der Faktoren sein könnte, die das individuelle Risikoprofil beeinflussen«. Analoges gilt auch für die Studie aus Honolulu (167). Schlüssige Aussagen erlauben dagegen die Ergebnisse des »Puerto Rico Heart Program« (166) und der »Stockholm Prospective Study« (170, 179). In der ersten Stufe ist die Mortalität der KHK in der Gruppe mit hohem Hk gegenüber denen mit niedrigen Werten mehr als verdoppelt. Die Ergebnisse bleiben auch nach Berücksichtigung aller anderen mitbestimmten Parameter mit Multivarianzanalyse signifikant.

Diese Daten sind jedoch nicht unwidersprochen. Drei weitere prospektive Studien kommen zu dem Schluß, daß Hb bzw. Hk keine Risikoprädiktoren bezüglich kardiovaskulärer Ereignisse darstellen (198–200). Dieser Widerspruch ist derzeit nicht zu lösen. Angemerkt sei, daß in diesen letztgenannten Untersuchungen die Populationen kleiner und/oder die Nachuntersuchungsperioden kürzer waren als die der eingangs zitierten. Auch bezüglich BSG als Prädiktor kardialer Mortalität bzw. Morbidität kommt eine andere prospektive Untersuchung zu gegenteiliger Schlußfolgerung (198). Allerdings gilt auch hier wieder der Einwand der relativ geringeren Fallzahl. Überblickt man alle Daten in der Gesamtschau, so scheint denjenigen Untersuchungen mehr Gewicht zuzukommen, die zeigen, daß hohe Hk- oder Hb- bzw. FIBR. bzw. BSG- bzw. Leukozytenwerte ein kardiovaskuläres Risiko beinhalten. Letztlich zwingend sind die Aussagen jedoch nicht.

4.5.2.6. Hypothese

Welcher Mechanismus könnte diesen Befunden zugrundeliegen? Sowohl die Thrombozytenadhäsivität am Gefäßendothel (201, 202) als auch die Thrombozytenaggregation (203, 204) nehmen mit ansteigendem Hk zu. Möglicherweise beruht dieses Phänomen auf einer Thrombozytenaktivation durch ATP, freigesetzt aus den roten Zellen (205). Auf diese Weise könnte der Thrombogenese bei hohem Hk Vorschub geleistet und die Atherosklerose eingeleitet werden (206). FIBR dagegen könnte einen direkten Einfluß auf die Atherogenese haben

(207). FIBR-Ablagerungen in der Gefäßintima sind ein frühes Merkmal der Plaque-Entwicklung, welches möglicherweise der Einlagerung von Lipoproteinen vorangeht (208). Hohe Konzentrationen von FIBR sind in den Vorläufern von arteriosklerotischen Wandveränderungen (209, 210) vor allem in der äußeren Wachstumszone des Atheroms (211) gefunden worden. Insofern ist die beschriebene Assoziation von FIBR und Hirninfarktrisiko einsehbar; einige Autoren sehen darin einen entscheidenden Faktor der Atherogenese (212, 213).

Gemäß einer eigenen Arbeitshypothese (214) liegen dem arteriosklerotischen Gefäßprozeß teilweise Phänomene zugrunde, die auch hämorheologische Meßgrößen entscheidend beeinflussen. Gemeint ist die Interaktion von plasmatischen Makromolekülen mit dem Gefäßendothel (210) einerseits und mit Oberflächen der Blutzellen andererseits (215).

Zwar sind Endothel- und beispielsweise Erythrozytenoberfläche in vielem different, denkbar wäre jedoch, daß gewisse Grundphänomene sich an beiden Strukturen in ähnlicher Weise abspielen (Abb. 20). Zusätzlich könnte durch die Zunahme des endothelialen Makroproteinfilms die Fluidbalance in der Endstrombahn derart gestört werden, daß es zur Kontraktion des intravasalen Plasmavolumens mit Hk- und Hb-Anstieg kommt (216). Diese Phänomene sind meßtechnisch einfach und nichtinvasiv mittels hämorheologischer Methoden zu erfassen. Dagegen läßt sich mit den heute zur Verfügung stehenden diagnostischen Methoden kaum ein Bild über die Gefäßatherogenese im Status nascendi erhalten. So gesehen böten hämorheologische Techniken also die Möglichkeit, atherogene Veränderungen gewissermaßen als ein Spiegelbild der initialen Gefäßprozesse aufzuzeigen.

4.6. Gynäkologische Aspekte

4.6.1. Zyklusschwankungen

Zahlreiche Funktionen des weiblichen Organismus zeigen zyklische Veränderungen, die der Steuerung der Geschlechtshormone unterliegen. Schwankungen hämorheologischer Parameter im gleichen Rhythmus sind daher denkbar. In einer konsequenten Untersuchung zu dieser Frage wurden folgende Befunde erstellt (217): Während der Follikelphase stieg der Hämatokrit leicht an, um in der Lutealphase abzufallen und am Tag +3 seinen niedrigsten Wert zu erreichen. Bei Tag +5 zeigte sich erneut ein mäßig ausgeprägter Anstieg. Die Erythrozytenaggregation war während der frühen Follikelphase und der späten Lutealphase am niedrigsten und erreichte einen Gipfel zwischen Tag –6 und +5. Die Serumosmolarität fiel kontinuierlich von Tag –6 bis Tag 0 und stieg am Tag +1 signifikant an. Aufgrund dieser Befunde meinen die Autoren, daß die letztgenannte Methode eine Möglichkeit biete, die Ovulation vorherzusagen.

4.6.2. Normale Schwangerschaft

Eine Schwangerschaft bedeutet für den Organismus in vielerlei Hinsicht eine einzigartige Beanspruchung und Umstellung. Speziell das Kreislaufsystem steht

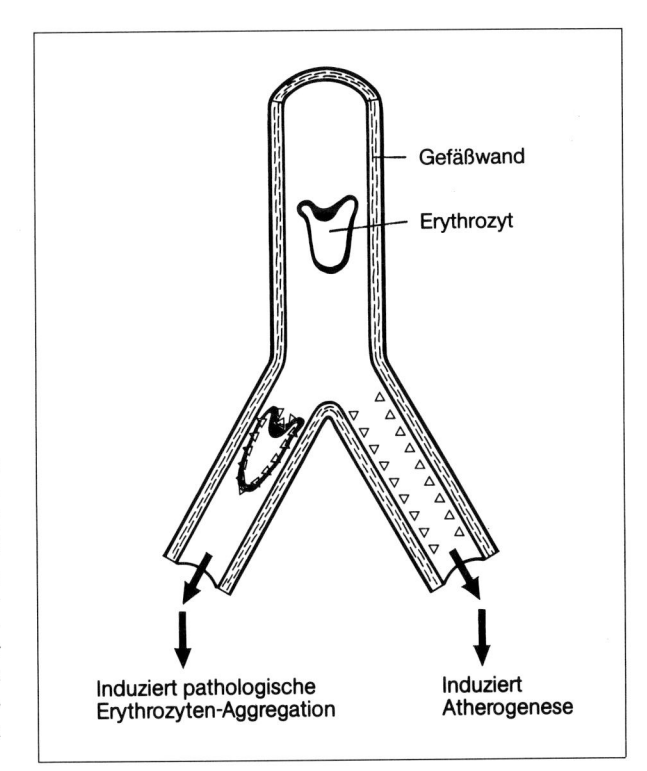

Abbildung 20. Schematische Darstellung, wie makromolekulare Ablagerungen (Δ) einerseits am Gefäßendothel die Atherogenese einleiten, andererseits hämorheologische Ex-vivo-Parameter mitbestimmen (hier am Beispiel der Erythrozytenaggregation, die durch großmolekulare Eiweißablagerungen an der Membran induziert wird).

hier vor ganz besonderen Aufgaben. U.a. muß ein völlig neues mikrozirkulatorisches Gefäßbett in der Plazenta entstehen und die uterine Perfusion im Verlauf der Schwangerschaft etwa um den Faktor 30 vergrößert werden. Während der Schwangerschaft fällt zunächst der periphere Gesamtwiderstand um etwa 1/4 ab und kehrt ab der 24. Schwangerschaftswoche allmählich auf seine Ausgangswerte zurück (218). Prinzipiell kann dies durch Vasodilatation, aber auch durch Verringerung der Blutviskosität erreicht werden (siehe Kapitel 2.2.). Beide Mechanismen scheinen während einer Schwangerschaft zusammenzuwirken (219).

Im Verlauf einer Gestation fällt die Blutviskosität kontinuierlich auf Minimalwerte um die 32. Woche ab, um anschließend bis zur Geburt wieder anzusteigen. Dieser Befund ist schon lange bekannt (220) und konnte in der Folgezeit mit unterschiedlichsten Meßmethoden vielmals verifiziert werden. Der Fibrinogenspiegel, sowie der Spiegel von Fibrinogenspaltprodukten steigen während der Schwangerschaft (221). Bezüglich der Erythrozytenflexibilität sind die publizierten Daten derzeit widersprüchlich; unterschiedliche Filtrationssysteme zur Erfassung des Parameters »Flexibilität« scheinen differierende Resultate zu liefern. Dem Fibrinogenanstieg folgend zeichnet sich auch eine ansteigende Tendenz von Erythrozytenaggregation und Plasmaviskosität ab (222, 223). Die oben angesprochene Reduktion der Blutviskosität wird also im wesentlichen durch einen Hämatokritabfall induziert. Während der Gestation findet demnach eine physiologische »Autohämodilution« statt (224).

Auf der fetalen Seite der Zirkulation sieht man hohe und im Verlauf der Schwangerschaft steigende Hämatokritwerte sowie eine, im Vergleich zu adulten Zellen, reduzierte Erythrozytenflexibilität (225). Die Fibrinogenspiegel liegen niedrig, was natürlich eine geringe Erythrozyten-Aggregationstendenz zur Folge hat (226). Die Viskosität von fetalem Nativblut ist wegen des hohen Hämatokrits ebenfalls hoch, bei einem normierten Hämatokrit jedoch niedrig (226).

Die plazentare Mikrozirkulation muß aufgrund ihrer besonderen Architektur und Funktion in hohem Maße von hämorheologischen Faktoren abhängen. Zudem ist ein Circulus vitiosus postuliert worden, gemäß dem jede Zustandsverschlechterung des Feten einem Reiz gleichkommt, der mit (weiterer) Vergrößerung des hämorheologischen Defizits und progredienter plazentarer Perfusionseinschränkung einhergeht (227). Derart könnten Wachstumsstörungen unterschiedlicher Genese durch hämorheologische Mechanismen entscheidend mitbedingt sein, eine These, die durch die derzeit zur Verfügung stehenden Daten unterstützt wird. Wegen der überragenden Bedeutung, die diesen Befunden zukommen könnte, sollten auf diesem Gebiet weitere Untersuchungen, insbesondere prospektive, klinische Studien, angestrebt werden.

4.6.3. Gestörte Schwangerschaft

Fetale Hypoxie führt u.a. zu retardiertem Wachstum. Die drei häufigsten Ursachen von Wachstumsstörungen sind:

1. Rauchen während der Schwangerschaft,
2. Diabetes mellitus,
3. Präeklampsie und Eklampsie.

Rauchen und Diabetes sind eng mit hämorheologischen Störungen verbunden, die unter 4.5.1.3. und 4.5.1.4. abgehandelt wurden. Es konnte gezeigt werden, daß die negativen Effekte des Zigarettenrauchens und der Zuckerkrankheit auf die Blutrheologie auch für Schwangere zutreffen. Es ist belegt, daß dies zu Perfusionsstörungen in der Plazenta und zu hämorheologischen Störungen beim Feten führen (228, 229).

Präeklampsie ist eine äußerst komplexe, bis zum heutigen Tag nicht vollständig verstandene Erkrankung. Vieles spricht dafür, daß mikrozirkulatorische Veränderungen maßgeblichen Anteil bei ihrer Ausbildung haben. Alle hämorheologischen Variablen sind bei manifester Präeklampsie zum Negativen hin verändert: Hämatokrit (230), Fibrinogen (231), Blut- (232) und Plasmaviskosität (233), Erythrozytenflexibilität (234) und Erythrozytenaggregation (235). Als wesentliche Teilursache scheint dem eine Kontraktion des Blut- und Plasmavolumens als Folge abnormaler Kapillarpermeabilität mit Verlust von Flüssigkeit und kleinen Eiweißmolekülen (Albumin) aus dem Intravasalraum zugrunde zu liegen (236, 237). Diese Veränderungen und ihre hämorheologischen Konsequenzen führen zu einer Reduktion des intervillösen Blutflusses von über 30% des Normalwertes (238). Wie zu erwarten, korreliert das Ausmaß der Perfusionseinschränkung mit der Schwere des Krankheitsbildes (239). Unklar ist, inwieweit die hämorheologischen Defizite Ursache oder Folge der plazentären Hypoperfusion sind. Ungeachtet dieser Frage scheint es jedoch aussichtsreich, mittels »hämorheologischer Therapie« die gestörten Fließeigenschaften zu normalisieren. Hier steht die Hämodilution ganz im Vordergrund (240). Sowohl Infusionen mit Albumin, Dextranen als auch Hydroxyäthylstärke scheinen mit ausreichender Sicherheit gute bis sehr gute therapeutische Erfolge zu bringen (Einzelheiten siehe 5.2.5.3.). Diuretika, die eine weitere Hämokonzentration induzieren können, sind auch vom rheologischen Standpunkt aus fragwürdig (Einzelheiten siehe 5.6.4.11.).

4.7. Rheumatischer Formenkreis

Bei Erkrankungen des rheumatischen Formenkreises liegt in der Regel eine (lokale) chronische Entzündung vor, die u.a. zu (systemischen) Modifikationen des Proteinmusters im Plasma führt. Störungen der Fließeigenschaften des Blutes sind bei solchen Krankheitsbildern aus diesem Grund zu erwarten.

Eine Reihe von Studien beschäftigt sich mit Meßgrößen, die Teilfaktoren der Blutfluidität darstellen. Die große Mehrzahl dieser Arbeiten konzentriert sich auf die rheumatoide Arthritis (241–257). Obschon in diesen Publikationen nicht selten von einem »Hyperviskositäts-Syndrom« bei der rheumatoiden Arthritis die Rede ist, erfolgt die Betrachtungsweise der Zusammenhänge zumeist nicht unter hämorheologischen Gesichtspunkten. Plasma- oder Serumviskosität werden als Indikator der Krankheitsaktivität oder der Prognose bestimmt. Diese sind u.a. deswegen erhöht, weil im Blut von Rheumatikern IgG-Komplexe auftreten. Die Möglichkeit, daß die beobachteten Phänomene eine Fluiditätseinschränkung des Blutes beinhalten, und daß dies in der Pathophysiologie der Erkrankung eine Rolle spielen könnte, wird in diesen Arbeiten häufig nicht in Betracht gezogen. Analoges gilt für diejenigen Arbeiten, die Sonderformen rheumatischer Krankheiten mit veränderten rheologischen Meßgrößen (auch hier fast ausschließlich Plasma- und Serumviskosität) in Verbindung bringen. Dergleichen ist z.B. beim Sjoegren-Syndrom (258), beim Felty-Syndrom (259), bei Kryoglobulinämie mit rheumatischer Symptomatik (260), Polymyalgia rheumatica (261) und bei der Polymyositis (245) beschrieben.

Die eigene Arbeitsgruppe hat ein vollständiges hämorheologisches Profil bei rheumatischen Erkrankungen, nämlich der ankylosierenden Spondylitis (262) und der rheumatoiden Arthritis (263) untersucht. Vorbefunde einer Plasmaviskositätserhöhung bei der ankylosierenden Spondylitis konnten bestätigt werden (264, 265). Zusätzlich zeigten sich pathologische Werte für Blutviskosität und Erythrozytenflexibilität. Analoge Daten finden wir bei der rheumatoiden Arthritis. Interessanterweise zeigt hier in einer Longitudinalstudie die Erythrozytenaggregation, jedoch nicht die Plasma- und Blutviskosität oder Erythrozytenfilterabilität eine signifikante Korrelation zu den subjektiven Patientenangaben bezüglich des Beschwerdegrades (263) (Abb. 21). Ungeklärt ist, warum die Befunde, wie in dieser Studie dargestellt, bei Frauen deutlicher zutage treten als bei Männern.

Über die pathophysiologische Bedeutung dieser Ergebnisse können zum jetzigen Zeitpunkt nur Spekulationen angestellt werden. Sicherlich sind die Veränderun-

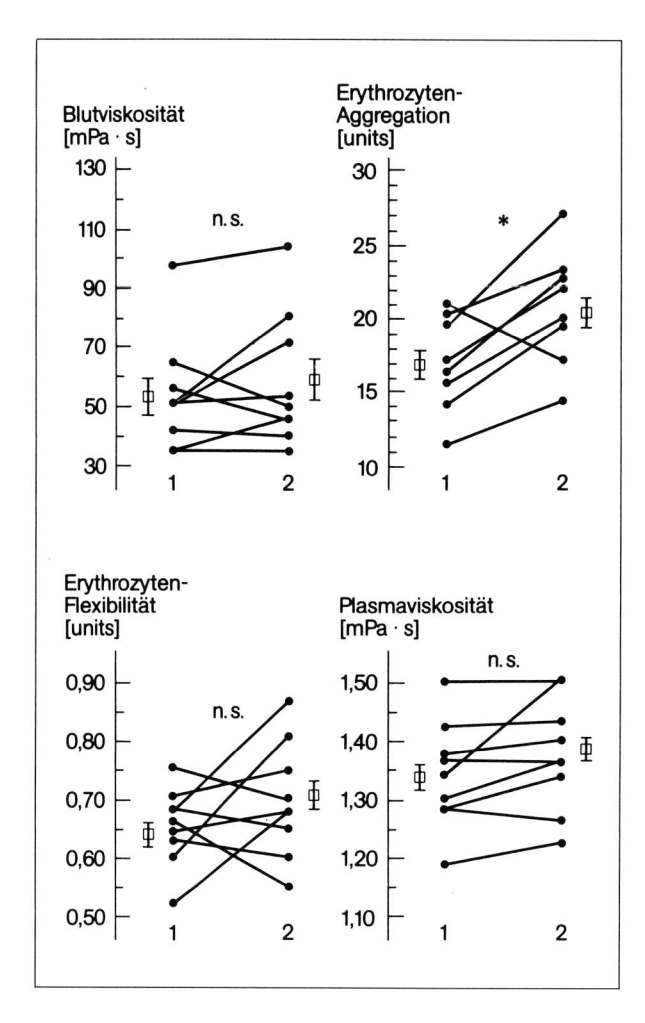

Abbildung 21. Hämorheologische Meßdaten bei Patienten mit chronischer Polyarthritis, einmal im nichtakuten (1), ein andermal im akuten (2) Zustand. Nur die Erythrozytenaggregation verändert sich signifikant, parallel mit dem klinischen Zustand.

gen als sekundäre Folge der Grundkrankheit zu interpretieren. Möglicherweise tragen die hämorheologischen Veränderungen bei rheumatischen Erkrankungen jedoch dazu bei, daß die Perfusion in erkrankten bradytropen Geweben weiter verschlechtert wird. Dieser Effekt könnte durchaus markant sein, da gleichzeitig die Fließbedingungen bei rheumatischen Erkrankungen lokal gestört sein könnten (266). Denkbar wäre ferner, daß eine hämorheologisch induzierte Perfusionseinschränkung den Antransport von Pharmaka an den Wirkort und den Abtransport von Stoffwechselmetaboliten und Schmerzmediatoren erschwert. Weitere klinische Forschung sollte die Gültigkeit und biologische Relevanz dieser Hypothesen überprüfen.

4.8. Schock

Im Jahre 1872 beschrieb *Samuel Gross* Schock als eine »grobe Entgleisung der Maschinerie des Lebens« (267). Obwohl wir seither viel über die Mechanismen gelernt haben, die bei den verschiedenen Schocksyndromen eine Rolle spielen, sind wir weit davon entfernt, die komplexe Kette von Ereignissen, welche zur mikrovaskulären Insuffizienz führt, vollends zu durchschauen. Dem klinischen Bild des Schocks kann eine ganze Reihe von unterschiedlichen Ursachen zugrunde liegen. Jede Form des Schocks resultiert in einer mehr oder weniger spezifischen, phasischen Veränderung zahlreicher Körperfunktionen. Aus diesen Gründen müssen die verschiedenen Schockformen etiologisch eingeteilt und bezüglich ihres Stadiums unterschieden werden.

Auf mikrozirkulatorischer Ebene wird der Blutfluß durch eine ganze Reihe physikalischer, chemischer, hämodynamischer und immunologischer Faktoren gesteuert. Jeder noch so minimale Endothelschaden kann Thromboyztenadhäsion (268) und auf dem Wege über Entzündungsreaktionen Leukozytenadhäsion (269) hervorrufen. Anfänglich kann dabei eine Gefäßweitstellung, hervorgerufen durch vasoaktive Substanzen (Histamine, Kinine, Serotonin, Prostaglandine, etc.), imponieren. In diesem Stadium kann die Perfusion lokal zunächst einmal vermehrt sein. Ein Teil dieser vasoaktiven Substanzen kann zusätzlich die Gefäßpermeabilität erhöhen und so zu einem Verlust intravasaler Flüssigkeit und zur lokalen Hämokonzentration führen. In einem späteren Stadium des Schocks erhöht sich der vaskuläre Widerstand. Dies kann örtlich begrenzt durch Blutzellen vermittelt werden, die sich an das Gefäßendothel oder aneinander anheften. Der oben erwähnte »plug flow« von Leukozyten in der Endstrombahn könnte hier besondere Bedeutung haben (185). Bei bestimmten Schockformen kann ein systemischer Blutverlust mit Hypoperfusion vorliegen. Diese Phänomene können sich gegenseitig verstärken. Progrediente Blutzelladhäsion und Aggregation können die wirksam werdenden Strömungskräfte in vivo weiter verringern und zum sogenannten »Sludge Phenomenon« führen (270). Als Folge dieser Ereignisse kann Gewebshypoxie mit entsprechenden pH-Verschiebungen, Rigidifizierung von Blutzellen und Alterierungen im Gerinnungssystem ausbilden. Schließlich kann es zum Verlust der Endothelzellen-Integrität und zu komplexen Veränderungen der Zellfunktionen kommen (271). Das Resultat wird eine weitere Zunahme der Gefäßpermeabilität mit Flüssigkeitsaustritt aus dem Intravasalraum, mit Hämokonzentration und lokaler Hyperviskosität sein (272). Diese Abfolge von Ereignissen kann von Schockform zu Schockform außerordentlich verschieden sein. Wenn die Ansprechbarkeit der Mikrozirkulation auf physiologische neurohumorale Stimuli vermindert oder gänzlich verloren ist (273), so wird die mikrozirkulatorische Insuffizienz schließlich irreversibel. So weist also in den Finalstadien des Schocks die terminale Strombahn ein passives Verhalten ohne Abstimmung auf die Bedürfnisse des Kreislaufsystems auf. Die Ausbildung einer derart induzierten progressiven mikrozirkulatorischen Insuffizienz ist, obschon meist nicht ein primäres Geschehen beim Schock, so doch von

ausschlaggebender Bedeutung bei der Aufrechterhaltung der Hypoperfusion.
Der Körper ist mit einer Reihe von Kompensationsmechanismen ausgerüstet, die dazu dienen sollen, eine ausreichende Blutversorgung zu den lebenswichtigen Organen zu sichern. Die Erhöhung des sympatho-adrenalen Tonus zur Vasokonstriktion ist hier wohl am bedeutungsvollsten. Auf die Weise wird erreicht, daß die Perfusion des Herzens und des Gehirns so lang als möglich aufrechterhalten wird. Obwohl dieser Kompensationsmechanismus ohne Zweifel sinnvoll und von vitaler Bedeutung ist, so arbeitet er jedoch auf Kosten der Perfusion aller übrigen Organe. Ferner ist denkbar, daß die adrenerge Umstellung hämorheologische Störungen induziert: Es konnte gezeigt werden, daß Adrenalin die Verformbarkeit von Erythrozyten unter vorgegebener Schubspannung erniedrigt (274). Auf diese Weise könnte eine mikrozirkulatorische Perfusionsstörung eingeleitet oder aufrechterhalten werden. Ein weiterer Kompensationsmechanismus zur Aufrechterhaltung der Blutversorgung betrifft die Konservierung oder Expansion des Plasmavolumens. Unter Einfluß von Aldosteron oder antidiuretischem Hormon kann die Natrium- und Wasserausscheidung in den Nieren reduziert werden.
Aufgrund der heute zur Verfügung stehenden Daten scheint es wahrscheinlich, daß das rheologische Verhalten von Blut eine Rolle bei der Ausbildung von Schocksyndromen spielen kann. Die Strukturviskosität des Blutes macht es möglich, daß sich ein »circulus viciosus viscosus« etablieren kann. Die Erniedrigung der Strömungskräfte, welche beim Schock lokal oder systemisch aufgrund einer Reihe von Umständen bestehen können, führen zur intravasalen Erythrozytenaggregation, Prästase und Hypoxie.

Hypoxie kann sodann zu einer weiteren Verschlechterung hämorheologischer Faktoren führen. Aus diesem Grunde kann bei Schockformen, die aufgrund von Traumata, Verbrennungen, Sepsis, Toxinämie, Hämorrhagie bestehen, die Fließeigenschaft des Blutes einen wichtigen Beitrag zur Stagnation des Blutflusses und zur Progression der mikrozirkulatorischen Insuffizienz und schließlich zur Dekompensation beitragen (275). Dieser Mechanismus kann dadurch verstärkt werden, daß sich unter besonderen Umständen ein zusätzliches hämorheologisches Defizit entwickelt. Im folgenden sollen die charakteristischen hämorheologischen Veränderungen bei verschiedenen Schockformen kurz angesprochen werden.

4.8.1. Traumatischer Schock

Die wegweisenden Arbeiten von *Gelin* und seinen Mitarbeitern trugen dazu bei, daß die Beziehungen zwischen hämorheologischen Veränderungen und Trauma schon früh aufgeklärt wurden (275–277). Ein lokalisiertes Trauma führt zur Invasion von Leukozyten, welche die terminale Strombahn temporär blockieren können (185, 277, 278). Zudem steigt die Konzentration der Akutphaseproteine an, was zur erhöhten Aggregationstendenz der Erythrozyten führt (279). Diese Phänomene schlagen sich als eine deutliche Erhöhung der Blutviskosität (279, 280) und der Plasmaviskosität (279, 281) nieder. Durch diese Erhöhung des viskösen Widerstands wird der periphere Gesamtwiderstand ebenfalls angehoben (282). Schwankungen des Hämatokrits spielen bei diesem Phänomen wahrscheinlich keine ausschlaggebende Rolle (282).

4.8.2. Hämorrhagischer Schock

Allen Schockformen gemeinsam ist ein dramatischer Abfall der Perfusion auf mikrozirkulatorischer Ebene. Beim hämorrhagischen Schock ist dies bedingt durch die Verringerung des Herzminutenvolumens als Folge des abnehmenden zirkulierenden Blutvolumens. Die offensichtliche Ursache des Geschehens ist die Hämorrhagie, jedoch kann das zirkulierende Blutvolumen zusätzlich dadurch eingeschränkt werden, daß Kinine und Histamine die vaskuläre Permeabilität erhöhen und zu weiteren Verlusten des intravasalen Volumens führen. Potente Kompensationsmechanismen sind dazu angelegt, den Blutfluß zumindest zu den vitalen Organen aufrechtzuerhalten. Hier sind der Einstrom von extravasaler Flüssigkeit von bis zu 2 ml/min (283) und eine Erhöhung der Katecholaminspiegel um den Faktor 20 (284) mit darauffolgender Vasokonstriktion zu nennen. Sobald mehr als 25% des intravasalen Gesamtvolumens verloren sind, stellt sich eine persistierende, therapierefraktäre Hypotension ein. Auf mikrozirkulatorischer Ebene sieht man eine Blutverteilungsstörung mit Maldistribution der nutritiven Perfusion (285). An diesem Phänomen sind hämorheologische Veränderungen mitbeteiligt (282, 286, 287, 288). Die mikrozirkulatorische Funktionsstörung beim hämorrhagischen Schock kann mittels vitalmikroskopischer Techniken gut visualisiert werden (289). Durch den Einstrom extravasaler Flüssigkeit fällt der systemische Hämatokrit beim hämorrhagischen Schock ab, wodurch sich natürlich auch die scheinbare Blutviskosität erniedrigt. Auf mikrozirkulatorischer Ebene mag sich dieser Aspekt jedoch etwas anders darstellen. Bekanntermaßen differiert der systemische vom lokalen Hämatokrit erheblich. In der Mikrozirkulation könnte daher das Blut beim hämorrhagischen Schock durchaus hyperviskös sein (282, 290). Bei experimentell induziertem hämorrhagischem Schock sind Veränderungen der Erythrozytenflexibilität (291, 292) und der Leukozytenrheologie (278, 272, 274) beobachtet worden. Es ist vorstellbar, daß diese Phänomene zur Obstruktion der Endstrombahn beitragen. Natürlich sind sofortiges Stoppen der Blutung und adäquater Volumenersatz die ersten Maßnahmen beim hämorrhagischen Schock. Als Plasmaersatzmittel sind Albumin und Dextran 40 wohl besser wirksam als andere Kolloide (293). Dextran 40 hat wegen seines hyperonkotischen Druckes den großen Vorteil eines starken Volumeneffektes. Albumin-Lösungen dagegen bieten aufgrund ihrer niedrigen Eigenviskosität besonders günstige hämorheologische Qualitäten.

4.8.3. Verbrennungsschock

Während bei anderen Schockformen initial eine Hämodilution auftreten mag, sind der Verbrennungsschock, der anaphylaktische Schock und der septische Schock auch in der Frühphase hämorheologisch charakterisiert durch Hämokonzentration und Hyperviskosität. Bei diesen Schockformen ist ein rascher Ausstrom von Plasmaproteinen, hauptsächlich Albumin, in das Interstitium als Folge erhöhter vaskulärer Permeabilität beschrieben worden (294). Der Proteinverlust führt zu einem herabgesetzten kolloidosmotischen Druck, was aufgrund des Starlingschen Gesetzes zu weiteren Flüssigkeitsverlusten aus dem Intravasalraum führen muß. Die Folge ist wiederum Hämokonzentration, assoziiert mit vermehrter Erythrozytenaggregation und

Bluthyperviskosität. Zusätzlich kann die Erythrozytenverformbarkeit signifikant eingeschränkt sein (295). Diese Kombination aus multiplen hämorheologischen Defiziten kann mittels der oben beschriebenen Mechanismen die Funktionsstörung der Mikrozirkulation aufrecht erhalten.

4.8.4. Septischer Schock

Diese auch als Endotoxin-Schock bezeichnete Variante des Schocks steht in Zusammenhang mit deutlichen Veränderungen im Gerinnungs-, Komplementsystem sowie mit Funktionsstörungen der Thrombozyten, Leukozyten und Endothelzellen (296). Wiederum ist der Verlust an Plasmavolumen ein grundlegendes Phänomen. Dadurch wird ein direkter oder indirekter Einfluß auf die Fließfähigkeit des Blutes im Sinne einer Viszidierung ausgeübt (297). Die disseminierte intravaskuläre Gerinnung ist eine bekannte und gefürchtete Komplikation beim septischen Schock (298). Dabei sind die Spiegel von Fibrinogen-Fibrinabbauprodukten im Plasma deutlich erhöht und es treten Mikrothrombi auf, die die Endstrombahn verlegen können (299). Es ist die Hypothese vertreten worden, daß die Ausbildung einer disseminierten intravaskulären Gerinnung durch hämorheologisch bedingte Stase oder Prästase eingeleitet wird (300).

4.8.5. Anaphylaktischer Schock

Auch bei dieser Schockform treten hämorheologische Veränderungen auf, denen ebenfalls ganz wesentlich Proteinverluste aus dem intravasalen Raum zugrundeliegen (294). In Kombination mit lokaler Azidose kann dies zur Erythrozytenrigidifizierung und Viszidierung des Blutes führen. Auf diese Weise mag der oben beschriebene Circulus viciosus eingeleitet oder aufrechterhalten werden. Kürzlich wurde berichtet, daß bei nicht näher definierten Schockformen eine Verminderung der Erythrozytenflexibilität eintrifft (301). Dabei korrelierte die Mortalität der Patienten mit den erythrozytenrheologischen Daten. Diese Erythrozytenrigidifizierung ist als Folge des anaphylaktischen Geschehens zu deuten.

Die Autoren der obengenannten Untersuchung meinen, daß es durch diesen Mechanismus zu einer Verstärkung der mikrozirkulären Hypoperfusion kommt, und daß möglicherweise hämorheologische Veränderungen als Index für den Schweregrad des Schockzustands in Betracht zu ziehen sind. Andere Forscher sprechen von »versteckter Azidose«, also einer lokal begrenzten Übersäuerung der Endstrombahn beim anaphylaktischen Schock (302). Ein lokales Absinken des pH muß zwangsläufig zu einer weiteren Rigidifizierung der Erythrozyten führen.

Dieser kurze Überblick mag zeigen, daß ein teilweiser Verlust von Blutfluidität (lokal oder systemisch) ein gemeinsames Merkmal (früh oder spät) in der Entwicklung der verschiedenen Schocksyndrome darstellt. Basierend auf diesen Überlegungen können verschiedene Schleifen mit positivem Feedback postuliert werden, die alle zu einer weiteren Blutviszidierung beitragen. Es folgt, daß hämorheologisch ausgerichtete Therapie beim Schock gute Chancen hat, die progrediente Insuffizienz der Mikrozirkulation einzuschränken, aufzuheben oder zu verhindern. Im Abschnitt 5.2.5.4. wird ausführlicher zu diesem Thema Stellung genommen.

4.9. Hepatologie

Die Anämie ist eine häufige Begleiterscheinung von Lebererkrankungen, insbesondere der alkoholtoxischen Zirrhose. Der dabei zugrundeliegende Mechanismus ist nicht völlig geklärt (303). Offenbar liegt in vielen Fällen eine hämolytisch bedingte Anämie vor (304), und es drängt sich die Frage nach der Ursache des vermehrten Erythrozytenabbaus auf. Analog den hämolytischen Anämien anderer Genese könnte eine Störung der Erythrozyten-Mikrorheologie am vermehrten Abbau in der Milz beteiligt sein.

Tatsächlich konnten eine Reihe von Arbeitsgruppen unter Verwendung unterschiedlicher Methodik zeigen, daß bei Leberzirrhose die Erythroyztenflexibilität eingeschränkt ist (305–307). Verändertes Erythrozytenvolumen (308), Lipidabnormalitäten des Stromas (309) und/oder der Membran (310) bzw. Störungen der Membranfluidität (311) könnten zu diesem Phänomen beitragen. Zur Beantwortung der offenen Fragen sind weitere konsequente Forschungsarbeiten auf diesem Gebiet indiziert.

4.10. Neonatologie

Hyperviskosität in der Neugeborenenperiode ist ein schon lange (312) und wiederholt (313–317) beschriebener Befund. Die Hyperviskosität ist hauptsächlich durch Hämatokriterhöhung bedingt. Die Fibrinogenspiegel liegen, wie bereits unter 4.6.2. ausgeführt, in dieser Lebensphase noch deutlich unter dem Niveau des Erwachsenen. Plasmaviskosität und Erythrozytenaggregation verhalten sich dementsprechend. Die Inzidenz von klinisch manifester Hyperviskosität wird bei Neugeborenen (auf Meereshöhe) mit etwa 5% angegeben (318). Kardiorespiratorische Insuffizienz, Hyperbilirubinämie und neurologische Ausfälle gehören dann zu den typischen klinischen Erscheinungen (319). Im späteren Verlauf stellen sich bei rund der Hälfte dieser Kinder neurologische Defizite ein. In einer umfangreichen Untersuchung konnte ferner eine positive Korrelation zwischen Geburtsgewicht und Blutviskosität festgestellt werden (320).
Hyperviskosität bedingt, daß, wie unter 2.2. erläutert, die visköse Komponente des Gesamtwiderstands erhöht ist. Dieser fundamentale Zusammenhang trifft auch für das Neugeborene zu (321). Dadurch können Störungen der kindlichen Mikrozirkulation induziert werden (322–324). Treten andere Abnormitäten hinzu, so kann es zu einem Feedback-Mechanismus kommen, der zur weiteren Verschlechterung der Fließeigenschaften des Blutes und zunehmender Perfusionseinschränkung in der Endstrombahn mit progressiver Verschlechterung des kindlichen Zustands führt. Dies ist z.B. bei »small for date« Kindern (325), bei intrauterinen Infektionen (326) und bei kongenitalen Herzfehlern (327) beschrieben worden. Therapeutisch steht bei neonataler Hyperviskosität die Hämatokritsenkung durch Hämodilution ganz im Vordergrund. Experimentelle Daten sprechen dafür, daß der maximale Hämoglobin-Flux, also die optimale Sauerstoffversorgung, bei einem Hämatokrit von etwa 45% erreicht wird (328). Dieser Wert sollte demnach das therapeutische Ziel darstellen.

Bezüglich der Erythrozytenflexibilität ergeben unterschiedliche Techniken differente Daten (z.B. 329, 330). Möglicherweise spielt auch das Ausmaß der Hypoxie während des Geburtsvorgangs eine Erklärungsmöglichkeit für die unterschiedlichen Befunde (331). Die Erythrozytenaggregation ist wohl wegen des reduzierten Fibrinogenspiegels deutlich niedriger als beim Erwachsenen (332).

Insgesamt zeigt das Neugeborene also hämorheologische Veränderungen, die sich sowohl im Sinne einer gegenüber Adulten erhöhten als auch verringerten Blutfluidität äußern können. Welche dieser Möglichkeiten tatsächlich zum Tragen kommt, wird ganz entscheidend von den übrigen Gegebenheiten abhängen. Die Sauerstoffversorgung ist beim Neugeborenen bei gleichem Hämatokrit in der Endstrombahn, bedingt durch die relative Verringerung der Plasmaviskosität, besser als beim Erwachsenen (328).

4.11. Chirurgie

In Abhängigkeit von dem Ausmaß des chirurgischen Traumas und der begleitenden Therapie kommt es transoperativ zu einer z.T. erheblichen Viszidierung des Blutes, die sich in Veränderungen aller hämorheologischen Parameter kundtut. Einhellig wird ein Anstieg von Fibrinogen, Plasmaviskosität und Erythrozytenrigidität berichtet (333, 334) (Abb. 22). Die Blutviskosität steigt in aller Regel an, wobei unterschiedliche Hydratationsgrade, Blutverluste und Infusionsprogramme natürlich zu berücksichtigen sind (335). Weder die kurzfristige Nahrungskarenz (336) noch die üblicherweise eingesetzten Anästhetika (337) scheinen einen deutlichen Einfluß auf hämorheologische Parameter auszuüben, so daß transoperative hämorheologische Veränderungen wohl ausschließlich dem chirurgischen Trauma zuzuschreiben sind. Es ist denkbar, daß die Einschränkungen der Blutfluidität in der Folge eines chirurgischen Eingriffs bei der Entstehung postoperativer Komplikationen, insbesondere der tiefen Venenthrombose (siehe 4.4.1.) von kausaler Bedeutung sind (334). Die Hämodilutionstherapie

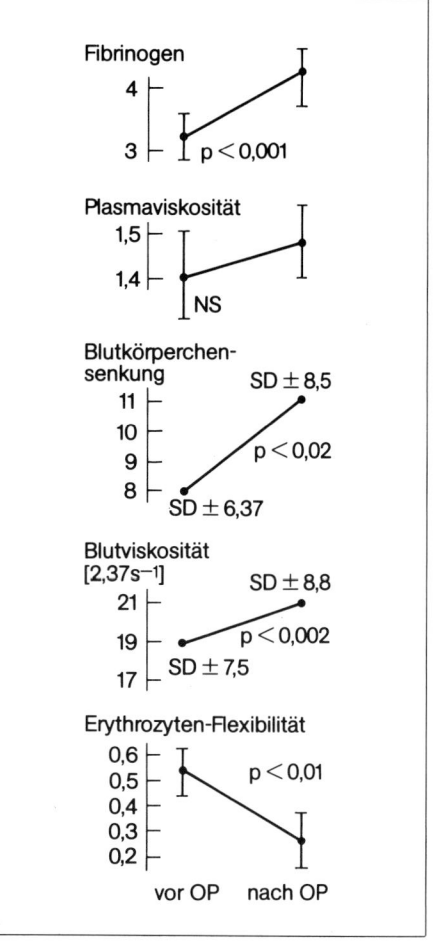

Abbildung 22. Transoperative hämorheologische Veränderungen von Fibrinogen.

hat hier nicht nur unter diesem Gesichtspunkt ihren festen Platz (338). Ausführlichere Angaben dazu finden sich im Abschnitt 5.2.

4.12. Onkologie

Beim malignen Melanom (339) und bei Karzinomen (340) sind deutliche hämorheologische Veränderungen gegenüber gesunden Vergleichspersonen beschrieben worden. Später wurde bei Melanompatienten eine Assoziation des hämorheologischen Defizits zur Prognose nachgewiesen: Das Ausmaß der anfänglich registrierten hämorheologischen Störung korrelierte mit der Prognose (341). Dies ist insofern ein interessanter Befund, als gemäß einer Theorie von *Copley* die endotheliale Auskleidung der Gefäßwand mit Fibrinogen-Fibrin, dem sogenannten Fibrogenin, bei dem Prozeß der Metastasierung eine Rolle spielen könnte (341, 342). Ebenso könnte auch die Rheologie der Krebszellen selbst einen entscheidenden Einfluß dabei spielen (343, 344). Diese Aspekte eröffnen neue Wege in der Biorheologie, von denen mit großer Wahrscheinlichkeit in den nächsten Jahren Relevantes zu erwarten ist.

4.13. Raynaud-Phänomen (R.P.)

Üblicherweise wird dieser Punkt unter den peripheren Durchblutungsstörungen abgehandelt. Ganz bewußt wird er hier jedoch wegen seiner ätiologischen Sonderstellung getrennt diskutiert.
Sowohl die klassische als auch die gegenwärtige Literatur betont die überragende Bedeutung der vaskulären Komponente (346). *Maurice Raynaud* selbst nahm als Ursache des R.P. lokale Vasospasmen, verursacht durch einen erhöhten Sympathikotonus, an (345). Später wurde vermutet, daß die Arterien der Finger selbst, ohne Einwirkung des autonomen Nervensystems, übersteigert auf Kälte mit Kontraktion reagieren (347). Daneben besagt eine andere Theorie, daß anormale Dilatation der terminalen Strombahn zu Perfusionsstörungen führt, die ursächlich an der akralen Ischämie beteiligt ist (348). Vitalmikroskopische Untersuchungen, die einen Stillstand des Erythrozytenflusses bei Kälteexposition beschreiben, stützen diese These (349). Neuere Untersuchungen weisen zudem auf die Möglichkeit einer zentralen Störung hin (350). Trotz intensiver Forschung gibt uns das R.P. auch heute noch viele Rätsel auf. Es ergeben sich interessante Aspekte, die Beziehungen zur Hämorheologie aufweisen und die im folgenden Abschnitt im Detail dargestellt werden sollen.
1965 wurde erstmals beschrieben, daß die Viskosität beim R.P. erhöht ist (351). Später wurde dieser Befund vielmals bestätigt (352–356). Ausgehend von der Vorstellung, daß erhöhte Blutviskosität verminderten Blutfluß induziert, hat man postuliert, daß die Hyperviskosität des R.P. eine zentrale pathophysiologische Rolle spielen könnte. Sowohl Kälte als auch lokale Vasokonstriktion lassen die Viskosität im betroffenen Gefäßabschnitt weiter ansteigen (356, 357, 358). Eine Reihe zusätzlicher Faktoren be-

wirkt eine weitere Blutfluiditätsminderung. Vermehrung der Plasmakonzentration von Makroproteinen (359, 354) und Immunkomplexe im Plasma (360), verminderte fibrinolytische Aktivität (361), erhöhte Kryoglobulinspiegel (362), verminderte Erythrozytenflexibilität (354) und vermehrte Erythrozytenaggregation (356).

»Die 26jährige Mme. X ist nie krank gewesen. Jedoch macht sie seit ihrer Kindheit eine Besonderheit zum Objekt der Neugier ihrer Umgebung. Unter der Einwirkung von selbst milder Kälte, mitunter sogar mitten im Sommer, werden ihre Finger blutleer, völlig gefühllos und nehmen eine gelblich-weiße Farbe an. Dieses Phänomen tritt häufig ohne jeden erkennbaren äußeren Anlaß auf, ist von unterschiedlicher Dauer und endet mit einer sehr schmerzhaften Phase, während der sich die Zirkulation nach und nach wieder erholt. Mme. X weiß kein besseres Mittel, als ihre Hände heftig zu schütteln, oder sie in lauwarmes Wasser zu halten.«

Diese Erstbeschreibung von *Maurice Raynaud* aus dem Jahre 1862 (345) enthält alle wesentlichen klinischen Merkmale des Raynaud-Phänomens. Klassischerweise durchläuft ein solcher Anfall drei Stadien – Pallor, Zyanose, Rubor – geht mit ischämischen Schmerzen einher, wird oft durch Kälte ausgelöst und durch Wärme gebessert. Ein Raynaud-Phänomen kann entweder auf einem idiopathischen Krankheitsbild beruhen – Raynaudsche Krankheit bzw. Morbus Raynaud bzw. primäres Raynaud-Phänomen –, oder ist Ausdruck einer anderen Grundkrankheit – Raynaud-Syndrom bzw. sekundäres Raynaud-Phänomen. Die Diagnose des Morbus Raynaud erfolgt per exclusionem. Beim Vorliegen des typischen klinischen Erscheinungsbildes müssen die in Frage kommenden Ursachen ausgeschlossen werden. Der Verdacht auf ein Raynaud-Syndrom wird häufig geweckt, wenn der Patient nicht, wie beim primären Raynaud häufig, eine junge Frau ist, oder wenn die Symptome einen progredienten Verlauf zeigen. Trophische Hautveränderungen der befallenen Finger und einseitiger Befall sind keine Seltenheit. Eine gezielte Labordiagnostik mit Differentialblutbild, BSG, antinukleare Antikörper, Kryoglobuline, Rheumafaktor, Elektrophorese, Enzymdiagnostik usw. ergibt, wenn ein sekundäres Raynaud-Phänomen vorliegt, richtungsweisende pathologische Befunde. Diejenigen pathologischen Zustände, die dem Raynaud-Syndrom zugrunde liegen können, werden in Tabelle 7 zusammengefaßt. Da die Liste viele Krankheiten mit ernster Prognose enthält, ist die gründliche Abklärung jedes Raynaud-Phänomens (R.P.) zu fordern. Nicht selten kann das R.P. Erstsymptom sein und in Ausnahmefällen um viele Jahre anderen Symptomen der Grundkrankheit vorauseilen. Trotz der ätiologischen Vielfalt legt das uniforme Erscheinungsbild des R.P. nahe, daß der einem Anfall zugrundeliegende Mechanismus auf ähnlichen pathologischen Reaktionen beruht.

Kälte ist zweifellos der wesentliche Stimulus zur Auslösung eines R.P. Es bedarf jedoch grundlegender Veränderungen, damit dieser physiologische Reiz pathologisch verarbeitet wird. Daneben ist immer wieder die Rolle des emotionellen und psychischen Stresses, insbesondere beim Morbus Raynaud, betont worden. Zwischen Anfallfrequenz und psychischen Konfliktsituationen ließ sich eine Koinzidenz aufzeigen (363).

Welche Mechanismen dem R.P. im Einzelfall auch zugrunde liegen mögen, in jedem Fall kommt es zu einer akuten Sau-

Tabelle 7. Pathologische Zustände, die einem Raynaud-Syndrom zugrunde liegen können.

	Hämorheologische Störung beschrieben
Krankheiten der Arterien	
Arteriosklerose	ja
Thrombangiitis obliterans	ja
Arteriitis	ja
Erkrankungen des Bindegewebes	
Sklerodermie	ja
Lupus erythematodes	ja
Dermatomyositis	nein
Polymyositis	nein
Rheumatoide Arthritis	ja
Hämatologische Krankheiten	
Kryoglobulinämien	ja
Kälteagglutinine	ja
Paraproteinämien	ja
Polyzythämien	ja
Thrombozythämien	ja
Vergiftungen und Überempfindlichkeiten	
Ergotamine	nein
Methylsergid	nein
Beta-Blocker	nein
Sympathikomimetika	nein
Schwermetalle	nein
Hormonelle Kontrazeptiva	ja
Polyvinylchlorid	nein
Mechanische Alterationen	
Halsrippe	nein
Schultergürtelverspannungen	nein
Krückenkompression	nein
Vibration (Arbeiter)	ja
Traumatischer Arterienverschluß	nein
Zustand nach Radiatio der Hand	nein
Verschiedenes	
Kongenitale Lues	nein
Hypothyrose	ja
Hypotonie	nein

erstoffnot im betroffenen akralen Gewebe. Die Behandlung der Grundkrankheit, falls eine solche vorliegt, ist vorrangig. Zusätzlich sind neben allgemeinen Verhaltensmaßregeln, wie Rauchverbot und Warmhalten eine Anzahl von Therapieversuchen durchgeführt worden. Medikamentös sind Vasodilatatoren, Ganglienblocker, Calciumantagonisten, Reserpin, Griseofulvin, Trijodthyroxin, Beta-Sympathikomimetika und Methyldopa eingesetzt worden. Kürzlich wurde berichtet, daß mit Prostaglandin E_1 (364) und mit einem Prostaglandin E_2-Analogon (365) gute Langzeiterfolge zu erreichen sind. Die chirurgische oder medikamentöse Sympathikusblockade zeigt dagegen meist nur vorübergehende Besserung.

Basierend auf hämorheologischen Gesichtspunkten sind Maßnahmen, die viskositätssenkend wirken, aussichtsreich. Erfolge wurden mit Ancrod erzielt (366); sie sind aber wegen der Antikörperbildung gegen dieses defibrinogenisierende Enzym zeitlich begrenzt (näheres dazu siehe unter 5.5.). Ein relativ neues Konzept ist Plasmapherese (354, 356). Sowohl die vorliegenden klinischen Ergebnisse, als auch die günstige Beeinflussung objektiver Parameter sind erfolgversprechend. Die plasmapheretische Behandlung zeigte sich im Doppelblindversuch herkömmlichen Therapieformen überlegen (367). Es läßt sich beobachten, daß der Therapieerfolg weit über den Behandlungszeitraum hinaus anhält.

Ein »myokardiales R.P.« ist bei Sklerodermie beschrieben worden. Die derzeit vieldiskutierten Koronarspasmen könnten unter diesem Aspekt von Interesse sein. Bei der gleichen Grundkrankheit sind Vasospasmen für Veränderungen in Lunge und Niere verantwortlich gemacht worden (368, 369). Informationen darüber, ob ähnliches auch bei anderen Formen des R.P. existiert, fehlen derzeit.

4.14. Nephrologie

In den Glomeruli der Niere wird dem Blut durch Filtration ein hoher Prozentsatz seiner Flüssigkeit entzogen. Dementsprechend wird das Blut im Vas Efferenz hyperviskös sein. Daraus könnte sich lokal ein »locus minoris resistentiae« entwickeln und zusätzliche systemische hämorheologische Störungen könnten sich hier besonders leicht manifestieren. Dergleichen ist beim multiplen Myelom beschrieben worden (370). Bei manifester Niereninsuffizienz besteht gemäß den Resultaten mehrerer Arbeitsgruppen eine Reduktion der Erythrozytenflexibilität (371, 372). Offenbar wird dieser Parameter durch den mechanischen Streß, dem Erythrozyten während einer Dialyse ausgesetzt sind, weiter verschlechtert (373). Die Relevanz dieser Befunde ist z.Zt. noch weitgehend unklar. Denkbar wäre, daß sie bei Durchblutungsstörungen von Dialysepatienten eine Rolle spielen. Indirekt spricht dafür, daß die klassischen, sogenannten »Hyperviskositäts-Syndrome« (z.B. Polyzythämien, Paraproteinämien) häufig mit Zeichen einer eingeschränkten Nierenfunktion einhergehen.

4.15. Literatur

1. Cohen J., Lichtman M.A.: Polycythemia. In: Hematology for practitioners. Lichtman M.A. (ed). Little Brown, Boston 1978, pp. 87-103.
2. Lenfant C., Sullivan K.: Adaptation to high altitude. N. Engl. J. Med. 284, 1298-1309, 1971.
3. Cocking J.B., Drake C.S.: Blood volume studies in chronic obstructive nonspecific lung disease. Thorax 27, 44-51, 1972.
4. Nagel R.L., Bookchin R.M.: Human hemoglobin mutants with abnormal oxygen binding. Semin. Hematol. 11, 385-403, 1974.
5. Hammond D., Winnick S.: Paraneoplastic erythrocytosis and ectopic erythropoietin. Ann. N.Y. Acad. Sci. 230, 219-227, 1974.
6. Ernst E.: Klinik der "Hyperviskositäts-Syndrome". Med. Klinik 77, 144-146, 1982.
7. Pearson T.C., Humphrey P.R.D., Thomas D.J., Wetherley-Mein G.: hematocrit, blood viscosity, cerebral blood flow and vascular occlusion. In: Clinical Aspects of blood viscosity and cell deformability. Lowe G.D.O., Barbenel J.C., Forbes C.D. (eds). Springer, Berlin-New York 97-107, 1981.
8. Chievitz E., Thiede T.: Complications and causes of death in polycythemia. Acta Med. scand. 172, 513-523, 1962.
9. Doll D.c., Greenberg B.R.: Cerebral Thrombosis in smoker's polycythemia. Ann. Int. Med. 102, 786-787, 1985.
10. Pearson T.C., Wetherley-Mein G.: Vascular occlusive episodes and venous hematocrit in primary proliferative polycythaemia. lancet 2, 1219-1222, 1978.
11. Lichtman M.A.: Rheology of leukocytes, leukocyte suspensions and blood in leukemia. J. Clin. invest. 52, 350-358, 1973.
12. Rowe J.M., Lichtman M.A.: Hyperleukocytosis and leukostasis: common features of childhood chronic myelogenous leukemia. Blood 63, 1230-1234, 1984.
13. McCarthy L.J.: leukostasis thrombi. JAMA 254, 613, 1985.
14. Chien S., Usami S., Jan K.M., Smith J.A., Bertles J.F.: Blood rheology in sickle cell disease. In: Proc. Symp. on Molecular Cellular Aspects of Sickle Cell Disease. Hercules J.I., Cottam J.L., Waterman M.R., Schechter A.N. (eds.). US Dept. Health, Education Welfare, Bethesda, No. (NIH) 76-1007, 277-303, 1976.
15. Evans E., Mohandas N. Leung A.: Static and dynamic rigidities of normal and sickle erythrocytes: major influence of cell hemoglobin concentration. J. Clin. Invest. 73, 477-488, 1984.
16. Stuart J.: Sickle cell disease and vascular occlusion - rheological aspects. Clin. Hemorheol. 4, 193-207, 1984.
17. Kenny M.W., Meakin M., Worthington D.J., Stuart J.: Erythrocyte deformability in sickle cell crisis. Brit. J. Haematol. 49, 103-109, 1981.
18. Rodgers G.P., Schechter A.N., Noguchi C.T., Klein H.G., Nienhuis A.W., Bonner R.F.: Periodic microcirculatory flow in patients with sickle cell disease. N. Engl. J. Med. 311, 1534-1538, 1984.
19. Chien S.: Rheology of sickle cells and the microcirculation. N. Engl. J. Med. 311, 1567-1569, 1984.
20. Teitel P.: Relation of altered plasticity of the erythrocytes to their shortened life span. Sangre (Barcelona) 9, 421, 1964.
21. LaCelle P.L., Weed R.I.: The contribution of normal and pathologic erythro. Progr. Hematol. 7, 1-31, 1971.
22. Jacob H.S.: Concomitant abnormalities in red cell membrane lipoprotein conformation and rheology in hereditary spherocytosis and acanthocytosis. Biorheology 8, 109-113, 1971.
23. LaCelle P.L.: Alteration of the deformability of the erythrocyte membrane in stored blood. Transfusion 9, 238-245, 1969.
24. Teitel P.: Le test de filtration erythrocytaire. Nouv. Rev. Fr. Hematol. 7, 195-214, 1967.
25. Chien S.: Biophysical behavior of red cells in suspension. In: The Red Blood Cell (Vol. II), Surgenor D.M. (ed). Aca-

demic Press, New York, 1975, pp. 1031-1133.
26. Mc Grath M., Penny R.: Paraproteinemia. Blood hyperviscosity and clinical manifestations. J. Clin. Invest. 58, 1155-1162, 1976.
27. Marshall M.: Angiologie. Springer Berlin, Heidelberg, New York 1983.
28. Meßmer K. (ed): Angiodynamik und Angiopathie. Zuckschwerdt Verlag München, Bern, Wien 1985.
29. Arnold F., Derrick J.R.: A correlative study between blood viscosity and cardiovascular disease. Clin. Res. 12, 175, 1964.
30. Bartoli V.: On the behavior of lipidemia, blood viscosity and arterial flow in the limbs after oral lipid loading. Observations in subjects with peripheral obliterating arteriopathies. Mal. Cardiovasc. 10, 651, 1969.
31. Dintenfass L.: Rheology of blood in cardiovascular diseases. Bibl. Anat. 9, 525-531, 1967.
32. Dormandy J.A., Hoare E., Colley J., Arrowsmith D.E., Dormandy T.L.: Clinical hemodynamics, rheological and biochemical findings in 126 patients with intermittent claudication. Brit. Med. J. 4, 576-581, 1973.
33. Schneider R., Teitel P., Kiesewetter H., Schmid-Schönbein H.: Clinical relevance of rheological findings in vitro. Arterial occlusive diseases. In: Stoltz J.F., Drouin (eds). Hemorheology and Diseases. Doin, Paris pp. 343, 1980.
34. Reid H.L., Dormandy J.A., Barnes A.J., Lock P.J., Dormandy T.L.: Impaired red cell deformability in peripheral vascular disease. Lancet 1, 666-668, 1976.
35. Dormandy J.A., Hoare E., Khattab A.H., Arrowsmith D.E., Dormandy T.L.: Prognostic significance of rheological and biochemical findings in patients with intermittent claudication. Brit. Med. J. 4, 581-583, 1973.
36. Ernst E., Dormandy J.: Erythrozyten-Flexibilitäts-Index bei peripherer arterieller Verschlußkrankheit. Beziehungen zu Risikofaktoren und zur Prognose. Klinikarzt 13, 1104-1108, 1984.
37. Alderman M.J., Ridge A., Morley A.A., Ryall R.G., Walsh J.A.: Effect of leukocyte count on whole blood filterability in patients with peripheral vascular disease. J. Clin. Pathol. 34, 163-166, 1981.
38. Stuart J., Kenny M.W., Aukland A., George A.J., Neumann V., Shapiro L.M., Cove D.H.: Filtration of washed erythrocytes in atherosclerosis and diabetes mellitus. Clin. Hemorheol. 3, 23-30, 1983.
39. Matrai A., Ernst E., Flute P.T., Dormandy J.A.: Blood filterability in peripheral vascular disease - red cell deformability or cell sticking? Clin. Hemorheol. 4, 311-325, 1984.
40. Matrai A., Ernst E.: Pentoxifylline improves white cell rheology in claudicants. Clin. Hemorheol. 5, 483-492,1985.
41. Kübler W., Doorey A.: Reduction of infarct size. An attractive concept: useful or possible in humans? Brit. Heart J. 53, 5-8, 1985.
42. Lowe G.D.O., Drummond M.M., Lorimer A.R., Hutton J., Forbes C.O., Prentice C.R.M., Barbenel J.C.: Relationship between extent of coronary artery disease and blood viscosity. Brit. Med. J. 1, 673-674, 1980.
43. Tucker W.Y., Beam J., Vandevanter S., Cohn L.H.: The effect of hemodilution on experimental myocardial infarction size. Eur. Surg. Res. 12, 1.-11., 1980.
44. Volger E.: Experimentelle und klinische Untersuchungen über die Rheologie des Blutes bei kardiovaskulären Erkrankungen und deren Risikofaktoren. Habilitationsschrift, 1980.
45. Baker J.A., Eastham R., Elwood P.C., Etherington M., O'Brien J.R., Sweetnam P.M.: Haemostatic factors associated with ischaemic heart disease in men aged 45 to 65 years. The Speedwell Study. Brit. Heart J. 47, 490-494, 1982.
46. Volger E.: Rheological aspects of coronary artery and coronary small blood vessel disease (syndrome x). Clin. Hemorheol. 4, 209-221, 1984.
47. Harkness J., Whittington R.B.: The viscosity of human blood plasma. its changes in disease and on the exhibition of drugs. Rheol. Acta 10, 55, 1971.
48. Dodds A., Boyd M., Allen J., Bennett E.D., Flute P.T., Dormandy: Changes in red cell deformability and other hae-

morheological variables after myocardial infarction. Brit. Heart J. 44, 508, 1980.
49. Jan K., Chien S., Bigger T.: Observations on blood viscosity changes after acute myocardial infarction. Circulation 51, 1079-1084, 1975.
50. Pedersen T., Persson J.: The viscosity of blood in coronary occlusion. Cardiologia 51, 283, 1967.
51. Chien S.: Clinical rheology in cardiovascular disease. Bibl. Anat. 16, 472-474, 1979.
52. Volger E., Ostner K., Klein J., Wirtzfeld A.: Changes in red cell aggregation and deformability after acute myocardial infarction. Microvasc. Res. 17, 153, 1979.
53. Dormandy J., Boyd M., Ernst E.: Red cell filterability after myocardial infarction. Scand. J. Clin. Lab. Invest. 41, Suppl. 156, 195, 1981.
54. Burch G., De Pasquale N.: Hematocrit, viscosity and coronary blood flow. Dis. Chest 48, 225, 1965.
55. Bottiger L., Carlson L.A.: The Stockholm Prospective Study. In: Skandia Int. Sym. Stockholm, Nordiska Bokhandels Forlag 1972, p. 1-362.
56. Guyton A.C.: Venous Return. 1099-1133. In: Handbook of Physiology, Section 2: Circulation, Vol. II. Am. Phys. Soc. 1963.
57. Standsby W.E.: Local control of regional blood flow. Ann. Rew. Physiol. 35, 151-168, 1973.
58. Messmer K., Lewis D.H., Sunder-Plasmann L., Klovekorn W.P. and Nendler N.: The haemodynamic effectiveness of colloids in haemoconcentration. 123-132. In: Haemodilution. Messmer K., Schmid-Schönbein H. eds, Karger, Basel 1972.
59. Sunder-Plasmann L., Klovekorn W.P., Messmer K.: Haemodynamic and rheological changes induced by haemodilution with colloids. 184-202, In: Haemodilution. Messmer K., Schmid-Schönbein H. eds. Karger, Basel 1972.
60. McDonald K.M.: Effect of hematocrit and colloid induced changes in blood viscosity on reneal hemodynamics and renin release in the dog. Circ. Res. 34, 112-122, 1974.
61. Guyton A.C., Richardson T.Q.: The effect of hematocrit on venous return. Circ. Res. 9, 157-164, 1961.
62. Tinney W.S., Hall B.E., Griffin H.Z.: Cardiac disease and hypertension in polycythemia vera. Proc. Staff meet Mayo Clin. 18, 94-96, 1948.
63. Emery A.C., Whitcomp W.H. and Fröhlich E.D.: Stress polycythaemia and hypertension. JAMA 229, 159-162, 1974.
64. Chrysant S.G., Fröhlich E.D., Adamopoulos P.N., Stein P.D., Whitcomb W.H., Allen E.W., Neeler J.: Pathophysiological significance of "stress" or relative polycythemia in essential hypertension. Am. J. Cardiol. 37, 1069-1072, 1976.
65. Cundy J.: The perioperative management of patients with polycythemia. Anm. Roy. Coll. Surg. 62, 470-475, 1980.
66. Kannel W.B., Gordon T., Wolf P.A., McNamara P.: Hemoglobin and the risk of cerebral infarction: the Framingham Study. Stroke 3, 409-420, 1972.
67. McDonough J.R., Hames C.G., Garrison G.E. et al: The relationship of hematocrit to cardiovascular states of health in the Negro and White population of Evans Country, Georgia. J. Chron. Dis. 18, 243-257, 1964.
68. Harris J., McLoughlin G.: The viscosity of blood in high blood pressure. Q. J. Med. 23, 451-464, 1930.
69. Tibblin G., Bergentz S.E., Bjure J., Wilhelmson L.: Hematocrit, plasma protein, plasma volume and viscosity in early hypertensive disease. Am. Heart J. 72, 165-176, 1966.
70. Letcher R.L., Pickering T.G., Chien S. et al: Blood viscosity and diastolic pressure in normal and hypertensive man. Circulation 57/58, II, 166, 1978.
71. Letcher R.L., Chien S., Pickering T., Sealey J.E., Laragh J.H.: Direct relationship between blood pressure and blood viscosity in normal and hypertensive subjects. Role of fibrinogen and concentration. Am. J. Med. 70, 1195-1202, 1981.
72. Tarazi R.C., Fröhlich E.D., Dustan H.P.: Plasma volume in men with essential hypertension. N. Engl. J. Med. 278, 762, 1978.
73. Dustan H.P., Tarazi R.C., Bravo E.L. et al: Plasma cellular fluid volumes in hy-

pertension. Circ. Res. 32/33, I, 73, 1973.
74. Leonhardt H., Arntz H.R.: Zusammenhänge zwischen kardiovaskulären Risikofaktoren und der Blutviskosität unter besonderer Berücksichtigung der Hyperlipoproteinämien. Rheol. Acta 16, 368-377, 1977.
75. Leonhardt H., Uthoff A., Stelter J.: Veränderungen der Blut- und Plasmaviskosität bei Patienten mit Risikofaktoren. Med. Klinik 70, 1997-2005, 1975.
76. Leonhardt H., Uthoff A., Uthoff C.: Vollblut- und Plasmaviskosität bei koronaren Risikofaktoren. Klin. Wschr. 55, 481-487, 1977.
77. Rieger H., Buchhaas G., Biester C. et al: Hemorheological data in normals and patients with occlusive vascular diseases as related to vascular risk factors. In: Hemorheology and diseases. 353-355, Doin Editeurs, Paris 1980.
78. Rieger H., Biester C., Buchhaas U. et al: Vorläufige Ergebnisse einer Feldstudie über das Verhalten rheologischer Parameter bei Patienten mit arterieller Verschlußkrankheit und klinisch gesunden Kontrollpersonen unter Berücksichtigung verschieden kombinierter Risikofaktoren. In: Mikrozirkulation und Blutrheologie. Witzstrock Verlag, Baden-Baden 1980.
79. Palareti G., De Fabritis A., Poggi M., Tricarico M.G., Borgatti E., Coccheri S.: Hemorheological parameters in essential hypertension. Clin. Hemorheol. 1, 5/6, 1981.
80. Chien S., Letcher R.: Relation of blood rheology to blood pressure in essential hypertension. Clin. Hemorheol. 1, 5/6, 1981.
81. DeCree J. et al: RBS deformability in patients with essential hypertension. Clin. Hemorheol. 1, 5/6, 1981.
82. Challoner T., Briggs C., Thomas D.J.: The effect of reducing hematocrit and viscosity on blood pressure. Clin. Hemorheol. 1, 5/6, 462, 1981.
83. Hall J.E. and Guyton A.C.: Changes in renal hemodynamics and renin release caused by increased plasma oncotic pressure. Am. J. Physiol. 231, 1550-1556, 1976.
84. Kety S.S.: Circulation and metabolism of the human brain in health and disease. Am. J. Med. 8, 205, 1950.
85. Nelson D., Fazekas J.F.: Cerebral blood flow in polycythemia vera. Arch. Int. Med. 98, 328, 1956.
86. Gottstein V.: Physiologie und Pathophysiologie des Hirnkreislaufs. Med. Welt 15, 715-726, 1965.
87. O'Brien M.D.: Some neurological aspects of dementia. Gerontologia Clinica 13, 339, 1971.
88. Thomas D.J., du Boulay G.H., Marshall J., Pearson T.C., Ross Russel R.W., Symon L., Wetherley-Mein G., Zilka E.: Cerebral blood flow in polycytaemia. Lancet 2, 161-163, 1977.
89. Scheinberg P.: Cerebral blood flow and metabolism in pernicious anemia. Blood 6, 213, 1951.
90. Thomas D.J.: The influence of blood viscosity on cerebral blood flow and symptoms. In: Progress in stroke research. Greenhalgh R.M., Rose F.C. (eds).
91. Paulson O.B., Henriksen L., Smith R.J.: The effect of hemodilution on cerebral blood flow and blood gases in patients with polycythemia. Acta Neurol. Scand. 60, Suppl. 72, 588-589, 1979.
92. Willison J.R., Thomas D.J., Du Boulay G.H., Marshall T., Paul E.A., Pearson T.C., Russell A.W., Symon L., Wetherley-Mein G.: The effect of hematocrit on alertness. Lancet 1, 846-848, 1980.
93. Wade J.P.: Studies on the relative importance of blood viscosity and oxygen carriage in determining cerebral blood flow in primary and secondary polycythaemia. M.D. Thesis, University of Cambridge, 1981.
94. Brown M.M., Wade J.P.H., Marshall J.: Fundamental importance of arterial oxygen content in the regulation of cerebral blood flow in man. Brain 108, 81-93, 1985.
95. Ernst E., Matrai A.: Regulation of cerebral blood flow in response to changes in blood viscosity. Lancet i, 989, 1985.
96. Eisenberg S.: Blood viscosity and fibrinogen concentration following cerebral infarction. Circulation Suppl. II, 33-34, 10, 1966.
97. Pilgeram L.O.: Abnormalities in clotting and thrombolysis as a risk factor for stroke. Thromb. Diath. Haemorrh. 31, 245, 1974.

98. Ott B.O., Lechner H., Aranibar A.: High blood viscosity syndrome in cerebral infarction. Stroke 5, 330-333, 1974.
99. Kobatake K., Shinohara Y., Yamamoto M.: Red cell aggregation in occlusive cerebrovascular disease. Acta Neurol. Scand. Suppl. 72, 60, 612-616, 1979.
100. Lorient M.F.: Réduction de la filtérabilité érythrocytaire et accidents vasculaires cérébraux. Sem. Hôp. Paris 55, 1289, 1979.
101. Ernst E., Magyarosy I., Paulsen H.F., Kleinschmidt T., Drexel H.: Hämorheologische Parameter bei Apoplektikern in der Rehabilitationsphase. In: Therapie mit hämorheologisch aktiven Substanzen. A.M. Ehrly (ed). Zuckschwerdt, München, 115-121, 1984.
102. Ernst E., Matrai A., Schönhaber J., Paulsen P.F., Magyarosy I.: Schlaganfall-Rehabilitation im Spiegel hämorheologischer Meßgrößen. Herz/Kreislauf 18, 30-35, 1986.
103. Ditzel J.: The nature of the intravascular erythrocyte aggregation in diseases with particular reference to diabetes mellitus. Acta Med. Scand. 152, 372-376, 1955.
104. Skovborg F., Nielsen V., Schlichtkrull J., Ditzel J.: Blood viscosity in diabetic patients. Lancet 1, 129-131, 1966.
105. Dintenfass L.: Significant effect of ABO blood groups on the aggregation of red cells in patients with diabetes mellitus. Role of fibrinogen and serum proteins. Microvasc. Res. 7, 326-341, 1974.
106. Volger E., Schmid-Schönbein H., Mehnert H.: Microrheological changes of blood in diabetes mellitus. Biblioth. Anat. 13, 97-98, 1975.
107. Volger E.: Haemorheological abnormalities in different states of diabetic retinopathy. Effect of metabolic control and subsequent diseases. Biblioth. Anat. 18, 60-66, 1979.
108. Isogai Y., Mochizuki K., Maeda T.: Red cell filterability in diabetes. Scand. J. Lab. Clin. Invest. 41, Suppl. 156, 171-173, 1981.
109. McMillan D.E., Utterback N.G., La Puma: Reduced erythrocyte deformability in diabetes mellitus. Diabetes 27, 895-901, 1978.
110. Juan J., Buonocore M., Jouve R., Vague Ph. Moulin J.P., Vialettes B.: Abnormalities of erythrocyte deformability and platelet aggregation in insulin dependent diabetics corrected by insulin in vitro and in vivo. Lancet 1, 535-537, 1982.
111. Willars E.J., Barnes A.J., Oughton J., Clark P.A.: Effect of incubation hardening and insulin on normal red cells: a comparative study using four different methods for measuring deformability. Clin. Hemorheol. 3, 268, 1983.
112. Davidson R.J.L., Evan-Wong L.A., Stowers J.M.: The mean red cell volume in diabetes mellitus. Diabetologia 20, 583-584, 1981.
113. Wautier J.L., Paton P.C., Wautier M.P., Pintigny D., Abadie E., Passa P., Caen J.P.: Increased adhesion of erythrocytes to endothelial cells in diabetes mellitus and its relation to vascular complications. New Engl. J. Med. 305, 237-242, 1981.
114. Ernst E., Matrai A.: Altered red and white cell rheology in maturity onset diabetes. Diabetes (zur Publikation eingereicht).
115. Isogai Y., Iida A., Michizuki K., Abe M.: Hemorheological studies on the pathogenesis of diabetic microangiopathy. Throm. Res. 8, Suppl. II, 17-24, 1976.
116. Ozanne P., Le Devehat C., Boudart D., Lemoine A., Leloup R., Fournier M.: Whole blood filterability in diabetes. Influence of age, complications and duration of diabetes. Scand. J. Clin. Lab. Invest. 41, Suppl. 156, 259-260, 1981.
117. Hume M., Chang Y.K.: Examination of the blood in the presence of venous thrombosis. J. Amer. Med. Ass. 200, 87, 1967.
118. Bygdeman S., Svensjö E., Tollerz G.: Prevention of venous thrombosis. Lancet 2, 419, 1970.
119. Dormandy J.A., Edelman J.B.: High blood viscosity: an aetiological factor in venous thrombosis. Brit. J. Surg. 60, 187, 1973.
120. Dormandy J.A.: Blood: Its viscosity and circulation. In: Arteries and Veins. Livingstone, London pp. 99-125, 1975.
121. Humphreys W.V., Walker A., Charlesworth D.: Altered viscosity and yield stress in patients with abdominal malignancy: relationship to deep vein thrombosis. Brit. J. Surg. 63, 559, 1976.
122. Lowe G.D.O.: Blood and plasma viscosi-

ty in prediction of venous thrombosis. Proc. 2nd Europ. Conf. Clin. Haemorheol. London 1981.
123. McLachling J., Paterson J.C.: Some basic observations on venous thrombosis and pulmonary embolism. Surg. Gynaec. Obs. 93, 1-8, 1951.
124. Clark C., Cotton L.T.: Blood flow in the deep veins of leg. Brit. J. Surg. 55, 211, 1968.
125. Goldsmith H.L., Karino T.: Physical and mathematical models of blood flow: experimental studies. In: Erythrocyte Mechanics and Blood Flow. Cokelet G.R., Meiselman H.J., Brooks D.E. (eds). Alan Liss, New York pp. 165-194, 1980.
126. Fox J.A., Hugh A.E.: Localization of atheroma. A theory based on boundary layer separation. Brit. Heart. J. 28, 388-399, 1966.
127. Mustard J.F., Murphy E.A., Rowsell H.C., Downie H.G.: Factors influencing thrombus formation in vivo. Amer. J. Med. 33, 621-647, 1962.
128. Lowe G.D.O.: Thrombosis and hemorheology. In: Clinical Hemorheology. S. Chien, J. Dormandy, E. Ernst, A. Matrai (eds). Martinus Nijhoff Den Haag 1986.
129. Rhoads C.G., Blackwelder W.C., Stemmerman G.N., Hayashi T., Kagan A.: Coronary risk factors and autopsy findings in Japanese-American men. Lab. Invest. 38, 304-311, 1978.
130. Toghi H., Yamanouchi H., Murakami M., Kameyama M.: Importance of the hematocrit as a risk factor in cerebral infarction. Stroke 9, 369-374, 1978.
131. Leonhardt H., Arntz H.R.: Zusammenhänge zwischen kardiovaskulären Risikofaktoren und der Blutviskosität unter besonderer Berücksichtigung der Hyperlipoproteinämien. Rheol. Acta 16, 368, 1977.
132. Arntz H.R., Leonhardt H.: Die therapeutische Beeinflußbarkeit von pathologischen Blutfließeigenschaften bei verschiedenen Hyperlipoproteinämie-Typen. Rheol. Acta 18, 129, 1979.
133. Lowe G.D.O., Stromberg P., Forbes C.D., McArdle B.M., Lorrimer A.R., Prentice C.R.M.: Increased blood viscosity and fibrinolytic inhibitor in type II hyperproteinaemia. Lancet I, 472, 1982.
134. Mayer G.A. et al: Plasma components and blood viscosity. Biorheology 3, 177, 1966.
135. Gaillard S., Delhon A., Laurreserques H., Stoltz J.F.: Hemorheological and biochemical parameters in the fatty rat. Biorheology 19, 353, 1982.
136. Cooper R.A., Leslie M.H., Fischkogg S., Shinitzky M., Shattie, S.J.: Factors influencing the lipid composition and fluidity of red cell membranes in vitro: Production of red cells possessing more than two cholesterol per phospholipid. Biochemistry 17, 327-331, 1978.
137. Shiga T., Maeda N., Suda T., Kon K., Lekiya M.: Rheological and functional impairments in cholesterol loaded human erythrocytes. Experimentia 36, 127, 1980.
138. Balistreri W.F., Leslie M.H., Cooper R.A.: Increased cholesterol and decreased fluidity of red cell membranes in progressive intrahepatic cholestasis. Pediatrics 67, 461, 1981.
139. Cignarelli M. et al: Erythrocyte cholesterol and red blood cell deformability in diabetes mellitus. Boll. Soc. Ital. Biol. Sprer. 58, 115, 1982.
140. Asano M., Hirokawa A., Ogawa S., Ohkubo C., Sawanobori K.: Hemorheological observations on cutaneous microcirculation in cholesterol-fed rabbits. Clin. Hemorheol. 1, 282, 1981.
141. Sagone A.L., Lawrence T., Balcerzak S.P.: Smoking, a cause of "spurious" polycythemia. Blood 38, 826, 1972.
142. Galea G., Davidson R.J.L.: Haematological and hemorheological changes associated with cigarette smoking. J. Clin. Path. 38, 978-984, 1985.
143. Boss N., Chmiel H., Kachel V., Ruhenstroth-Bauer G.: Erythrozytenaggregation bei Nichtrauchern, Rauchern und Herzinfarktpatienten. Blut 27, 191-195, 1973.
144. Chmiel H., Effert S., Mathey D.: Rheologische Veränderungen des Blutes beim akuten Herzinfarkt und dessen Risikofaktoren. DMW 98, 1641-1645, 1979.
145. Dintenfass L.: Elevation of blood viscosity, aggregation of red cells hematocrit values and fibrinogen levels in cigarette smokers. Med. J. Aust. 1, 617-620, 1975.
146. Leonhardt H., Grigoleit H.G., Reinhardt J.: Auswirkungen von Zigaretten-

rauchen und oralen Kontrazeptiva auf Plasma- und Vollblutviskosität. Med. Welt 29, 880-886, 1978.
147. Ehrly A.M., Schrimpf W.J.: Der Einfluß des »akuten« Zigarettenrauchens auf die Verformbarkeit von Erythrozyten. Herz/Kreislauf 10, 245-246, 1978.
148. Lowe G.D.O., Drummond M.M., Forbes C.D., Barbenel K.: The effects of age and cigarette smoking on blood and plasma viscosity in men. Scott. Med. J. 25, 13, 1980.
149. Norton J.M., Rand P.W.: Decrease deformability of erythrocytes from smokers. Blood 57, 671-674, 1981.
150. Landgraf H., Ehrly A.M.: Chronic cigarette smoking and flow properties of blood. Clin. Hemorheol. 3, 241-249, 1981.
151. Marshall M., Hess H.: Beeinflussung der Blutrheologie und Thrombozytenfunktion durch Nikotin, Kohlenmonoxid und Zigarettenrauch beim Miniaturschwein. In: Müller-Wiefel H., Barras H.P., Ehringer M., Krüger M. (eds.). Mikrozirkulation und Blutrheologie. Witzstrock Baden Baden p. 136, 1980.
152. Vandenbrouske J.P., Mairitz B.J., DeBruin A. et al: Weight, smoking and mortality. JAMA 252, 2859, 1984.
153. Weihmayr T., Ernst E., Matrai A., Zimmermann W.: Obesity is related to hemorheological abnormalities. Clin. Haemorheol. 5, 680, 1985.
154. Ernst E., Eisenberg J., Matrai A.: »Normal« values in hemorheology. Haematologica (im Druck 1986).
155. Charm S.E., Paz H., Kurland G.S.: Reduced plasma viscosity among joggers compared to non-joggers. Biorheology 16, 185-189, 1979.
156. Letcher R.L., Pickering T.G., Chien S., Laragh H.H.: Effects of exercise on plasma viscosity in athletes and sedentary normal subjects. Clin. Cardiol. 4, 172-179, 1981.
157. Ernst E.: Changes in blood rheology produced by exercise. JAMA 253, 2962, 1985.
158. Gallasch G., Diehm C., Dörfer Ch., Schmitt Th., Stage A., Mörl H.: Einfluß von körperlichem Training auf die Blutfließeigenschaften bei Claudicatio-intermittens-Patienten. Kli. Wschr. 63, 554-559, 1985.
159. Ernst E., Matrai A., Aschenbrenner E., Will V., Schmidlechner Ch.: Relationship between fitness and blood fluidity. Clin. Hemorheol. 5, 507-510, 1985.
160. Echenberger H.P.: Veränderungen der Fließfähigkeit des Blutes unter psychoemotionaler und psychischer Belastung (Streß). In: Müller-Wiefel H., Barras J.P., Ehringer H., Krüger M. (eds). Mikrozirkulation und Blutrheologie. Witzstrock Baden Baden p. 115, 1980.
161. Ehrly A.M., Landgraf H., Hessler J., Saeger-Lorenz K.: Influence of a videofilm induced emotional stress on the flow properties of blood. Clin. Hemorheol. 3, 254, 1983.
162. Turczynski B., Kumazka F., Sroczynski J.: Serum viscosity in workers exposed to mechanical vibration and noise. Pol. Tyg. Lek. 33, 5, 1978.
163. Ernst E., Baumann M., Matrai A.: Psychoemotionaler Langzeitstreß vermindert die Blutfluidität. 3. Dtsch. Japn. Kongr. Angiologie. Maurer H.J. (ed). Demeter Verlag, Gräfelfing 1985.
164. Klein E.: Hemoglobin research and coronary thrombosis. New York Med. 5, 35, 1949.
165. Kannel W.B., Gordon T., Wolf P.A., McNamara P.: Hemoglobin and the risk of cerebral infarction: The Framingham Study. Stroke 3, 490, 1972.
166. Sorlie P.D., Garcia-Palmiere M.R., Costas R., Havlik R.J.: Hematocrit and the risk of coronary heart disease: The Puerto Rico Heart Health Program. Am. Heart J. 101, 456, 1981.
167. Carter C., Mc Gee D., Reed D., Yano K., Stemmermann G.: Hematocrit and the risk of coronary heart disease: The Honolulu Heart Program. Am. Heart J. 105, 674, 1983.
168. Kagan A., Popper J.S., Rhoads G.G.: Factors related to stroke incidence in Hawaii Japanese men: The Honolulu Heart Study. Stroke 11, 14-21, 1980.
169. Heyman A., Karp H.R., Heyden S., Bartel A., Cassel J.C., Tyroler H.A., Hames C.G.: Cerebrovascular disease in the biradial population of Evans County, Georgia. Arch. int. Med. 128, 949-955, 1971.

170. Carlson L.A., Böttiger L.E., Ahlfeld P.E.: Risk factors for myocardial infarction in the Stockholm Prospective Study. Acta Med. Scand. 206, 351, 1979.
171. Waters W.E., Withney J.L., Kilpatrick G.S., Wood P.H.N., Abernethy M.: Ten year hematological follow up: Mortality and haematological changes. Brit. Med. J. 4, 761, 1969.
172. Elwood P.C., Benjamin J.T., Waters W.E., Sweetnam P.M.: Mortality and anaemia in women. Lancet i, 891-894, 1974.
173. Meade W.T.: The epidemiology of atheroma and thrombosis. In: Hemostasis and Thrombosis. Bloom A.L., Thomas P.D. (eds), Churchill, Livingstone, Edinburgh 1980.
174. Meade T.W., North W.R.S., Chakrabarti R., Stirling Y., Haines A.P., Thompson S.G., Brozovic M.: Haemostatic function and cardiovascular death: Early results of a prospective study. Lancet i, 1050-1053, 1980.
175. Stone M.C., Thorp J.M.: Plasma fibrinogen - a major coronary risk factor. 5th Int. Meeting Atherosclerosis and Cardiovasc. Disease. Bologna 1983.
176. Stokes J., Kannel W.B., Meeks S., McKee P.A.: Blood fibrinogen concentration and cardiovascular disease risk factors: The Framingham Study. Proc. Ann. Meeting Council Epidemiol. Am. Heart Ass. 1984.
177. Baker J.A., Eastham R., Elwood P.C., Etherinton M., O'Brien J.R., Sweetham P.M.: Haemostatic factors associated with ischemic heart disease in men aged 45 to 64 years. The Speedwell study. Brit. Heart J. 47, 490-497, 1982.
178. Wilhelmsen L., Svärdsudd K., Korsan-Bengtsen K., Larsson B., Welin L., Tibblin G.: Fibrinogen as a risk factor for stroke and myocardial infarction. N. Engl. J. Med. 311, 501-505, 1984.
179. Böttiger L.E., Carlson L.A.: The Stockholm Prospective Study. 2. Skandia Int. Symp.: Early phases of coronary heart disease. Nordiska Bokhandelns Förlag, Stockholm 158-181, 1973.
180. Natvig H., Borekgrevink C.F., Dedichen I., Ovren P.A.,Schiötz E.H., Westlund K.: A controlled trial of the effect of linlenic acid on incidence of coronary heart disease. Scand. J. Clin. Lab. Invest. 22, 14, 1968.
181. Schiötz E.H.: Sedementatio alto chronica con "koronar riskfaktor". Nord. Med. 79, 223, 1968.
182. Meiselman H.J., Lichtman M.A., La Celle P. (eds).: White cell mechanics: basic science and clinical aspects. Alan R. Liss, New York 1984.
183. Yamakawa T.: Dynamics of white blood cells and red blood cells in microcirculatory networks of the cat brain cortex during hemorrhagic shock: intravital microscopic study. Microvasc. Res. 24, 218, 1982.
184. Dahlgren M.D., Peterson M.A., Engler R.L., Schmid-Schönbein G.W.: Leukocyte rheology in cardiac ischemia. In: Meiselman H.J., Lichtman M.A., La Celle P.L. (eds): White cell mechanics: basic science and clinical aspects. Alan R. Liss, New York 1984, pp. 271-283.
185. Bagge U.: Leukocyte and capillary perfusion in shock. In: Meiselman H.J., Lichtman M.A., La Celle P.L. (eds): White cell mechanics: basic science and clinical aspects. Alan R. Liss, New York 1984, pp. 285-294.
186. Kloner R.A., Ganote C.E., Jennings R.B.: The "no-reflow" phenomenon after temporary coronary occlusion in the dog. J. Clin. Invest. 54, 1496-1508, 1974.
187. Kostis J.B., Turkerich D., Sharp J.: Association between leukocyte count and the presence and extent of coronary atheriosclerosis as determined by coronary angiography. Am. J. Cardiol. 53, 997-999, 1984.
188. Lowe G.D.O., Jaap A.J., Forbes C.D.: Relation of atrial fibrillation and high hematocrit to morality in acute stroke. Lancet 1, 784-786, 1983.
189. The National Institute of Neurological and Communicative Disorders and Stroke. The National Survey of Stroke. Stroke 121, Suppl. 23-24, 1981.
190. Haines A.P., Howarth D., North W.R.S., Goldenberg E., Stirling Y., Meade T.W., Raftery E.B., Millar-Craig M.W.: Hemostatic variables and the outcome of myocardial infarction. Thrombos. Hemostas. 50, 800-803, 1983.
191. Schlant R.C., Forman S., Stamler J., Canner P.L.: The natural history of coro-

nary heart disease: prognostic factors after recovery from myocardial infarction in 2789 men. Circulation 66, 401-414, 1982.
192. Lowe G.D.O., Machado S.G., Krol W.F., Forbes C.D.: White cell count and recurrent coronary events after myocardial infarction - an effect of myocardial capillary plugging? Clin. Sci. 68, Suppl. 11, 32P, 1985.
193. Friedman G.D., Klatsky A.L., Siegelaub A.B.: The leucocyte count as a predictor of myocardial infarction. N. Engl. J. Med. 290, 1275-1278, 1974.
194. Zalokar J.B., Richard J.L., Claude J.R.: Leukocyte count, smoking and myocardial infarction. N. Engl. J. Med. 304, 465-468, 1981.
195. Prentice R.L., Szatrowski T.P., Fujikura T., Kato H., Mason M.W., Hamilton H.H.: Leukocyte counts and coronary heart disease in a Japanese cohort. Amer. J. Epidemiol. 116, 496-509, 1982.
196. Prentice R.L., Szatrowski T.P., Kato H., Mason M.W.: Leukocyte counts and cerebrovascular disease. J. Chron. Dis. 35, 703-714, 1982.
197. Yarnell J.W.G., Sweetnam P.M., Elwood P.C., Eastham R., Gilmour R.A., O'Brien J.R., Etherington M.D.: hemostatic factors and ischemic heart disease. The Caerphilly Study. Brit. Heart J. 53, 483-487, 1985.
198. Tibblin G., Wilhelmsen L., Wekö: Risk factors for myocardial infarction and death due to ischemic heart disease and other causes. Am. J.Cardiol. 35, 514, 1975.
199. Abu-Zeid H.A.H., Chapman J.M.: The relation between hemoglobin level and the risk for ischemic heart disease: A prospective study. J. Chron. Dis. 29, 395, 1976.
200. Abu-Zeid H.A.H., Chapman J.M.: The relationship between hemoglobin level and some risk factors in ischemic heart disease. The Los Angeles Heart Study. Circulation 48, Suppl. 4, 9, 1973.
201. Turitto V.T., Weiss H.J.: Red Blood Cells: Their dual role in thrombus formation. Science 207, 541-543, 1980.
202. Harrison M.J., Mitchell J.R.: The influence of red blood cells on platelet adhesiveness. Lancet 2, 1163-1164, 1966.

203. Saniabadi A.R., Lowe G.D.O., Barbanel J.C., Dorbes C.D.: Hematocrit, bleeding time and platelet aggregation. Lancet i, 1409, 1984.
204. Harrison M.J.G., Pollock S.S., Weisblatt: Hematocrit and platelet aggregation. Lancet ii, 991, 1984.
205. Born G.V.R., Gorog P., Katzer M.A.A.: Aggregation of platelets in damaged vessels. Phil. Trans. Roy. Soc. B. 294, 241, 1981.
206. Duguid J.B.: Thrombosis as a factor in the pathogenesis of coronary atherosclerosis. J. Path. Bact. 58, 207, 1946.
207. Copley A.L.: Fibrinogen and platelets and a new theory of atherogenesis. Thromb. Res. 14, 249, 1979.
208. Sadoshima S., Tanaka K.: Fibrinogen and low density lipoprotein in the development of cerebral atherosclerosis. Atherosclerosis 34, 93, 1975.
209. Smith E.B.: The relationship between plasma and tissue lipids in human atheriosclerosis. Adv. Lipid Res. 12, 1, 1974.
210. Smith E.B., Smith R.H.: Early changes in aortic intima. Atherosclerosis Ref. 1, 119, 1976.
211. Editorial: Haemostatic factors and coronary heart disease. Lancet i, 22, 1981.
212. Kadish J.L.: Fibrin and atherosclerosis. A hypothesis. Atherosclerosis 33, 409, 1979.
213. Kwaan H.C.: Physiological and pharmacological implications of fibrinolysis. Artery 5, 285, 1979.
214. Ernst E., Weihmayr T., Schmid M., Baumann M., Matrai A.: Hämorheologische Untersuchungen bei kardiovaskulären Risikofaktoren 2. Ordnung. Ztschr. Allgemeinmed. (im Druck 1986).
215. Dormandy J., Matrai A.: Assessment of pharmacological agents with a hemorheological action. In: Surface phenomena in hemorheology. New York Acad. Sciences 23-25, 1983.
216. Matrai A., Ernst E., Dormandy J.: Die Bedeutung der Hämorheologie in der Medizin unter Berücksichtigung der Therapie mit ß-Blockern. In: Klinische Rheologie und Beta-1-Blockade, Heilmann L., Kiesewetter H., Ernst E. (eds). Zuckschwerdt, München 1984, pp 140-148.
217. Heilmann L, Tauber P.F.: Hemorheogical monitoring of ovulatory cycles for

detection of ovulation. Clin. Hemorheol. 3, 492, 1983.
218. Bader R.A., Bader M.E., Rose D.J., Braunwald E.: Hemodynamics at rest and during exercise in normal pregnancy as studied by cardiac catheterisation. J. Clin. Invest. 34, 1524-1536, 1955.
219. Heilmann L.: Hämorheologische Untersuchungen in der Schwangerschaft unter Berücksichtigung des fetalen Zustandsbildes und plazentamorphometrischer Analysen. Habilitationsschrift, Essen 1979.
220. Pellisier M.P.: La viscosité du sang total chez la femme enceinté et accouché et ses rapports avec la tension arterielle. Arch. Obstetrique 11. 306-320, 1912.
221. Hafter R., Schneebauer T., Tafel K., Ernst E., Graeff H.: Bestimmung von löslichen Fibrinpolymerkomplexen zur Erfassung der Hyperkoagulabilität in der Schwangerschaft und unter der Geburt. Geburtsh. Frauenh. 35, 518, 1975.
222. Ozanne P., Lindenkamp O., Miller F.C., Meiselmann H.J.: Erythrocyte aggregation during normal pregnancy. Amer. J. Obst. Gyn. 147, 576-583, 1983.
223. Buchan P.C.: Maternal and fetal blood viscosity throughout normal pregnancy. J. Obst. Gyn. 4, 343-350, 1984.
224. Lund C.J., Donovan J.C.: Blood volume during pregnancy. Significance of plasma and red cell volume. Am. J. Obstet. Gyn. 98, 393-403, 1967.
225. Buchan P.C.: Evaluation and modification of whole blood filtration in the measurement of erythrocyte deformability in pregnancy and the newborn. Brit. J. Hematol. 45, 97-105, 1980.
226. Foley M.E., Collins R., McDonald D.: Whole blood viscosity in umbilical cord blood, adult pregnant and non pregnant blood: The influence of plasma factors. In: haemorheological disorders in obstetrics and neonatology. Heilmann L, Buchan P.C. (eds). Schattauer Verlag pp. 92-97, 1984.
227. Buchan P.C.: Obstetrics, neonatology and gynaecology. In: Clinical Hemorheology. S. Chien, J. Dormandy, E. Ernst, A. Matrai (eds). Martinus Nijhoff, Den Haag 1986.
228. Foley M.E., Collins R., Stronge J.M., Drury M.J., Mc Donald D.: Blood viscosity in umbilical cord blood from babies of diabetic mothers. J. Obst. Gyn. 2, 93-96, 1981.
229. Buchan P.C.: Effect of cigarette smoking on maternal and fetal blood viscosity in pregnancy. Clin. Hemorheol. 1, 459, 1981.
230. Heilmann L., Siekmann U., Schmid-Schönbein H., Ludwig H.: Hemoconcentration and pre-eclampsia. Arch. Gyn. 231, I, 7-21, 1981.
231. Chatterjee T., Maitra D., Chakravarty T., Datta A.G.: Studies on plasma fibrinogen level in pre-eclampsia and eclampsia. Experientia 34, 562-563, 1978.
232. Thorburn J., Drummond M.M., Whigham K.A., Lowe G.D.O., Forbes C.D., Prentice C.R.M., Whitfield C.R.: Blood viscosity and hemostatic factors in late pregnancy, pre-eclampsia and fetal growth retardation. Brit. J. Obst. Gyn. 89, 117-122, 1982.
233. Mathews J.D., Mason T.W.: Plasma viscosity and pre-eclampsia. Lancet 2, 409, 1974.
234. Stuart J., Kenny M.W., Inglis T.C.M.: Erythrocyte filterability in normal pregnancy and pre-eclampsia. Brit. J. Hematol. 53, 353-355, 1983.
235. Ozanne P., Miller F.C., Meiselman H.J.: RBC Aggregation in diabetic and pre-eclamptic pregnancy. Clin. Hemorheol. 3, 145-154, 1983.
236. Gallery E.D.M., Hunyor S.N., Gyory A.Z.: Plasma volume contraction, a significant factor in both pregnancy associated hypertension (pre-eclampsia) and chronic hypertension in pregnancy. Quart. J. Med. 48, 593-602, 1979.
237. Blekta M., Hlavaty V., Trnkova M., Bendl J., Bendova L., Chytil M.: Volume of whole blood and absolute amount of serum proteins in the early stage of late toxemia of pregnancy. Am. J. Obst. Gyn. 106, 10-13, 1970.
238. McClure-Browne J.C., Veal N.: The maternal placental blood flow in normotensive and hypertensive women. J. Obst. Gyn. Brit. Empire 60, 141-148, 1953.
239. Morris M., Osborn S.B., Wright H.P.: Effective circulation of uterine wall in late pregnancy measured with 24 NaCl. Lancet 1, 323-324, 1955.
240. Schroeck R., Heinisch W., Gebhardt,

Mendler N.: Hemodilution as a therapeutic procedure in EPH gestosis. Bibliothca. Haematol. 47, 86-96, 1981.
241. Cowan J.C., Harkness J.: Plasma viscosity in rheumatic diseases. Brit. Med. J. 2, 686, 1947.
242. Shearn M.A. Epstein W.V., Engleman E.P.: Serum viscosity in rheumatic diseases and macroglobinemia. Arch. Int. Med. 112, 98, 1963.
243. Blades A.N., Coyer A.B., Flavell H.C.: Plasma viscosity with particular reference to its estimation in cases of rheumatoid-type arthritis. Ann. Phys. Med. 8, 214, 1966.
244. Hollingworth J.W.: Local and systemic complications of rheumatoid arthritis. W.B. Saunders, Philadelphia 1968.
245. Abruzzo J.L., Heimer R., Guilano V.: The hyperviscosity syndrome, polysynovitis, polymyositis and an unusual 13 S serum IgG component. Ann. J. Med. 49, 258, 1970.
246. Jasin H.E., Losspalluto J., Ziff M.: Rheumatoid hyperviscosity syndrome. Am. J. Med. 49, 484-493, 1970.
247. Wiltink W.F.: Hyperviscosity in cold environment caused by A 6.5 S cryoglobulin in a patient with rheumatoid arthritis. Acta Med. Scand. 193, 133, 1973.
248. Crockson R.A., Crockson A.P.: Relationship of the erythrocyte sedimentation rate to viscosity and plasma proteins in rheumatoid arthritis. Ann. Rheum. Dis. 33, 53, 1974.
249. Pope R.M., Fletcher M.A., Mamby A., Shapiro C.M.: Rheumatoid arthritis associated with hyperviscosity syndrome and intermediate complex formation. Arch. Int. Med. 135, 281-285, 1975.
250. Pope R.M., Mannik, Gilliland B.C., Teller D.C.: The hyperviscosity syndrome in rheumatoid arthritis due to intermediate complexes formed by self association of IgG rheumatoid factors. Arthritis Rheumatol. 18, 97, 1975.
251. Kono J.: Plasma viscosity and yield shear stress in rheumatic arthritis. Rayumachi 19, 196, 1976.
252. Kosaba M. et al: Hyperviscosity syndrome associated with an idiopathic monoclonal IgA-rheumatoid factor. Am. J. Med. 69, 145, 1980.
253. Crook L., Liu P.J., Gadsen R.H., Turner R.E.: Erythrocyte sedimentation, viscosity and plasma proteins in disease detections. Ann. Clin. Lab. Sci. 10, 368-376, 1980.
254. Dequemeker J., Walravens M., Leys A., Pieters R.: Arthritis associated with hyperviscosity like syndrome in rheumatoid arthritis, treated by intermittent plasma exchange for 2.5 years. Rheumatol. Rehabil. 20, 203-207, 1981.
255. Pickup M.E., Dixon J.S., Bird H.A., Wright V.: Plasma viscosity - a new appraisal of its use as an index of disease activity in rheumatoid arthritis. Ann. Rheum. Dis. 40, 272-275, 1981.
256. Lovy M.R. et al: Hyperviscosity syndrome complicating rheumatoid arthritis: report of two additional cases and review of the literature. Henry Ford Hosp. Med. J. 30, 189-198, 1982.
257. Rietveld A.P., Paassen H.C.: Monoclonal IgM rheumatoid factor in a patient with rheumatoid arthritis and hyperviscosity syndrome. Neth. J. Med. 26, 157, 1983.
258. Baylock W.M., Waller M., Normasell D.E.: Sjögren's Syndrome: Hyperviscosity and intermediate complexes. Ann. Int. Med. 80, 27, 1974.
259. Clinopathologic Conference: Rheumatoid arthritis with Felty's Syndrome, hyperviscosity and immunologic hyperactivity 70, 89, 1981.
260. Meltzer M., Franklin E.C., Elias K., McCluskey R.T., Cooper N: Cryoglobulinaemia - a clinical and laboratory study. II. Cryoglobulins with rheumatic activity. Am. Med. J. 40, 837, 1966.
261. Esselinckx W., Buchnall R.C., Dixon A.S.: Polymyalgia rheumatica. Assessment of disease activity using erythrocyte sedimentation rate and plasma viscosity. Ann.Rheum. Dis. 36, 560, 1977.
262. Ernst E., Roloff C., Magyarosy I., Drexel H.: Hämorheologische Veränderungen bei ankylosierender Spondylitis. Z. f. Rheumatol. 43, 190-192, 1984.
263. Thies W., Schöps P., Seichert N., Ernst E.: Hemorheology in rheumatoid arthritis. Clin. Hemorheol. 5, 677, 1985.
264. Eghtedari A.A., Davis P., Bacon P.A.: Immunological reactivity in akylosing spondylitis. Circulating immunoblasts

autoantibodies and immunoglobulins. Ann. Rheum. Dis. 35, 155, 1976.
265. Scott D.G., Ring E.F., Bacon P.A.: Problems in the assessment of disease activity in akylosing spondylitis. Rheumatol. Rehabil. 20, 74, 1981.
266. Klein G., Pavek P.: Rheographische Untersuchungen zur Angiopathie der Digitalarterien bei progredient chronischer Polyarthritis, Sklerodermie und Dermatomyositis. Z. f. Rheumatol. 33, 130, 1974.
267. Gross S.G.: System of Surgery: Pathological Diagnostic, Therapeutic and Operative. Lea and Febiger, Philadelphia 1872.
268. Berman H.J., Fulton G.P.: Platelets in the peripheral circulation. In: Henry Ford Hospital International Symposium, Blood Platelets. S.A. Johnson, Little, Brown, Boston 1961.
269. Block E.H.: Microscopic observations of the circulating blood in the bulbar conjuctive in man in health and disease. Ergeb. Anat. Entwicklungsgesch. 35, 1, 1956.
270. Kinsely M.H., Eliot T.S., Block E.H.: Sludged blood in traumatic shock. I. Microscopic observations of the precipitation and agglutination of blood flowing through vessels in crushed tissues. Arch. Surg. 51, 220, 1945.
271. Mela L., Balcalzo L.V., Miller L.D.: Defective oxidative metabolism of rat liver mitochondria in hemorrhage and endotoxin shock. Am. J. Physiol. 220, 571-577, 1971.
272. Wilson J.W.: Leucocyte segmentation and morphologic augmentation in the pulmonary network following hemorrhagic shock and related to forms of stress. Adv. Microcirc. 4, 197, 1972.
273. Zweifach B.W.: Microvascular aspects of tissue injury. In: The Inflammatory process. Zweifach B.W., Graut L., McCluskey R.T. (eds). Vol. II, pp. 3 - 46, Academic Press, New York 1973.
274. Pfafferott C., Volger E., Meiselman H.J.: High local norepinephrine concentrations: a possible cause for impaired red blood cell microrheologic behaviour in myocardial infarction. Clin. Hemorheol. 5, 700, 1985.
275. Gelin L.E.: Reaction of the body as a whole to injury. J. Trauma 10, 932-939, 1970.
276. Gelin L.E.: Studies in anemia of injury. Acta Chir. Scand. Suppl. 210, 1956.
277. Bergentz S., Gelin L., Rudenstam G., Zederfeld B.: The viscosity of whole blood in trauma. Acta Chir. Scand. 126, 289-293, 1965.
278. Bagge U., Amundson B., Lauritzen C.: White blood cell deformability and plugging of skeletal muscle capillaries in hemorrhagic shock. Acta Physiol. Scand. 180, 159-163, 1980.
279. Yao S.T., Shoemaker W.C.: Plasma and whole blood viscosity changes in shock and after dextran infusions. Ann. Surg. 164, 973-984, 1966.
280. Dawidson J., Gelin L.E., Haglind E.: Blood viscosity and red cell aggregation changes after hemodilution in vivo and in vitro: A comparison between different plasma substitutes. Biorheology 17, 9, 1980.
281. Long D.M., Rosen A.L., Malone L.V.W., Meier M.A.: Blood rheology in trauma patients. Surg. Clin. N. Am. 52, 19-30, 1972.
282. Chien S.: Blood rheology and its relation to flow resistance and transcapillary exchange with special reference to shock. Adv. Microcirc. 2, 89-103, 1969.
283. Moore F.D.: The effects of hemorrhage on body composition. N. Engl. J. Med. 273, 567, 1965.
284. Jakschik B.A., Kourik J.L., Needleman: Prostaglandin metabolism and release by the lung during hemorrhage. Pharmacologist 16, 197, 1974.
285. Nickerson M.: Vascular adjustments during the development of shock. Can. Med. Ass. J. 103, 853-859, 1970.
286. Lofstrom B.: Changes in the flow properties of blood related to nutritive blood flow. Acta Anaesth. Scand (suppl) 25, 305, 1966.
287. Dintenfass L.: Blood viscosity, internal fluidity of the red cell, dynamic coagulation and the critical capillary radius as factors in the physiology and pathology of circulation and microcirculation. Med. J. Anst. 1, 688, 1968.
288. Goldstone J., Schmid-Schoenbein H., Wells R.E.: The rheology of blood cell

aggregates. Microvasc. Res. 3, 273-286, 1970.
289. Zweifach B.W.: Microcirculatory derangements as a basis for the lethal manifestation of experimental shock. Brit. J Anaesth. 30, 446, 1958.
290. Ehrly A.M.: Rheologische Probleme beim Schock. Med. Welt 22, 1167-1168, 1971.
291. Baeckstroem P., Folkow B., Kovach A.G.B., Loefving Olberg B.: In: Proc. 6th Conf. Microcirculation. J. Ditzel, D.H. Lewis: pp. 16 - 22, Karger, Basel 1971.
292. Braach D.: Red cell deformability and capillary blood flow. Physiol. Rev. 51, 679-701, 1971.
293. Gelin L.E., Dawidson: Plasma expanders and hemodilution in the treatment of hypovolemic shock. In: Pathophysiology of Shock, Anoxia and Ischemia. R.A. Cowley, B.F. Trum (eds). Williams and Wilkins, Baltimore 1982.
294. Dawidson J.: Hemodilution, oxygen consumption and recovery from shock: An experimental study on the relative effectiveness of various fluid infusions. Ph.D. Dissertation. University of Gothenburg, Sweden 1980.
295. Braasch D., Gossling G.: Erythrozytendeformierung und Quellung durch Plasmafaktoren nach schweren Verbrennungen. Pflüg. Arch. 289, 1, 1966.
296. Morrison D.C., Ulevitch R.J.: The effects of bacterial endotoxins on host mediation systems. Am. J. Pathol. 93, 526-617, 1978.
297. Chien S.: Hematocrit changes in endotoxic shock. Proc. Soc. Exp. Biol. Med. 127, 982, 1965.
298. Hardaway R.M.: Disseminated intravascular coagulation syndromes. Arch. Surg. 83, 842-850, 1961.
299. Greaff H., Ernst E., Bocaz J., von Hugo R., Hafter R.: Evaluation of hypercoagulability in septic abortion. Hemostasis 5, 285-294, 1976.
300. Dintenfass L.: Blood viscosity. MTP Press, Lancester 1985, pp. 246 - 256.
301. Poraicu D., Stefanesen G.K.: Rigid blood cells related to shock. Proc 4th Europ. Conf. Clin. Hemorheol. Siena 1985.
302. Bergentz S.E., Carlstein A., Gelin L.E., Kreps J.: Hidden acidosis in experimental shock. Ann. Surg. 169, 227-230, 1969.
303. Jandl J.H.: The anemia of liver disease: observations on its mechanism. J. Clin. Invest. 34, 390-404, 1965.
304. Fauvert R., Loverido A., Nicollo F., Bouvin F.: L'hémolyse dans les cirrhoses. Etude de 40 cas par la méthode des hematies marquées au Cr51. Path. et Biol. 6, 1801-1807, 1958.
305. Hanss M., Paraf A.: Filtrabilité érythrocytaire et cirrhose. Path. Biol. 29, 496-498, 1981.
306. Goebel K.M., Lanser K.G., Goebel F.D.: Red cell lipid peroxidation and rheological features in hemolytic anemia of alcoholic liver disease. Clin. Hemorheol. 3, 245, 1983.
307. Gueguen M., Delamaire D., Durand F., Deugnier Y., Bourel M., Genetet B.: Haemorheological abnormalities in chronic alcoholism. Clin. Hemorheol. 4, 327-340, 1984.
308. Kilbridge T.M., Heller P.: Determinants of erythrocyte size in chronic liver disease. Blood 34, 739-746, 1969.
309. Neerhout R.C.: Abnormalities of erythrocyte stromal lipids in hepatic disease. J. Lab. Clin. Med. 71: 438-447, 1968.
310. Alvaro D., Angelico M., Attili A.F., De Santis A., Pieche U.: Abnormalities in erythrocyte membrane phospholipids in patients with liver cirrhosis. Biochem. Med. 28: 157-164, 1982.
311. Owen J.S., Bruckdorfer K.R., Day R.C., Mc Intyre N.: Decreased erythrocyte membrane fluidity and altered lipid composition in human liver disease. Clin. Sci. 60, 2, 1981.
312. Sommer A., Kontras S.B.: Studies of blood viscosity in the normal newborn. Biol. Neonate 17, 441-446, 1971.
313. Mackintosh T.F., Walker C.H.M.: Blood viscosity in the newborn. Arch. Dis. Child. 48, 547-553, 1973.
314. Gross G.P., Hathaway W.E., McGaughey H.R.: Hyperviscosity in the neonate. J. Pediatr. 82, 1004-1012, 1973.
315. Bergqvist G.: Viscosity of the blood in the newborn infant. Acta Paediatr. Scand. 63, 858-864, 1974.
316. Wirth F.H., Goldberg K.E., Lubchenco L.O.: Neonatal hyperviscosity: I. Incidence. Pediatrics 63, 833-836, 1979.
317. Henriksson P.: Hyperviscosity of the

blood and haemostasis in the newborn infant. Acta Paediatr. Scand. 68, 701-704, 1979.
318. Stevens K., Wirth F.H.: Incidence of neonatal hyperviscosity at sea level. J. Pediatr. 97, 118-119, 1980.
319. Mentzer W.C.: Polycythemia and the hyperviscosity syndrome in newborn infants. Clinics in Hematol. 2, 63-74, 1978.
320. Goldberg K.E., Lubchenko L.O., Guggenheim M.A.: Sequelae of neonatal hyperviscosity. Pediat. Res. 9, 488, 1975.
321. Baum R.S.: Viscous forces in neonatal polycythemia. J. Pediatr. 69, 975, 1966.
322. Bergqvist G., Zetterström R.: Blood viscosity and peripheral circulation in newborn infants. A study on resting flow. Acta Pediatr. Scand. 63, 865-868, 1974.
323. Linderkamp O., Strohhacker I., Versmold H.T., Klose H., Riegel K.P., Betke K.: Peripheral circulation in the newborn. Interaction of peripheral blood flow, blood pressure, blood volume and blood viscosity. Eur. J. Pediatr. 129, 73-81, 1978.
324. Linderkamp O., Versmold H.T., Strohhacker I., Messow-Zahn K., Riegel K.P., Betke K.: Capillary-venous hematocrit differences in newborn infants. I. Relationship to blood volume, peripheral blood flow and acid base parameter. Eur. J. Pediatr. 127, 9-14, 1977.
325. Hakanson D.O., Oh W.: Hyperviscosity in the small-for-gestational age infant. Biol. Neonate 37, 109-112, 1980.
326. Kaibara M., Marumoto Y., Taniguchi I., Kobayashi T.: Blood viscosity in abnormal fetuses. Clin. Hemorheol.
327. Linderkamp O., Klose H.J., Betke K., Brodherr-Heberlein S., Bühlmeyer K., Kelson S., Sengespeik C.: Increased blood viscosity in patients with cyanotic congenital heart disease and iron dificiency. J. Pediatr. 95, 567-569, 1979.
328. Linderkamp O., Meiselman H.J., Wu P.Y.K., Miller F.C.: Blood and plasma viscosity and optimal hematocrit in the normal newborn infant. Clin. Hemorheol. 1, 575-584, 1981.
329. Tillmann W., Wagner D., Schröter W.: Verminderte Flexibilität der Erythrozyten von Neugeborenen. Blut 34, 281-288, 1977.
330. Coulombel L., Tchernia G., Feo C., Mohandas N.: Echinocytic sensitivity and deformability of human newborn red cells. Biol. Neonate, 42, 284-290, 1982.
331. Kaibara M., Marumoto Y., Taniguchi I., Yabuta M., Kobayashi T.: Filterability of fetal red cells. Clin. Hemorheol., 393, 1981.
332. Linderkamp O., Ozanne P., Meiselman H.J.: Red blood cell aggregation in preterm and full-term neonates and adults. Clin. Hemorheol. 2, 125, 1983.
333. Dawidson I., Barret I., Miller E., Litwin M.: Blood viscosity studies in postoperative patients (BV, PV and packed cell viscosity). Bibl. Hämat. 41, 1976.
334. Ernst E., Rose M.: Transoperative Veränderungen der Blutviskosität. Intensivmed. 22, 45-46, 1985.
335. Rudofsky G., Rieger H.: Postoperative course of hemorheological and hemodynamic parameters in vascular and orthopedic surgery. Clin. Hemorheol. 3, 257, 1983.
336. Aronson H.B., Sharon R.: Blood viscosity in the fasting surgical patient. Clin. Hemorheol. 3, 251-255, 1981.
337. Bogan G.P., Underwood P.S., Howland W.S.: The effect of operation, anesthesia and plasma expanders on blood viscosity. Anaesthesiology 27, 279-283, 1966.
338. Meßmer K.: Stabilization of the Circulation by Hemodilution in Elective and Cardiac Surgery. In: Microcirculation, Current Physiologic, Medical and Surgical Concepts. R.M. Effros, H. Schmid-Schönbein, J. Ditzel (Eds.). New York: Academic Press, pp. 299-313, 1981.
339. Dintenfass L., Milton G.W.: Blood viscosity factors and prognosis in malignant melanoma. Med. J. Aust. 1, 1092-1094, 1973.
340. Tietjen G.W., Chien S., Scholz P., Gump F., Kinney J.M.: Changes in blood viscosity and plasma proteins in carcinoma. J. Surg. Oncol. 9, 53-59, 1977.
341. Dintenfass L.: Hemorheology of cancer metastases: an example of malignant melanoma. Survival times and abnormality of blood viscosity factors. Clin. Hemorheol. 2, 259-271, 1982.
342. Cliffton E.E., Agostino D.: The effects of fibrin formation and alterations in the clotting mechanism on the development of metastases. Vasc. Dis. 2, 43-52, 1965.

343. Copley A.L.: Hemorheological aspects of the endo-endothelial fibrin lining and of fibrinogen gel clotting. Their importance in physiology and pathological conditions. Clin. Hemorheol. 1, 9-72, 1981.
344. Brooks D.E.: The biorheology of tumor cells. Biorheol. 20, 368, 1983.
345. Gastpar H.: Inhibition of cancer cell stikkiness by the blocking of platelet aggregation. S. Afr. Med. J. 48, 621-627, 1974.
346. Raynaud M.: Selected Monographs. 121. New Sydenham Society. London 1862.
347. Editorial: Lancet 1, 1039, 1977.
348. Lewis T., Pickering G.W.: Observation upon maladies in which the blood supply to digits ceases intermittently or permanently, and upon bilateral gangrine of digit. Observations relevant to the so-called 'Raynaud's disease'. Clin. Sci. I, 328-366, 1934.
349. Ratschow M.: Angiologie, Pathologie. Klinik und Therapie der peripheren Durchblutungsstörungen. Thieme, Stuttgart 1979.
350. Mahrler F., Meier B., Bollinger A.: Kapillardurchblutung im menschlichen Nagelfalz beim Raynaud-Syndrom. Witzstrock, Baden-Baden 1979, pp. 466-470.
351. Kenny D.A.: Proc. Bio. Eng. 80, 234, 1980.
352. Pringle R., Walder D.N., Weaver J.P.A.: Blood viscosity and Raynaud's disease. Lancet 1, 1086-1088, 1965.
353. Allen E.: Peripheral vascular disease. 4. Aufl. Saunders, Philadelphia 1972.
354. Bulkley B.H., Rudolfi R., Salyer W., Hutchins G.: Myocardial Pesions of progressive systemic sclerosis – A cause of cardiac dysfunction. Circulation 53, 3, 483-490, 1976.
355. Dodds A.J., O'Reilly M.J.G., Yates C.J.P., Cotton L.T., Flute P.T., Dormandy J.A.: Haemorheological response to plasma exchange in Raynaud's syndrome. Brit. J. Med. 2, 1186, 1979.
356. Tietjen G.W., Chien S., Leroy E.C., Gavras H., Gump F.E.: Blood viscosity, plasma proteins and Raynaud Syndrome. Archs. Surg. 110, 1343-1346, 1975.
357. Polster H., Schmid-Schönbein H., Lemmens H.A.J.: Hemorheological abnormalities in the pathogenesis of cold induced Raynaud's attacks. Adv. Microcirc. 12, 64-81, 1985.
358. Forconi S., Guerrini M., Rossi C., Pecchi S.: Local increase of blood viscosity during cold induced Raynaud's phenomenon. VASA 8, 2, 116-120, 1979.
359. Thulesius O.: Pathophysiological aspects of Raynaud's Syndrome, In: Renaud's Phenomenon. Hrsg. Heidrich, H., T.M. Verlag Berlin 1979., pp 45-51.
360. Lockwood C.M. et al: Immunosuppression and plasma-exchange in the treatment of goodpasture's syndrome. Lancet 1, 711-715, 1976.
361. Hamilton W.A., Zahavi J., O'Reilly: Plasma exchange and platelet function in Raynaud's Syndrome. Thromb. Res. 19, 85-93, 1980.
362. Jarret P.E., Morland M., Browse N.L.: Treatment of Raynaud's phenomenon by fibrinolytic enhancement. Brit. Med. J. 2, 523-525, 1978.
363. Maroy B. et al.: Syndrome de Raynaud et cryoglobulinemie. Absence de correlation entre ces deux manifestations. Nouv. Presse Méd. 7, 46, 4231, 1978.
364. Heidrich H., Loilke-Burger H., Moldenhauer U.: Psychiatrische und testpsychologische Untersuchungen bei Raynaud-Syndromen. Dtsch. Med. Wschr. 103, 34, 1338-1341, 1978.
365. Clifford C.P. et al.: Treatment of vasospastic disease with prostaglandin E. Brit. Med. J. 281, 6247, 1031-1034, 1980.
366. Belch J.J.F., Shaw B., Sturrock R.D., Madhock R., Leiberman P., Forbes C.D.: Double blind trial of CL155,347A transdermally absorbed prostaglandin E_2 analogue, in treatment of Raynaud's phenomenon. Lancet 1, 1180-1183, 1985.
367. Ehrly A.M.: Treatment of patients with secondary Raynaud's syndrome. Acta Chir. Scand. Suppl. 465, 92-95, 1976.
368. O'Reilly M.J.G., Talpos G., Roberts V.C., White J.M., Cotton L.T.: Controlled trial of plasma exchange in treatment of Raynaud's syndrome. Brit. Med. J. 1113-1115, 1979.
369. Sackner M.A.: The visceral manifestations of scleroderma. Arthr. Rheum. 5, 184-194, 1962.
370. Sokoloff L.: Acad. Med. 32, 760, 1956.
371. Isbister J.P., Harris D.C.H., Ibels L.S.: Haemorheological considerations in the pathophysiology of renal impairment in multiple myeloma: implications for therapy. Clin. Hemorheol. 3, 336, 1983.

372. Kikuchi Y., Koyama T., Koyama Y., Tozawa S., Arai T., Horimoto M., Kakiuchi Y.: Red blood cell deformability in renal failure. Nephron, 30, 8-14, 1982.
373. Inauen W., Stäubli M., Descoeudres C., Galeazzi R.L., Straub P.W.: Erythrocyte deformability in dialyzed and non dialyzed uremic patients. Europ. J. Clin. Invest. 12, 173-176, 1982.
374. Pretolani E., Zoli I., Battistini G., Salvi P., Turci F., Docci D., Salvi G.: Blood filterability in patients on regular haemodialysis. Clin. Hemorheol. 3, 324, 1983.

5. Hämorheologische Therapie

5.1. Einleitung

Medizinisches Handeln ist in der Regel von der Diagnose bestimmt. Sie legt sowohl die Therapie als auch die Prognose einer Erkrankung fest. Eine neue Forschungsrichtung wird jedoch vom Praktiker häufig danach beurteilt, inwieweit sie praktische therapeutische Wege eröffnet, dem Kranken zu helfen.

Das therapeutische Potential der Hämorheologie liegt in der Möglichkeit, die Blutperfusion und damit die Sauerstoffversorgung zu verbessern. Hämorheologische Therapie ist eine von verschiedenen möglichen Wegen, eine Ischämie zu beseitigen, zu mildern oder zu verhüten. Daraus folgt, daß hämorheologische Therapie nicht darauf abzielt, einen Laborparameter zu normalisieren, sondern das Ziel hat, die Symptome eines Patienten zu lindern, die aufgrund von Hypoperfusion bestehen und mit rheologischen Störungen assoziiert sind. In einem solchen Konzept dürfen die Fließeigenschaften des Blutes nicht isoliert gesehen werden. Sie sind stets mit anderen Körperfunktionen eng verflochten. Wie bei jeder anderen Therapieform, muß auch hier das labile Gleichgewicht zwischen den potentiellen Gefahren und dem zu erwartenden Nutzen in Betracht gezogen werden. Hämorheologische Therapie ist nicht im Wettstreit mit anderen Behandlungsformen, sondern sollte diese ergänzen. Z.B. müssen Indikationen für operative Eingriffe abgeklärt und, wo immer möglich, die Blutperfusion mit anderen Mitteln verbessert werden. In vielen Situationen jedoch kann sich eine zusätzliche hämorheologische Therapie als durchaus nützlich erweisen.

Die im folgenden zu diskutierenden Therapieformen verändern nicht nur die Fließeigenschaften des Blutes, sondern haben auch deutliche Auswirkungen auf andere Körpersysteme z.B. Hämodynamik, Gefäßweite, Blutgerinnung etc. Deshalb ist es häufig schwierig, einen direkten kausalen Zusammenhang zwischen rheologischem Effekt und klinischer Wirksamkeit nachzuweisen. Folgende Bedingungen müßten dafür erfüllt sein:

a) Der zeitliche Bezug zwischen rheologischer Veränderung und klinischem Effekt sollte vorhanden sein.
b) Eine Dosis-Wirkung-Beziehung sollte sich nachweisen lassen.
c) Der klinische Effekt sollte qualitativ und quantitativ durch die rheologische Veränderung vorhersehbar sein.
d) Die klinische Effizienz sollte weitge-

hend unabhängig von nichtrheologischen Therapieeffekten sein.
e) Der Wirkungsmechanismus sollte aufgrund theoretischer Überlegungen erklärbar sein.

Wie wir noch sehen werden, entsprechen diese Forderungen einem Ideal, das in keinem unten zu diskutierenden Fall erfüllt ist.
Im Abschnitt 2 wurde dargelegt, daß die Fließeigenschaften des Blutes im wesentlichen durch den Hämatokrit, die Plasmaviskosität und die mikrorheologischen Eigenschaften der Blutzellen bestimmt sind. Modifikationen dieser Parameter werden also hämorheologische Effekte zeitigen. Hämorheologische Therapie kann dementsprechend eingeteilt werden in Hämodilution, Apherese, Defibrinogenisation, orale Medikamente zur Verringerung des Fibrinogenspiegels und orale Medikamente zur Verbesserung der Blutzellverformbarkeit (Tab. 8).

Tabelle 8. Die heute zur Verfügung stehenden hämorheologischen Therapieformen.

Senkung des Hämatokrits	Senkung der Plasmaviskosität	Verbesserung der Blutzellrheologie
Hämodilution	Defibrinogenierung orale Medikamente Apherese-Therapie	»Rheologika«

5.2. Hämodilution

5.2.1. Wirkungsmechanismus

Die Hämodilution gehört ganz ohne Zweifel zu den ältesten Therapieformen der Medizin. Der Aderlaß war und ist in nahezu allen Kulturformen der Erde gebräuchlich (1). Mit dem Untergang der Humoralmedizin verschwand er aus unserem orthodoxen therapeutischen Repertoire, von wenigen seltenen Indikationen einmal abgesehen. Als sich die Hämorheologie als neuer medizinischer Wissenschaftszweig etablierte, wurde auch das therapeutische Konzept der Hämodilution neu überdacht. Zunächst wurde sie dann beim traumatischen Schock eingesetzt (2), später erkannte man die Möglichkeit, dadurch die Perfusion in einer Reihe von Organen zu verbessern (erster Bericht bereits 1913 (3)). Als Dextrane für den künstlichen Plasmaersatz verfügbar wurden, gelangte die Hämodilution zu größerer Popularität (4).
Je nach Effekt auf die Volumenbalance unterscheiden wir hypo-, iso- und hypervolämische Hämodilution. Die hypovolämische Hämodilution ist weitgehend mit dem Aderlaß identisch und im wesentlichen nur dann indiziert, wenn Hypervolämie vorliegt. Dies kann z.B. bei Herzinsuffizienz, sekundärem Hyperparathyreodismus, obstruktiven Lungenerkrankungen und bestimmten Polyzythämieformen der Fall sein. Wie noch ausgeführt werden wird, ist die Zunahme des Schlagvolumens ein wesentlicher und therapeutisch bedeutsamer Effekt der isovolämischen Hämodilution. Wenn hypovolämisch diluiert wird, kann diese Zunahme des Schlagvolumens nicht in vollem Umfang stattfinden. Aus diesem Grund zeigt

die Gesamtdurchblutung bei hypovolämischer Dilution auch nicht den angestrebten Zuwachs. Durch häufige und regelmäßige Entnahme kleiner Blutvolumina kann jedoch auch hypovolämische Hämodilution in der Praxis sinnvoll eingesetzt werden. Eine klinisch manifeste Hypovolämie kann durch die letztgenannte Technik weitgehend vermieden werden. Auf diese Weise gelingt es bei polyzythämischen Patienten, guten klinischen Erfolg bezüglich neurologischer Symptomatik zu erzielen (5).

Die meisten Arbeitsgruppen sprechen sich heute eindeutig für die isovolämische Hämodilution aus. Diese besteht aus einer Kombination des Aderlasses mit Reinfusion von zelloser Flüssigkeit. Streng genommen ist Isovolämie dabei ein kaum zu erreichendes Ziel. Jede reinfundierte Flüssigkeit wird zumindest teilweise mit dem extravasalen Flüssigkeitsvolumen ausgetauscht, metabolisiert und ausgeschieden. Dadurch ist eine Verkleinerung des Volumeneffektes in der Spätphase nach Infusion zu erwarten. Hyperonkotische Flüssigkeiten führen zudem durch ihren wasserbindenden Effekt zu einem vorübergehenden überproportionalen Ansteigen des Intravasalvolumens in der Frühphase.

Die Auswirkungen der isovolämischen Hämodilution beziehen sich auf unterschiedlichste Körperfunktionen und sind komplex. Einheitlich wird ein Abfall der Blutviskosität und ein Anstieg des Schlagvolumens beschrieben (6). Die erhöhte Blutfluidität führt zur Zunahme des venösen Rückflusses (7), die für die Anhebung des Schlagvolumens verantwortlich ist (8) (Abb. 23). Pulsfrequenz und mittlerer arterieller Blutdruck bleiben im wesentlichen konstant. Der Sauerstoffverbrauch des Herzens kann durch Hämodilution mäßiggradig erhöht werden, was das Resultat der vermehrten myokardialen Pumparbeit ist (9). Möglicherweise ist demnach das Herz das einzige Organ, in dem durch isovolämische Hämodilution das Gleichgewicht zwi-

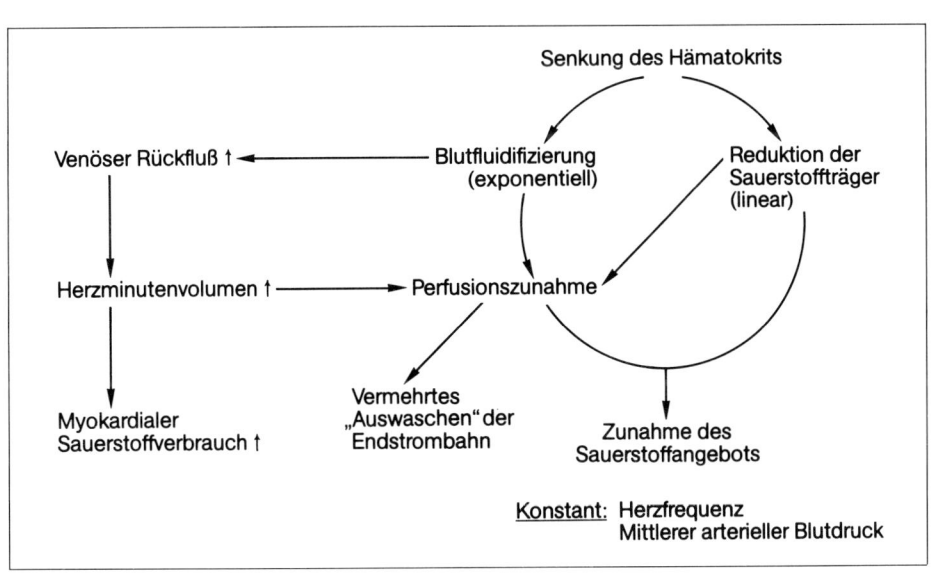

Abbildung 23. Schematische Übersicht über Effekte, die durch isovolämische Hämodilution induziert werden können.

schen Sauerstoffbedarf und Sauerstoffangebot ungünstig beeinflußt wird. Der Sauerstoffbedarf erhöht sich als Folge der Mehrarbeit; bei limitierter Koronarreserve kann es sein, daß eine Mehrdurchblutung mittels kompensatorischer Vasodilatation nicht mehr möglich ist. Das Resultat wäre dann eine Vergrößerung der Sauerstoffschuld. In den meisten anderen Organen jedoch induziert Hämodilution eine Zunahme des Sauerstoffangebots (10).

Theoretisch sollte, wie schon unter 2.2. ausgeführt, die Sauerstofftransportkapazität des Blutes bei einem bestimmten Hämatokrit ein Maximum erreichen (optimaler Hämatokrit). Bei linearer Erhöhung des Hämatokrits steigt die Blutviskosität exponentiell, bei Konstanz der anderen Faktoren nimmt die Durchblutung dadurch (viskositätsbedingt) ab. Gleichzeitig wird jedoch die Zahl der Sauerstoffträger im Blut erhöht, bezüglich der Sauerstofftransportkapazität also der gegenteilige Effekt erreicht. Das genaue Optimum des Hämatokrits hängt von einer Reihe von Faktoren ab und ist sicherlich für verschiedene Strömungsbedingungen und von Gefäßprovinz zu Gefäßprovinz unterschiedlich. Die meisten Experten sind heute der Meinung, daß insbesondere beim Vorliegen einer Hypoperfusion der optimale Hämatokrit unter dem physiologischen liegt (11).

Ein zusätzlicher Effekt der Hämodilution, der unabhängig vom Sauerstofftransport besteht, ist das vermehrte Auswaschen von Metaboliten in der Endstrombahn, bedingt durch die Perfusionszunahme. Dies könnte möglicherweise mit von therapeutischer Bedeutung sein (z.B. Reduktion des Ischämieschmerzes durch besseren Abtransport von Schmerzmetaboliten).

Bei der hypervolämischen Hämodilution sind die Effekte der isovolämischen Hämodilution überlagert von denen der Volumenexpansion. Unter Berücksichtigung der Dehnbarkeit der Gefäße hat *Guyton* eine Formel erarbeitet, die die Blutzirkulation quantitativ erfaßt (12).

$$Q = \frac{MZFD - AD}{(R_{ven} + R_{art}) : 26}$$

R_{ven} = venöser Widerstand
R_{art} = arterieller Widerstand

Gemäß dieser Formel ist die Perfusion (Q) proportional der Differenz des mittleren zirkulatorischen Füllungsdrucks (MZFD) und des mittleren arteriellen Drucks (AD). Die Formel besagt, daß das zusätzliche Volumen bei der hypervolämischen im Vergleich zur isovolämischen Hämodilution einen deutlichen Anstieg des Herzminutenvolumens induziert. Tatsächlich ist in diesem Modell das MZFD die wesentlichste treibende Kraft innerhalb des Kreislaufs. Die Formel impliziert auch, daß jegliche therapeutische Verbesserung der Blutfluidität danach trachten muß, sie unter solchen Strömungsbedingungen zu verbessern, wie sie auf der venösen Seite herrschen. Dann sollten gemäß dieser Formel die Effekte auf den Gesamtkreislauf um den Faktor 26 größer sein.

Wegen des Hypervolämierisikos ist die hypervolämische Hämodilution potentiell gefährlicher als die normovolämische. Die Gefahr ist am größten, wenn der kolloidonkotische Druck des verwendeten Plasmaersatzmittels hoch ist und/oder wenn seine Ausscheidung oder sein Abbau gestört sind (z.B. bei Niereninsuffizienz). Auf der anderen Seite sind Patienten, die für die Hämodilutionstherapie in Frage kommen, häufig hypohydriert. In diesem Fall kann die hypervolämische Hämodilution die Volumenbalance günstig beeinflussen. Im folgenden soll auf die klinische Effizienz der Hämodilution bei verschiedenen Indikationen eingegangen werden.

5.2.2. Zerebrale Durchblutungsstörungen

Alle Polyzythämieformen sind assoziiert mit einer hohen Inzidenz vaskulärer Komplikationen. Dies ist der Fall bei Polycytaemia rubra vera (13), idiopathischer Erythrozytose (13) und der sogenannten Pseudopolyzythämie (14). Die Höhe des Hämatokrits korreliert mit der Häufigkeit vaskulärer Zwischenfälle (16). Das kann als Hinweis darauf verstanden werden, daß ein Kausalzusammenhang unabhängig von Thrombozyteneffekten besteht (17). Die Hirndurchblutung ist bei hohem Hämatokrit niedrig und bei niedrigem Hämatokrit hoch. Dieser schon lange bekannte Befund (18, 19) läßt sich mit modernen Xenon-Techniken bestätigen (20, 21). Prinzipiell könnte dies ein viskositätsabhängiger Effekt sein, oder dadurch bedingt werden, daß bei niedrigem Hämatokrit der Sauerstoffgehalt des Blutes vermindert bzw. die CO_2-Konzentration erhöht ist, was vasoregulatorisch eine Mehrdurchblutung induzieren könnte. Für die Viskositätstheorie sprechen mehrere Fakten: Bei erhöhter Plasmaviskosität ist die Hirndurchblutung im Vergleich zu einer Kontrollgruppe unabhängig vom Hämatokrit verringert (22). Die therapeutische Reduzierung des Plasmafibrinogenspiegels führt zu einer Vermehrung der Hirndurchblutung (23). Tierexperimente unter der Verwendung von Methämoglobin zeigten keine Abhängigkeit der Hirndurchblutung vom Sauerstoffangebot (24, 25). Auf der Basis dieser Befunde nehmen heute die meisten Experten an, daß beide Variablen unabhängige Faktoren bei der Regulation der Hirndurchblutung darstellen (26, 27). Die Hämodilution erscheint somit ein vielversprechendes Therapieverfahren, die Durchblutung des ZNS zu vermehren.

Eine der offensichtlichsten Folgen eines Hirninfarkts ist eine dramatische Reduktion der Hirnperfusion in dem betroffenen Bezirk. Der Hämatokrit zeigt hier eine signifikante Korrelation zur Ausdehnung der Nekrose auf (28). Basierend auf der Vorstellung, daß eine Blutfluiditätsverbesserung eine Zunahme der kollateralen Durchblutung induziert, was in dem ischämischen Randsaum um eine Nekrose das Sauerstoffangebot vermehren und derart den Zelluntergang limitieren könnte, haben zahlreiche Arbeitsgruppen in offenen klinischen Studien die Effizienz der Hämodilution beim akuten Hirninfarkt aufgezeigt. Rückblickend auf eine 13jährige klinische Erfahrung mit Hämodilution nach Apoplexie, faßt *Gottstein* (29) seine Resultate wie folgt zusammen: Bei den über 70jährigen Patienten konnte ein 19%iger Abfall der postapoplektischen Mortalität durch die Einführung der hypervolämischen Hämodilution verzeichnet werden. Diese Zahl vergrößerte sich auf 27%, als man zur kontinuierlichen, 10tägigen isovolämischen Hämodilution möglichst rasch nach dem akuten Ereignis überging. Bei den jüngeren Patienten senkte sich die Gesamtmortalität dadurch um 10%, bei den älteren um 33%. Die Zahl derjenigen Patienten, die bei Entlassung symptomfrei waren, stieg um 16,5% an, die mit deutlicher klinischer Verbesserung um 9%.

»Nichts verbessert die Qualität einer Innovation mehr als das Fehlen von Kontrollen« (30). Aus diesem Grund sind kontrollierte, wo möglich plazebokontrollierte, randomisierte Doppelblindstudien im Rahmen dieser Abhandlung von besonderem Interesse. Derartigen Untersuchungen wird daher in diesem Kapitel besonderes Augenmerk geschenkt.

In einer kontrollierten, randomisierten, einfachblinden Untersuchung an 100 Patienten mit thromboembolischem Hirninfarkt wurden Infusionen mit niedermolekularem Dextran gegen solche mit Kochsalzlösung für drei Tage nach dem akuten Ereignis geprüft (31). Nach zehn Tagen war die Mortalitätsrate der Dextran-Gruppe im Vergleich zur NaCl-Gruppe um 10,5% niedriger. Ähnlich deutlich verbessert war der weitere klinische Verlauf der mit Dextran behandelten Patienten. Diese Ergebnisse sind im Einklang mit einer tierexperimentellen Studie (32), die zeigt, daß Hämodilution das Ausmaß der Nekrose bei experimenteller Okklusion der Arteria media cerebri minimalisieren kann. In einer weiteren einfachblinden prospektiven Studie wurden klinisch vergleichbare Patienten nach Zufallskriterien entweder mit Glukose oder mit niedrigmolekularem Dextran unmittelbar nach Hirninfarkt drei Tage lang infundiert (33). Bei hemiplegischen Patienten, die mit Dextran behandelt worden waren, war die Mortalität nach drei Wochen um 35% niedriger, bei der Sechs-Monate-Mortalität lag dieser Wert bei 18%. Bei Patienten mit inkompletter Hemiplegie wurde eine Reduktion der Mortalitätsraten um 7% bzw. 6% erreicht, was jedoch statistisch nicht signifikant war. Zieht man in Betracht, daß die meisten Autoren sich heute für längere Behandlungszeiträume aussprechen, so belegen diese Resultate dennoch die gute Wirksamkeit der Hämodilution, insbesondere bei schwerkranken Patienten. Eine dritte, prospektive, randomisierte Studie vergleicht die Kombination von Aderlaß plus Infusionen mit niedermolekularem Dextran mit den Resultaten unbehandelter Patienten (34). In der Verum-Gruppe wurde der Hämatokrit von durchschnittlich 43 auf 37% abgesenkt. Daraus resultierte eine Viskositätsverringerung um ca. 40% des Ausgangswertes. Vermittels eines neurologischen Scores konnte in der Verum-Gruppe 20% häufiger eine klinische Besserung festgestellt werden als bei den unbehandelten Patienten. Das Fehlen einer klinischen Verbesserung war in dieser Gruppe um 15% seltener. Die Drei-Monats-Mortalität lag in der Therapiegruppe um 3% niedriger und auch die Langzeitergebnisse waren signifikant besser. In einer weiteren, prospektiven, randomisierten Studie mit 40 Patienten, die aufgrund eines Verschlusses der Carotis interna oder der Arteria cerebri media eine akute Hemiplegie erlitten hatten, wurde die Hirnperfusion mit Xenon-Clearance und der klinische Verlauf mit einem neurologischen Score erfaßt (35). Eine Gruppe wurde mit niedermolekularen Dextranen, eine mit Glukose-Infusionen für zwei Wochen behandelt. Die Hirnperfusionsmessungen und die Daten des neurologischen Scores erbrachten parallele, positive Verläufe bei den mit Dextran behandelten Patienten, während diese Parameter sich unter Glukose-Infusionen nicht signifikant änderten.

Aufgrund dieser Daten kann es als nahezu gesichert angesehen werden, daß Hämodilution eine effektive Therapieform des akuten Schlaganfalls darstellt. Diese Meinung wird heute in den meisten Zentren vertreten, und Hämodilution wird allmählich als Routinemaßnahme bei akutem Schlaganfall allgemein akzeptiert.

Es konnte gezeigt werden, daß wiederholte Aderlässe die Vigilanz bei Patienten mit hohem Hämatokrit verbessern

(36). Ebenso ließ sich demonstrieren, daß die Blutfluidität bei Patienten in der Rehabilitationsphase nach Schlaganfall (durchschnittlich sechs Monate nach dem Akutgeschehen) pathologisch verändert ist (37) und sich dann im Verlauf geeigneter, nicht primär hämorheologischer Therapie normalisiert (38). Bei Patienten mit TIA-Anamnese liegt auch ein hämorheologisches Defizit vor (39). Derzeit existieren keine sicheren Daten darüber, ob Hämodilution das Beschwerdebild auch bei solchen Patienten günstig beeinflussen kann.

5.2.3. Periphere Durchblutungsstörungen

Basierend auf einem Konzept, das dem oben beschriebenen ähnlich ist, kann die Hämodilution auch als konservative Therapie bei allen symptomatischen Stadien der arteriellen Verschlußkrankheit (AVK) befürwortet werden. Die überwiegende Mehrzahl der sich mit dieser Thematik auseinandersetzenden Arbeiten beschreibt, daß es mittels Hämodilution möglich ist, die Perfusion im erkrankten Bein zu erhöhen (40–42). Dies wurde z.B. mittels Plethysmographie und Xenon-Clearance-Methoden belegt (43). Man nimmt heute an, daß die Durchblutungszunahme durch Mehrdurchblutung im Kollateralkreislauf erreicht wird. Der Fluß durch Kollateralen steigt nach Hämodilution bis zu 100% an und es wird eine Optimierung der Mikrozirkulation unter Einbeziehung von bis dahin nicht perfundierten Kapillaren erreicht (44). Mit der Thermographie kann man sichtbar machen, daß im Zuge einer Hämodilutionstherapie die Temperatur um eine ischämische Nekrose bei AVK IV zunimmt (45). Diese Veränderungen objektiver Meßdaten gehen Hand in Hand mit symptomatischer Verbesserung. Im Stadium II der AVK wird von den meisten Autoren eine Zunahme der Gehstrecke nach Hämodilution beschrieben (40, 46, 47). In den fortgeschritteneren Erkrankungsstadien wurden Besserung der Ruheschmerzen (48) und eine günstigere Heilungstendenz im Stadium IV (47, 48) dokumentiert. Diese Resultate klinischer Studien sind äußerst ermutigend. Dies um so mehr, als in Betracht gezogen werden sollte, daß es sich bei den Patienten häufig um ein negativ selektiertes Krankengut handelt, welches entweder auf keine andere konservative Behandlung angesprochen hat und/oder für eine gefäßchirurgische oder andere lumeneröffnende Intervention nicht in Frage kam. Aufgrund der äußerst variablen Spontanverläufe bei AVK und wegen der Möglichkeit eines erheblichen Plazeboeffektes sind jedoch kontrollierte Studien zur endgültigen Beurteilung der klinischen Wirksamkeit der Hämodilution bei der AVK unentbehrlich. Die eigene Arbeitsgruppe konnte kürzlich vorläufige Daten über die wohl erste plazebokontrollierte Doppelblindstudie zur Hämodilution bei Patienten mit AVK II vorlegen. Dabei zeigte sich, daß es unter Hämodilution zu einer signifikanten, etwa 50%igen Zunahme der anfänglich zwischen 200 und 300 Metern liegenden Gehstrecke kam. Wie zu erwarten, fand sich ein Abfall des Hämatokrits und demzufolge auch der nativen Blutviskosität. Nach Absetzen der Hämodilutionstherapie, welche in dieser Studie zweimal pro Woche für drei Wochen durchgeführt worden war, fand sich für die Dauer von zwei bis drei Wochen ein Persistieren der Gehstreckenverlängerung. Nach diesem Zeitpunkt verkürzte sich die Gehstrecke gleichzeitig mit dem erneut ansteigenden

Hämatokrit, um schließlich die Ausgangswerte zu erreichen. Unter Plazebobehandlung, welche in diesem Protokoll für den Patienten mit der Hämodilutionstherapie identisch erscheinen mußte, zeigte sich keine Beeinflussung der oben erwähnten Parameter. Während diese Studie nach den strengen Kriterien der Wissenschaftlichkeit den ersten Beweis der klinischen Wirksamkeit der Hämodilution bei AVK II darstellt, bleiben doch eine ganze Reihe von Fragen zunächst noch unbeantwortet:

1. Hat hypervolämische Hämodilution bei der AVK gegenüber der isovolämischen Vorteile?
2. Ist es effektiv, länger als drei Wochen zu behandeln?
3. Welches Plasmaersatzmittel (hier wurde Hydroxyäthylstärke 200 verwendet) bringt den überzeugendsten klinischen Effekt?
4. Ist es sinnvoll, den reaktiven Fibrinogenanstieg, so wie er bei Hämodilution auftreten kann, mit geeigneter Medikation einzuschränken?
5. Kann die häufig gemachte klinische Beobachtung, daß fortgeschrittenere Stadien der arteriellen Verschlußkrankheit besser auf die Hämodilutionstherapie ansprechen, bestätigt werden?

5.2.4. Kardiale Durchblutungsstörungen

Auf der Basis von Beobachtungen, die beschreiben, daß bei koronarer Herzkrankheit und nach Myokardinfarkt eine deutliche Einschränkung der Blutfluidität vorliegt (siehe 4.2.2.), konnten unkontrollierte klinische Studien zunächst einen scheinbaren Nutzen der Hämodilution nach Herzinfarkt aufzeigen (50, 51).

Tierexperimentelle Untersuchungen schienen dieses Konzept zu unterstützen: Durch eine künstliche Verringerung des Hämatokrits konnte eine Zunahme der koronaren Perfusion (52) und eine Reduktion der Ausdehnung einer Myokardnekrose nach vorübergehender Koronarligatur (53) demonstriert werden. In der Folgezeit durchgeführte kontrollierte klinische Studien am Menschen konnten jedoch keinen Nutzen der Hämodilutionstherapie nach Myokardinfarkt aufzeigen (54–56). Die einzige randomisierte Studie, die die Wirksamkeit der Hämodilution nach Herzinfarkt nahelegt, ist die von *Langsjoen* aus dem Jahre 1968 (57). Hier war die Mortalität bei den hämodilutierten Patienten 13% und bei der Kontrollgruppe 32%. Dagegen wurden drei Doppelblindstudien zu diesem Thema publiziert, die alle aufzeigen, daß die Mortalität in der Hämodilutionsgruppe deutlich höher (um 15, 26 und 25%) lag als in der nicht dilutierten Gruppe (58–60).

In der Gesamtschau lassen diese Daten den Schluß zu, daß hypovolämische Hämodilution mit niedermolekularen Dextranen in einer Dosierung von 500–1500 ml pro Tag während der Akutphase eines Myokardinfarkts nicht von klinischem Nutzen begleitet ist. Derzeit kann nicht entschieden werden, ob Hämodilution hier per se ineffektiv oder gar kontraindiziert ist, oder ob Hämodilution unter Berücksichtigung eines adäquaten Blutvolumens (hypervolämische Hämodilution beim hypohydrierten Patienten, hypovolämische Hämodilution beim hypervolämischen Patienten) bessere klinische Wirksamkeit mit sich bringen würde. In Anbetracht der oben beschriebenen Wirkungsmechanismen der Hämodilution mögen die enttäuschenden Resultate nach Herzinfarkt teilweise verständlich erscheinen. Hämodilution führt zu einem Anstieg des Schlagvolumens, welcher zwangsläufig mit einer Erhöhung des Sauerstoffbedarfs des Myokards einhergeht. Bei eingeschränkter Koronarreserve, wie sie nach Herzinfarkt vorliegt, könnte dies durchaus negative Folgen für die myokardiale Sauerstoffversorgung und Funktion mit sich bringen. Die meisten Experten auf diesem Gebiet drücken daher heute ihre Zurückhaltung gegenüber Hämodilutionsverfahren bei bestehender ischämischer Herzkrankheit aus (11).

5.2.5. Andere Indikationen

5.2.5.1. Polyzythämien

Hämodilutionsverfahren sind prinzipiell bei allen Formen der Polyzythämie wirksam. Polyzythämien gehen mit einem hohen Hämatokrit, Bluthyperviskosität, vermindertem Schlagvolumen, reduzierter Gewebeperfusion und erniedrigtem Sauerstoffangebot einher (siehe 4.1.1.). Thromboembolische Komplikationen sind häufig (61). Die meisten der Symptome sprechen ganz ausgezeichnet auf Hämodilution an (62, 63). Eine Reduktion des Hämatokrits führt bei polyzythämischen Patienten meist zur deutlichen subjektiven Besserung des Beschwerdebildes, zu einem Anstieg der Sauerstoffaufnahme (64), einer Verbesserung des muskulären, oxidativen Metabolismus und der Arbeitskapazität (65, 66) sowie zu einer qualitativen und quantitativen Verbesserung des Blutflusses auf mikrozirkulatorischer Ebene (67). Die Entscheidung, ob hypo-, hyper- oder normovolämische Hämodilution angezeigt ist, sollte aufgrund klinischer Kriterien und in Abhängigkeit der zu behandelnden Polyzythämieformen gefällt werden. Dabei sollte es da therapeutische Ziel sein, eine Anisovolämie durch das jeweilige Hämodilutionsverfahren auszugleichen.

5.2.5.2. Chirurgie

Prä- und transoperative Hämodilution sind heute allgemein akzeptierte Behandlungsverfahren in der Allgemein- und Herzchirurgie. Hämodilution bringt hier eine Reihe von Vorteilen mit sich. So können Blutkonserven eingespart und das Risiko von Bluttransfusionen reduziert werden (68, 69). Wenn Hypothermie in der Herzchirurgie eingesetzt werden muß, kann Hämodilution die ansonsten unvermeidbare Viszidierung des Blutes einschränken (70). Ferner wurde wiederholt auf dem thromboprophylaktischen Effekt der transoperativen Hämodilution hingewiesen (71). Bei korrekter Indikationsstellung kann der Hämatokrit bis auf Werte zwischen 27 und 23% ohne großes Risiko für den Patienten gesenkt werden; dadurch kommt es zu einem Anstieg der peripheren Sauerstoffversorgung und zu einem insgesamt günstigeren postoperativen Verlauf (72). Dergleichen konnte kürzlich in einer kontrollierten Studie dargelegt werden. Es zeigte sich, daß klinische Parameter wie postoperative Heilungstendenz und Frequenz postoperativer Komplikationen durch Hämodilution günstig beeinflußbar sind (73).

5.2.5.3. Präeklampsie

Auch bei der Präeklampsie konnten mit Hämodilution günstige klinische Resultate erzielt werden (74, 75). Die therapeutischen Ziele dabei sind die Normalisation der gestörten Blutrheologie (siehe auch 4.6.3.), die Korrektur der Hypovolämie und natürlich vor allem die Verbesserung des plazentaren Blutflusses, was zu einer Erhöhung der fetalen Nutrition und Verlängerung der Schwangerschaft führen soll. In klinischen Studien konnte gezeigt werden, daß mittels hypervolämischer Hämodilution eine Gestationsverlängerung und eine günstige Beeinflussung von intrauterinen Wachstumsverzögerungen erreicht werden kann (76). Als Plasmaersatzflüssigkeiten wurden unter dieser Indikation Albumin (74), Dextrane (75) und Hydroxyäthylstärke (74) mit gutem Erfolg eingesetzt.

5.2.5.4. Schock

Unter diesem Sammelbegriff werden eine Reihe ätiologisch differente Zustände zusammengefaßt. Allen gemeinsam ist eine progrediente Gewebshypoxie infolge des funktionellen Versagens der Mikrozirkulation. Dabei könnte der Hämorheologie prinzipiell eine bedeutende Rolle zukommen (siehe 4.8.). Bei den unterschiedlichen Schockzuständen kann es zu einem deutlichen Abfall des treibenden Druckes innerhalb des Kreislaufs kommen. Dadurch wird auch bei normalen Blutfließeigenschaften ein außerordentlich starker Anstieg der Viskosität hervorgerufen (siehe 2.1.). Wenn jetzt noch ein hämorheologisches Defizit, z.B. in Form einer pathologisch erhöhten Erythrozytenaggregation oder Blutzellrigidität hinzukommt, so kann durch hämorheologische Mechanismen ein lokaler Durchblutungsstopp in der Endstrombahn begünstigt werden. Dies muß die Sauerstoffnot des betroffenen Gewebes verstärken. Die Hypoxie kann eine Rigidifizierung der Erythrozyten weiter vor-

antreiben. Auf diese Weise ist es möglich, daß ein »circulus viciosus viscosus« die mikrozirkulatorische Insuffizienz aufrechterhält.

Mit Ausnahme des septischen, anaphylaktischen und Verbrennungsschocks, bei denen initial ein erheblicher Verlust an intravasaler Flüssigkeit mit konsekutiver Hämokonzentration und Blutviszidierung stattfindet, wird bei anderen Schockformen eine mehr oder weniger deutliche Hämodilution initial dominieren. Im Zuge des sich entwickelnden Zusammenbruchs der Mikrozirkulation kann es zur lokalen Azidose, zur Vasodilatation und zur Permeabilitätserhöhung der Gefäße kommen (77). Die Folge ist dann eine lokale Hämokonzentration. Hämokonzentration ist also ein generelles Phänomen beim Schock, welches bei einigen Formen früh, bei anderen später in Erscheinung tritt. Die möglicherweise einzige Ausnahme stellt der hämorrhagische Schock dar, bei dem eine Hämodilution, zusammen mit einer bedrohlichen Hypovolämie, in allen Stadien des Schocks imponiert. Wahrscheinlich spielen die Fließeigenschaften des Blutes demzufolge bei dieser Form des Schocks keine ausschlaggebende pathogenetische Rolle (78). In Abhängigkeit von der zugrundeliegenden Ätiologie können sich im Zuge der Ausbildung eines Schocksyndroms spezifische zusätzliche hämorheologische Defizite einstellen. Beim traumatischen Schock kommt es zu einem deutlichen Anstieg der Fibrinogenspiegel mit erhöhter Tendenz der Erythrozytenaggregation (79), was eine signifikante Erhöhung der Blutviskosität indiziert (80, 81). Bei schweren Verbrennungen kommt es ebenfalls zu einer erhöhten Erythrozytenaggregation (2) und zu einer Erniedrigung der Erythrozytenflexibilität (82). Beim septischen Schock liegt eine deutliche Verschlechterung der Erythrozytenrheologie, zusammen mit einem Anstieg der Plasmaviskosität, vor (83).

In Anbetracht dieser Daten erscheint die Hämodilution als ein logischer und vielversprechender therapeutischer Ansatzpunkt bei einigen Formen des Schocks. Durch Normalisation des Blutvolumens beim hypovolämischen Schock kann die gefährdete Mikrozirkulation stabilisiert werden (2). Bei Vorliegen einer Hämokonzentration konnten gute klinische Resultate durch Hämodilutionsverfahren beim Schock erzielt werden (79). Jegliche Therapie sollte die Grundursache des Schocks mitberücksichtigen und, wo möglich, beseitigen.

5.3. Aphereseverfahren

Seit der Einführung der Plasmapherese im Jahre 1914 (84) wurden unterschiedliche Aphereseverfahren bei einer ständig wachsenden Zahl von Krankheiten eingesetzt. Das Prinzip der Apheresetherapie beruht darauf, daß dem Patienten Blut entnommen wird, was dann antikoaguliert und in seine zellulären und plasmatischen Bestandteile getrennt wird. Eines oder mehrere dieser Bestandteile kann anschließend verworfen werden, während der Rest mit oder ohne Volumenersatzmittel den Patienten reinfundiert wird. Eine solche Therapie konnte nur deswegen ihre derzeitige Popularität erreichen (etwa 150 verschiedene Krankheiten sind versuchsweise mit Apheresverfahren behandelt worden), weil technisch hoch entwickelte Instrumente zur Verfügung standen, die mittels Zentrifugation oder Filtration Blutzellen vom Plasma trennen können. Allgemein gesprochen bedarf es bei Aphereseverfahren eines identifizierbaren Faktors im Blut des Kranken, der direkten Bezug zum Krankheitsgeschehen hat und möglichst isoliert entfernbar ist.

Unter hämorheologischen Gesichtspunkten haben die Plasmapherese, die Erythro- und Leukopherese einige Bedeutung erlangt. Die Domäne von Aphereseverfahren liegt jedoch ganz eindeutig bei der Behandlung von Krankheiten, bei denen hämorheologische Aspekte nur von untergeordneter Bedeutung sind (Immunologie, Toxikologie, Rheumatologie, etc.). Zusätzlich zur Apherese ist, bei entsprechender Grundkrankheit, wo immer möglich, eine (z.B. zytotoxische) Basistherapie notwendig.

5.3.1. Plasmapherese

Diese Therapieform wäre wohl exakter mit dem Terminus »partieller Plasmaaustausch« zu belegen. Plasmatische Hyperviskosität kann dadurch behandelt werden, daß pathologisches Plasma durch eine Flüssigkeit mit günstigeren rheologischen Eigenschaften ersetzt wird. Im Verlauf dieser Therapie wird dann nicht nur die Plasmaviskosität gesenkt, sondern alle anderen hämorheologischen Faktoren wie Blutviskosität, Erythrozytenaggregation und Erythrozytenflexibilität können günstig beeinflußt werden. Durch eine derartige Modifikation der Fließeigenschaften des Blutes kann es zur Perfusionszunahme und dadurch zur symptomatischen Verbesserung bei bestimmten ischämischen Krankheitsbildern kommen.

Paraproteinämien werden schon lange erfolgreich mit Plasmapherese behandelt (85). Heute besteht wenig Zweifel über die klinische Wirksamkeit bei dieser Indikation (86). Paraproteinämien sind häufig assoziiert mit okulären oder neurologischen Symptomen, die meist gut auf Plasmapherese ansprechen, wenn sie tatsächlich auf einer Hyperviskosität des Blutes beruhen (87–89). Das Fließverhalten des Blutes wird, wie mehrfach ausgeführt, nicht nur von den Fließfähigkeiten des Blutes, sondern auch von den Fließbedingungen, d.h. von der hämodynamischen Situation im Kreislauf bestimmt. Aus diesem Grunde kann beispielsweise bei Paraproteinämien kein eindeutiger, direkter Zusammenhang zwischen dem Ausmaß des hämorheologischen Defizits und der klinischen Symptomatik bestehen (89). Ebenfalls wird demzufolge der therapeutische Erfolg der Plasmapherese davon abhängen, ob und inwieweit das kardiovaskuläre System zusätzlich zur rheologischen Störung in Mitleidenschaft gezogen ist. So verwundert es auch nicht, daß bei gesunden Freiwilligen mit intaktem vaskulärem System die Plasmapherese nicht zu einem Anstieg der Hirndurchblutung führt (90).

Bei Patienten mit familiärer Hypercholesterinämie dagegen konnte mittels Plasmapherese die gestörte Blutrheologie normalisiert und die Hirndurchblutung signifikant verbessert werden (91). Dieser Effekt wurde deutlich nach Austausch von etwa 40% des Gesamtplasmavolumens, und er persistierte für etwa sieben Tage nach Behandlungsabbruch. Bei Patienten mit ätiologisch unterschiedlichen Hyperlipoproteinämien und gleichzeitigen klinischen Zeichen von Durchblutungsstörungen zeigte sich nach Plasmapherese eine deutliche aber nur kurze Zeit anhaltende Verbesserung hämorheologischer Faktoren, die von subjektiver symptomatischer Besserung begleitet war. Letzteres ließ sich allerdings nicht mit objektiven Meßmethoden verifizieren (92). Bei Patienten mit Raynaud-Syndrom, welches sich anderen konventionellen Therapieformen gegenüber refraktär gezeigt hatte, konnte durch eine Behandlungsserie mit fünf Plasmapherese-Sitzungen pro Woche eine weitaus deutlichere Remission als durch jedwede andere Therapieform erzielt werden (93). Die Hypothese, daß eine symptomatische Langzeitverbesserung durch hämorheologische Mechanismen, z.B. Normalisierung der Erythrozytenflexibilität, erreichbar ist, konnte in einer Anschlußstudie bestätigt werden. Aufgrund der dort und andernorts erhobenen, günstigen Daten wurde gefolgert, daß Plasmapherese bei einer Großzahl von Raynaud-Patienten, denen mit anderen Therapieformen nicht geholfen werden konnte, zu einer deutlichen klinischen Besserung führt (94).

Ob Plasmapherese auch eine hämorheologische Therapieform zur Perfusionserhöhung bei arteriosklerotisch bedingten peripheren Durchblutungsstörungen darstellt, muß derzeit noch offen bleiben. Erstuntersuchungen auf diesem Gebiet sind erfolgversprechend (95). Analoges kann derzeit über die therapeutische Beeinflussung der Perfusion bei koronaren Durchblutungsstörungen gesagt werden. Auch hier liegen zum jetzigen Zeitpunkt

nur Einzelberichte vor, die allerdings vielversprechend sind (96).
Zu den häufigsten Nebenwirkungen der Plasmapherese zählen Synkope, Schüttelfrost, Erbrechen, Hypovolämie, Hyperthermie, Hypotension, Hypokalziämie, Anaphylaxie und Hypervolämie. Die Inzidenz solcher Ereignisse wird zwischen 5 und 22% angegeben. Zur gründlichen Evaluation der Plasmapherese unter hämorheologischen Gesichtspunkten sollten eine ganze Reihe von wichtigen Variablen mit in Betracht gezogen werden: die Größe des bei einer Sitzung ausgetauschten Volumens, die Therapiefrequenz, die Art des Plasmaersatzmittels, die Grundkrankheit, die Möglichkeit sog. Rebound-Phänomene, die tatsächliche Effizienz bei der Eliminierung eines bestimmten Plasmaproteins, das Wiederauffüllen des Intravasalraumes mit eben diesem Protein aus den extravasalen Kompartimenten, das ungewollte Entfernen anderer, möglicherweise aber wichtiger Plasmakomponenten, die daraus resultierenden Effekte auf das Gerinnungssystem, die Immunabwehr etc., der mögliche Plazeboeffekt, Wirkungen des verwendeten Antikoagulans, Effekte der begleitenden medikamentösen Therapie und vieles mehr. Es wird deutlich, daß die Verhältnisse überaus komplex sind. Für eine auch nur vorläufige Beurteilung dieser Therapieform unter dem hämorheologischen Aspekt scheinen die derzeit zur Verfügung stehenden Informationen bei weitem nicht ausreichend. Es sollte nicht außer Betracht gelassen werden, daß Apherese mit einer hohen Frequenz von potentiell gefährlichen Nebenwirkungen assoziiert ist. Der Satz *Francis Bacons*, »Die Behandlung ist schlimmer als die Krankheit«, scheint hier in gewissen Fällen zuzutreffen und eine enge Indikationsstellung ist angebracht.

5.3.2. Erythropherese

Bei der Erythropherese wird Blut extrakorporal in seine Bestandteile aufgetrennt, die Zellen verworfen und das Plasma reinfundiert. Somit stellt diese Therapieform eine Möglichkeit dar, den Hämatokrit rasch zu senken und dabei das Risiko von Hypo- oder Hypervolämie zu minimalisieren. Die Auswirkungen der Erythropherese sind ähnlich denen der isovolämischen Hämodilution. Allerdings kann der Verlust an Plasmaproteinen minimalisiert werden. Die meist hyperonkotische Natur der Plasmaersatzmittel, mit der sich daraus ergebenden Gefahr der Hypervolämie, fällt hier nicht ins Gewicht.
Gute klinische Resultate wurden bei der Sichelzellanämie beschrieben, wenn ein schneller Austausch von rigiden Sichelzellen mit normalen Erythrozyten angezeigt war (97). Ebenso ist die Erythropherese bei primären und sekundären Polyzythämieformen klinisch wirksam. Subjektive symptomatische Verbesserung, vergrößerte Belastungstoleranz, verlängerte Gehstrecke und verbesserte mentale Funktion sind beschrieben worden (98, 99). Die Erythropherese hat gegenüber der Hämodilution einige weitere Vorteile: Die Hämatokritreduktion kann rascher und drastischer durchgeführt werden. Isovolämie ist ein leichter erreichbares Ziel. Der Verlust von hormonell oder immunologisch wichtigen Plasmafaktoren muß nicht in Kauf genommen werden. Auf der anderen Seite ist Erythropherese weniger gründlich untersucht und steht wegen der dazu notwendigen, aufwendigen Apparatur natürlich weit seltener zur Verfügung.

5.3.3. Leukopherese

In jüngster Zeit zeichnet es sich ab, daß die Rheologie von Leukozyten einen möglicherweise in der Vergangenheit von Hämorheologen zu wenig beachteten Aspekt darstellt. Insbesondere auf mikrozirkulatorischem Niveau scheint der Leukozytenrheologie große Bedeutung zuzukommen (siehe 4.5.2.4.). Insofern ist es denkbar, daß bei richtiger Indikationsstellung die selektive Entfernung von Leukozyten aus dem Blut mittels Leukopherese auch unter dem hämorheologischen Aspekt therapeutische Bedeutung erlangen könnte – dies insbesondere dann, wenn die Gesamtleukozytenzahl pathologisch erhöht ist, was z.B. bei bestimmten Leukämieformen der Fall ist. Eine Untersuchung berichtet darüber, daß bei Leukämiepatienten eine günstige Beeinflussung der neurologischen Symptomatik parallel mit einer Reduktion der Leukozytenzahlen zu verzeichnen war (100). Bei der Leukopherese unter hämorheologischer Indikationsstellung bzw. zur Perfusionsverbesserung handelt es sich ganz eindeutig um eine derzeitig experimentelle Therapieform. Weitere grundlegende Forschungsarbeit ist zu leisten, bis ihr klinischer Stellenwert beurteilt werden kann.

5.3.4. Ausblick

»Mediziner sind, ebenso wie andere Menschen, von der Mode beeinflußte Geschöpfe. Jede neue Therapieform ruft zunächst einmal Enthusiasmus hervor; sie wird dann bei allen möglichen Krankheiten eingesetzt. Darauf folgt völlige Ablehnung und Verwerfung und man sagt, sie sei für nichts zu gebrauchen. Schließlich, so hoffen wir, findet sie ihren eigentlichen Platz: Spezifisch für dieses, brauchbar für jenes, indiziert bei der einen und anderen Krankheit, wenn alles übrige nicht geholfen hat« (101). Apherese ist modern, invasiv und apparativ aufwendig. Möglicherweise erscheint sie gerade deswegen in der heute technisch ausgerichteten Medizin attraktiv. Es ist zu erwarten und zu hoffen, daß zukünftige apparative Entwicklungen einen Teil ihrer durchaus ernsten Nebenwirkungen und Risiken reduzieren. Z.B. wird an Verfahren gearbeitet, durch die nur ein definierter Plasmafaktor eliminiert wird. Kaskadenfiltration (102), mit dem Eliminationskriterium »Proteingröße«, und Immunadsorption (103), mit dem Eliminationskriterium »Proteinimmunogenität«, könnten einen erheblichen Fortschritt in Richtung Effektivität und Sicherheit dieser Therapieformen mit sich bringen.

5.4. Plasmaersatzmittel

Sowohl bei der Hämodilution als auch bei einigen Aphereseverfahren gelangen Plasmaersatzmittel zum Einsatz. Es erscheint deshalb von Bedeutung, ihre wesentlichsten hämorheologischen Eigenschaften kurz anzusprechen. Die ideale Plasmaersatzlösung sollte biochemisch inert sein, für einen möglichst langen Zeitraum im Gefäßsystem verweilen und zusätzlich einen positiven Einfluß auf hämorheologische Parameter ausüben.
Zur Plasmapherese werden häufig 3,5%ige Humanalbumin-Lösungen bzw. Plasma oder Serumsuspensionen emp-

fohlen (104). Die Verwendung von humanen Proteinlösungen minimalisiert ganz eindeutig den dabei sonst unvermeidlichen Proteinverlust. Wann immer eine interkurrente Immunschwäche des Patienten mit eine Rolle spielt, kann in Erwägung gezogen werden, 2,5–5 g IgG der Infusion hinzuzufügen (104). Von den Dextranen ist bekannt, daß sie die Plasmaviskosität erhöhen und die Erythrozytenaggregation begünstigen können. Die Effekte hängen von der Molekülgröße des verwendeten Dextrans ab und sind bei hochmolekularen Dextranen deutlicher. Dextrane wurden nach ihrer Entdeckung zunächst als »Perfusionsverbesserer« mit angeblich spezifischen, positiven Effekten auf die Blutrheologie eingeführt (105). Erst spätere Forschungsarbeiten zeigten, daß die positiven hämorheologischen Effekte im wesentlichen durch Hämodilution und Blutvolumenexpansion hervorgerufen werden (106). Über die rheologischen Eigenschaften von Hydroxyäthylstärke (HÄS) existieren derzeit teilweise widersprüchliche Aussagen. Die Volumenexpansion, die durch Infusionen von HÄS 200 hervorgerufen wird, ist etwas geringer als die nach Dextran 40. Bei niederen Konzentrationen scheint HÄS die Erythrozytenaggregation zu fördern, während hohe Konzentrationen sie inhibieren (107). Sowohl HÄS 200 als auch Dextran 40 sind hyperonkotische Lösungen; dieser Effekt ist die Ursache für die Expansion des

Tabelle 9a. Einige Kenndaten von Plasmaersatzmitteln.

Substanz	Molekulare Konfiguration	Chemie	Molekulargewicht	Relative Viskosität	Kolloidosmotischer Druck (mmH$_2$O)	Volumeneffekt	Halbwertzeit	Komplikationen	Kosten
Humanalbumin	globulär	Aminosäuren	~65 000	1,9–2,3	350–400	gering	19 Tage	häufig	hoch
Dextran 40	linear	Monosaccharide	40 000	5,4	2400	groß	3–4 h	mit Promit®	mäßig
Dextran 80	linear	Monosaccharide	70 000	3,4	800	groß	6–8 h	selten	mäßig
HÄS 450	globulär	Monosaccharide	450 000	4,6	330	groß	3–4 h	selten	mäßig
HÄS 200	globulär	Monosaccharide	200 000	5,1	800	groß	3–4 h	selten	mäßig
Gelatine	globulär	Aminosäuren	35 000	1,8–2,1	390	gering	1–2 h	selten	gering

Tabelle 9b. Vor- und Nachteile kolloidaler Plasmaersatzmittel.

Vorteil	Nachteil

Kein Infektionsrisiko
Stets verfügbar
Lagerfähig
Wenig Effekte auf das Gerinnungssystem
Z.T. Thromboseprophylaxe
Blutgruppenunabhängig
	Transportiert keinen Sauerstoff
	Kann Proteinmangel verstärken
	Dextrane: Blutungen
	    Nierenfunktion
	    Verstärkung der Erythrozytenaggreg.
	    Akkumulation möglich
	Nebenwirkungen

Blutvolumens. Es scheint so, als würde der Volumeneffekt von Dextranen länger als der von HÄS persistieren (108). Ferner wurde berichtet, daß Dextrane die plasmatische Gerinnung verzögern, während HÄS die Thrombozytenaggregation zu hemmen scheint (109). Gelatinelösungen zeigen einen vergleichsweise geringeren Volumeneffekt. Ihre intravasale Verweildauer ist ebenfalls deutlich kürzer (110).

Vor der Einführung des niedermolekularen Haptens waren anaphylaktische Reaktionen infolge von Dextraninfusionen eine gefürchtete, ernste Komplikation. Bei sachgerechter Anwendung von Promit® ist dies heute zur Rarität geworden. Anaphylaktische Zwischenfälle mit HÄS sind so gut wie unbekannt (111). Bei eingeschränkter Nierenfunktion kann die Ausscheidung von kolloidalen Lösungen verzögert sein, was zur Folge hat, daß sie im Kreislauf akkumulieren können (112). Aus diesem Grund ist heute die Hypervolämie die wohl gravierendste Gefahr bei Infusionen mit Dextranen oder HÄS. Die engmaschige Kontrolle der Nierenfunktion ist daher am Platze. Die wichtigsten Daten zu den Plasmaersatzmitteln sind in Tabelle 9 zusammengefaßt.

Es steht heute kein Plasmaersatzmittel zur Verfügung, welches völlig ohne Risiko einsetzbar ist. In der nahen Zukunft werden wir mit Sicherheit Zeugen neuer Entwicklungen auf diesem Gebiet werden. In Fällen, wo das therapeutische Ziel die Verbesserung der Sauerstoffversorgung peripherer Gewebe ist, könnten Infusionslösungen, die die Fähigkeit haben, Sauerstoff zu binden und in der Peripherie abzugeben, einen großen Schritt nach vorne bedeuten (113, 114).

5.5. Defibrinogenisation

5.5.1 Pharmakologie

Die Entwicklung von diesen Enzympräparaten geht auf eine zufällige Beobachtung aus dem Jahre 1963 zurück. Damals wurde berichtet, daß ein Mensch, der von der Malayischen Grubenotter gebissen worden war, Symptome entwickelte, die einer hereditären Hypofibrinogenämie ähnlich waren (115). Etwa 30 Minuten nach dem Biß zeigte sich bei dem Opfer eine generalisierte Blutungsneigung, deren weiterer klinischer Verlauf jedoch benigne war. Nach etwa zwei Wochen hatte sich eine völlige restitutio ad integrum eingestellt. Dieser Bericht führte dazu, daß das Gift von dieser und einer anderen Schlange (botrops artrox) genauer untersucht wurde. In der Folgezeit wurde die fibrinogenspaltende Aktivität isoliert, biologisch standardisiert und unter dem Namen Arwin® bzw. Defibrase® eingeführt (116). Defibrinogenierungsenzyme (DE) induzieren am Fibrinogenmolekül Veränderungen, die Ähnlichkeiten mit denen haben, die von Thrombin ausgehen. Sie katalysieren die Hydrolyse einer Arginin-Glyzin-Verbindung im Fibrinogenmolekül. Daraus resultiert die Abspaltung der sogenannten A-Kette aus dem Fibrinogenmolekül (116). Durch Thrombin wird zusätzlich auch die B-Kette gespalten, was schließlich zur Bildung eines stabilen Fibringerinnsels führt (Abb. 24). Durch die Aktivität von DE entstehen Des-A-Fibrin-Monomere, die polymerisieren und in nichtquervernetzte, und mechanisch so-

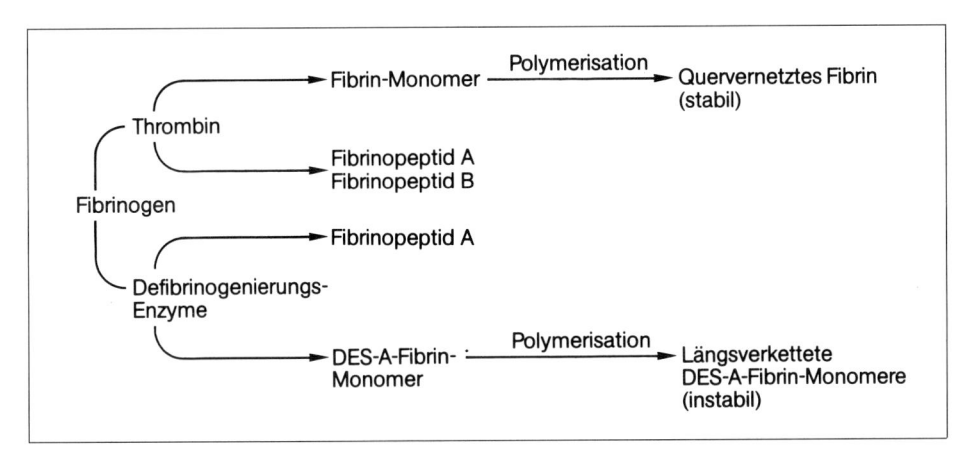

Abbildung 24. Wirkungen von Thrombin und DE auf Fibrinogen. Erstgenanntes Enzym führt zu einem stabilen Gerinnsel, DE zu einem makroskopisch ähnlichen, jedoch mechanisch und biochemisch instabilen Koagulum.

wie biochemisch instabile Strukturen überführt werden, die makroskopisch ein typisches, biochemisch und mikroskopisch ein atypisches Fibringerinnsel darstellen. Bei einfachen Versuchen in vitro ist dieses Koagulum deutlich mit dem bloßen Auge erkennbar. Es besteht kaum Zweifel darüber, daß Mikrogerinnsel auch in der Mikrozirkulation, induziert durch DE, entstehen können (117). Unter physiologischen Verhältnissen werden diese Gerinnsel innerhalb der Zirkulation im status nascendi durch die dort wirksamen mechanischen Kräfte zerstört, durch endogenes Plasminogen lysiert und im retikulo-endothelialen System eliminiert.

Fibrinogen ist der einzige plasmatische Gerinnungsfaktor, der durch DE modifiziert wird (118). Auf die Thrombozytenfunktion lassen sich jedoch ebenfalls Effekte nachweisen. Wahrscheinlich aufgrund des niedrigen Fibrinogenspiegels und der hohen Konzentration an Fibrinogenspaltprodukten wird die Thrombozytenaggregation nach DE-Applikation gehemmt (119). Die Thrombozytenzahl fällt vorübergehend ab, was als Folge von Mikrogerinnselbildung interpretiert werden könnte (120). Schließlich läßt sich nachweisen, daß DE das fibrinolytische System stimulieren kann (121). Die biologische Halbwertszeit von DE wird mit 3–10 Stunden angegeben. DE werden im retikulo-endothelialen System metabolisiert und zudem über die Niere ausgeschieden. Aus diesen Daten geht hervor, daß Defibrinogenisation zu atypischer Gerinnung und einer daraus resultierenden Senkung des Fibrinogenspiegels mit Erhöhung der Konzentration von Fibrinogen-Spaltprodukten im Blut führt (122). Da die so entstehenden Gerinnsel normalerweise augenblicklich lysiert werden, wirken DE wie ein Antikoagulans, indem sie die Reaktion von Fibrinogen in Fibrin ihres Substrates entledigen.

5.5.2. Hämorheologische Effekte

Jedwede Fibrinogensenkung im Plasma wird zur Folge haben, daß die Erythrozytenaggregation inhibiert, die

Fließschubspannung des Blutes reduziert wird, und Blut- und Plasmaviskosität erniedrigt werden (123) (siehe dazu auch Abschnitt 2.1.). Insgesamt wird dadurch das rheologische Verhalten von Blut dem einer Newtonschen Flüssigkeit ähnlicher gemacht. Abbildung 25 zeigt, daß bei niedrigen Schubspannungen der viskositätssenkende Effekt von DE am deutlichsten hervortritt. Theoretisch könnte das bedeuten, daß durch DE die Perfusion besonders dort verbessert werden kann, wo in vivo der treibende Druck niedrig ist, was z.B. in einem poststenotischen Gefäßgebiet oder auf der venösen Seite gegeben ist.

Bezüglich der Auswirkungen von DE auf die Erythrozytenflexibilität existieren widersprüchliche Aussagen in der Literatur. Wenn man nur Ergebnisse in Betracht zieht, die an Filtrationssystemen gewonnen wurden, so zeigt sich, daß kein Effekt auf die Filterabilität nachzuweisen ist, wenn 8-µm-Poren eingesetzt wurden (124), und daß von einer Einschränkung der Filterabilität bei Benutzung von 5-µm-Filtern berichtet wird (125). Es ist anzunehmen, daß dieser methodische Unterschied die Diskrepanz der Befunde begründet. Weitere Arbeiten zu diesem Punkt wären jedoch notwendig.

5.5.3. Klinische Anwendung

Zu den einzelnen Indikationen von DE soll weiter unten noch ausführlich Stellung genommen werden. Die Kombinationsmöglichkeit von DE mit anderen Pharmaka scheint nicht eingeschränkt zu sein. Aus theoretischen Gründen könnte Zurückhaltung bei der Kombination mit Dextraninfusionen gegeben sein; Dextrane können das retikulo-endotheliale System blockieren. Das könnte dazu führen, daß dieses System seine entscheidende Rolle bei dem Abbau von DE-induzierten Mikrogerinnseln nicht mehr voll wahrnehmen kann.

DE können intravenös, intramuskulär und subkutan appliziert werden. Die Mehrzahl der Experten empfiehlt heute die subkutane Injektion, weil hier die Freisetzung in den Kreislauf am langsamsten erfolgt und so eine manifeste intravasale Gerinnung weitgehend vermieden werden kann. Einige Autoren empfehlen fixe Behandlungsschemata (z.B. eine Einheit pro kg innerhalb der ersten vier Tage, dann 4 Einheiten pro kg). Meist erscheint es jedoch sinnvoller, sich an dem engmaschig zu kontrollierenden Plasmafibrinogenspiegel zu orientieren. Die Dosis sollte dann so gewählt werden, daß der

Abbildung 25. Schematische Darstellung der Blutviskositätsänderung durch DE.
Die DE-induzierte Senkung der Blutviskosität zeigt sich über den gesamten Schubspannungsbereich, ist jedoch bei niedrigen Strömungskräften (B) deutlicher ausgeprägt als bei hohen (A).

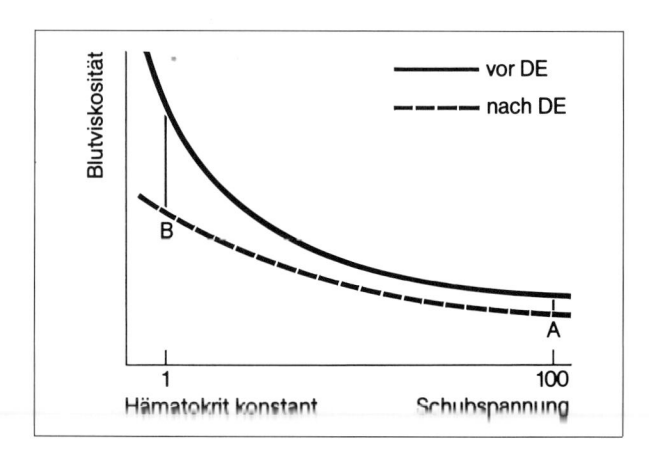

Fibrinogenspiegel zwischen 0,5 und 1 g/l zu liegen kommt. Aufgrund von tierexperimentellen Ergebnissen ist vor exzessiv hochdosierter Therapie zu warnen, da beschrieben wurde, daß dies zu einer Blockade der Mikrozirkulation führen kann (126). Nach einer individuell variablen, durchschnittlich bei vier bis sechs Wochen liegenden Applikationsdauer wird die Therapie zunehmend ineffektiv. Das zeigt sich darin, daß auch durch höhere Dosierungen keine Senkung des Fibrinogenspiegels in dem oben angegebenen Bereich mehr möglich ist. Dem liegt die körpereigene Antikörperproduktion gegen das Fremdeiweiß zugrunde, die die enzymatische Aktivität von DE in zunehmendem Maße inaktiviert. Auf diese Weise findet die Therapie nach einigen Wochen ihr natürliches Ende. In diesem Fall kann das zweite heute zur Verfügung stehende Schlangenenzympräparat eingesetzt werden, da eine Kreuzantigenität zwischen Arwin® und Defibrase® nicht besteht. Bezüglich der Frage, ob einmal gebildete Antikörper lebenslang persistieren, existieren in der Literatur widersprüchliche Aussagen.

Die weitaus häufigste Nebenwirkung von DE ist die Blutungsbereitschaft. Möglicherweise ist die Inzidenz dieser Nebenwirkung bei der intravenösen Applikationsform am größten. Es können spontan Blutungen auftreten, häufiger jedoch sind Blutungen nach Bagatelltraumen. Seltener kann es zu allergischen Komplikationen, Pyrexie, Hypotension, respiratorischer Insuffizienz, Kopfschmerzen und Schwindel kommen. Einige Arbeitsgruppen haben berichtet, daß es unter DE zu venösen und arteriellen Thromben inklusive Herzinfarkt gekommen ist (z.B. 127). Ob diese ernsten Zwischenfälle tatsächlich in Zusammenhang mit der Therapie bzw. mit sich möglicherweise bildenden Mikrogerinnseln (siehe oben) stehen, kann derzeit nicht endgültig entschieden werden.

Die Kontraindikationen von DE sind nahezu identisch mit denen der Antikoagulanzientherapie. So sollte DE nicht eingesetzt werden, wenn Anomalien des Gerinnungssystems vorliegen, ebenso nicht bei Ulzera im Magen-Darm-Trakt, nach akutem Herz- oder Hirninfarkt, bei einem systolischen Blutdruck über 200 mmHg, bei Schocksymptomatik und bei Retinablutungen. Relative Kontraindikationen sind Leberfunktionsstörungen, Niereninsuffizienz, Schwangerschaft und maligne Erkrankungen. Falls nötig, kann die Therapie mit Arwin® abrupt unterbrochen werden, indem ein Antitoxin verabreicht wird. Für Defibrase® steht kein vergleichbares Präparat zur Verfügung. Falls schwere Blutungen auftreten, kann es ratsam sein, nach dem Absetzen der DE-Medikation Humanfibrinogen zu infundieren. Abbruch der Therapie hat die spontane Normalisation des Fibrinogenspiegels innerhalb weniger Tage zur Folge.

5.5.4. Klinische Wirksamkeit

Das therapeutische Potential einer Fibrinogenspiegelsenkung durch DE wurde zunächst aufgrund von theoretischen Überlegungen in den 60er Jahren in Betracht gezogen (128, 129). Es besteht einerseits darin, daß die Blutperfusion durch Fluidifizierung des Blutes erhöht werden könnte, andererseits auch darin, daß DE eine Alternative zur üblichen gerinnungshemmenden Therapie darstellen mag. Derzeit stehen mehrere hundert klinische Berichte zur Verfügung, deren wesentlichste Aussagen im folgenden knapp zusammengefaßt werden sollen; bezüglich einer ausführlicheren Übersicht wird auf eine andere Arbeit neueren Datums verwiesen (128).

5.5.4.1. Arterielle Verschlußkrankheit

Die tierexperimentellen Daten zeigen, daß durch DE die Perfusion mit und ohne Verwendung künstlich gesetzter Stenosen zunimmt (130, 131). In den frühen 70er Jahren wurde DE erstmals bei fortgeschrittenen Stadien der arteriellen Verschlußkrankheit (AVK) klinisch eingesetzt. Die Resultate waren erfolgversprechend (132, 133). In der Folgezeit wurde dies vielfach in weiteren offenen klinischen Studien bestätigt. Es zeigte sich, daß sowohl subjektive Parameter, wie maximale schmerzfreie Gehstrecke, Ruheschmerz, Heilungstendenz von Ulzera, etc. als auch objektive Parameter, wie venenverschlußplethysmographische Meßwerte, periphere Dopplerdrucke, muskulärer Sauerstoffpartialdruck, Xenon-Clearance der Haut oder des Muskels, konsekutive Amputationsfrequenz und analgetische Medikation günstig beeinflußbar sind. Die Mehrzahl der Untersucher konnte zeigen, daß 50–80% der Patienten in fortgeschrittenen Stadien der AVK durch DE-Medikation eine symptomatische Besserung erfahren. Ein peripherer Blutdruck von mindestens 40 mmHg in der erkrankten Extremität scheint nach Meinung der meisten Experten eine der Grundvoraussetzungen für den klinischen Erfolg zu sein.

Die AVK zeigt eine große Variabilität bezüglich des klinischen Spontanverlaufs. Zudem ist es wahrscheinlich, daß eine Therapie mit »Schlangengiftinjektionen« mit einem deutlichen Plazeboeffekt assoziiert ist. Aus diesen und anderen Gründen kann die klinische Effizienz letztlich nur anhand von kontrollierten Studien beurteilt werden. Einige wenige derartige Untersuchungen liegen uns heute vor. Bei Patienten mit AVK III wurde Arwin® zunächst intravenös gegeben und mit den Erfolgen subkutaner Heparintherapie verglichen. In einem zweiten Untersuchungsabschnitt wurde Arwin® subkutan verabreicht und mit einer Kombination aus oralen Antikoagulanzien und Vasodilatatoren verglichen. Beide Teilstudien hatten ein Cross-over-Design und waren nicht doppelblind. Die Ergebnisse belegten scheinbar die Überlegenheit der DE-Therapie (134). In einer weiteren kontrollierten Studie wurden AVK-III- und -IV-Patienten mit subkutanem Arwin® und anschließend mit Vasodilatatoren behandelt. Auch hier zeigte sich eine Überlegenheit der Arwin®-Therapie (135). Die eindeutige Interpretation dieser Daten stößt jedoch auf Schwierigkeiten. Dies u.a. deswegen, weil die jeweiligen Referenzmedikationen möglicherweise eine symptomatische Verschlechterung induzieren können. In diesem Falle würde der positive Effekt der Arwin®-Therapie nicht einen echten therapeutischen Nutzen widerspiegeln, sondern lediglich Ausdruck der relativen Überlegenheit über Behandlungsmaßnahmen mit negativen Konsequenzen sein.

Plazebokontrollierte Doppelblindstudien könnten die Frage der klinischen Effizienz von DE am ehesten endgültig lösen. Derzeit sind drei derartige Studien publiziert (136–138). Keine dieser Studien beweist die Wirksamkeit von DE. Es ist anzumerken, daß jedoch auch jede dieser Studien unter unterschiedlichen Gesichtspunkten kritikwürdig und somit in ihrer Aussage beschränkt ist (siehe Tab. 10). Somit steht also heute der zwingende Wirkungsnachweis von DE bei

Tabelle 10. Plazebokontrollierte Studien zur Defibrinogenierungstherapie bei AVK.

Autor (Publikationsjahr)	Erkrankungsstadium	verwendetes Mittel	Fallzahl	Behandlungsdauer	Ergebnis	Kommentar
Martin (1976)	II	Batroxobin	10	21 Tage	kein Einfluß auf Gehstrecke oder Dopplerdrucke	nicht doppelblind
Tonnesen (1978)	III + IVa	Ancrod	21	21 Tage	Erhöhung der Dopplerdrucke, aber kein klinischer Nutzen	deutliche Plazeboeffekte
Lowe (1981)	III + IVa	Ancrod	14	8 Tage	kein klinischer Nutzen	Behandlungsphase zu kurz

AVK aus. Bedenkt man die fast 20jährige Vergangenheit dieser Therapieform und ihre wohlfundierte theoretische Basis, so muß dieses Fazit verblüffen. Aufgrund von verschiedenen experimentellen Ergebnissen wurde postuliert, daß DE bei bestimmten Randbedingungen zu einer Okklusion von Austauschgefäßen im erkrankten Stromgebiet führen kann. Dies insbesondere dann, wenn die mechanischen Kräfte und die fibrinolytische Aktivität darniederliegen, was in der hypoperfundierten Strombahn bei AVK der Fall ist (139). Es bleibt zu hoffen, daß eine derzeit laufende plazebokontrollierte, multizentrisch angelegte Doppelblindstudie die Frage der klinischen Wirksamkeit von DE endgültig zu klären vermag.

5.5.4.2. Angina pectoris

Ähnlich wie DE, so führen Streptokinase und Urokinase zu einer drastischen Fibrinogenspiegelsenkung, und es ist mehrmals postuliert worden (z.B. 128), daß die Erfolge der fibrinolytischen Therapie nach akutem Herzinfarkt z.T. auch durch die Verbesserung der Blutfluidität bedingt sein könnten. Unter diesem Aspekt wäre es denkbar, daß DE nach Herzinfarkt zu einer myokardialen Perfusionsverbesserung führt. Diese These wird jedoch nicht durch tierexperimentelle Untersuchungen gestützt (140, 141) und so gilt derzeit, wie oben erwähnt, daß DE nach akutem Infarkt kontraindiziert ist.

Bei Patienten mit stabiler Angina pectoris konnte dagegen eine symptomatische Besserung nach Arwin®-Therapie verzeichnet werden (142). In dieser plazebokontrollierten Doppelblindstudie wurde Arwin® subkutan appliziert und es zeigte sich in der Behandlungsgruppe eine Reduktion des Nitroglyzerin-Verbrauchs um 63%, während diese Zahl unter Plazebo nur bei 39% lag. In einer anderen Untersuchung wurden zehn Patienten mit schwerer instabiler Angina pectoris und hohen Fibrinogenspiegeln für vier Wochen mit Arwin® behandelt. Die Dosis wurde so gewählt, daß der Fibrinogenspiegel auf den Durchschnittswert von 1,4 g/l sank (143). Bei sieben Patienten verschwand die Angina-pectoris-Symptomatik daraufhin noch ehe der Fibrinogenspiegel in den therapeutischen Bereich abgefallen war. Bei den übrigen drei Patienten kam es zu einer Verminderung des Nitroglyzerinverbrauchs und zu einer Stabilisierung der Angina-pectoris-Symptomatik. Diese Erfolge persistierten bis weit über die Behandlungsphase hinaus, was u. U. als ein Effekt der begleitenden Rehabilitationsmaßnahmen interpretiert werden könnte, die in dieser Studie mit dem Ziel der Verbesserung der koronaren Kollateralisation durchgeführt wurden. Diese wenigen Daten erscheinen erfolgversprechend; weitere Arbeiten auf diesem Gebiet sollten initiiert werden.

5.5.4.3. Prävention tiefer Venenthrombosen

Die postoperative tiefe Venenthrombose ist auch heute noch eine der häufigsten und gefährlichsten Komplikationen in der Chirurgie. Eine ganze Reihe von Möglichkeiten, dieses Risiko zu vermindern, sind beschrieben worden (Tab. 5). Derzeit hat sich die Heparin-Therapie auf breiter Basis durchgesetzt; im allgemeinen sind die Resultate dabei zufriedenstellend. In bestimmten Situationen jedoch, z.B. bei Operationen am Hüftgelenk, bietet die Heparinisierung keinen ausreichenden Schutz (144). Einige Studien belegen, daß DE unter diesen Bedingungen im Vergleich zu Heparin bessere Resultate erbringt (144–146). In einer plazebokontrollierten Doppelblindstudie konnte gezeigt werden, daß subkutane Arwin®-Gabe die Frequenz von venographisch verifizierten tiefen Venenthrombosen nach Hüftgelenksoperationen signifikant reduzierte (145). Ebenso konnte aufgezeigt werden, daß nach Hüftgelenksersatz die Ausdehnung von Thromben in der Vena femoralis unter Arwin® deutlich geringer war, während die Inzidenz tiefer Venenthrombosen in dieser Untersuchung nicht signifikant reduziert werden konnte (146). Beide Untersuchungen zeigen, daß Arwin® nicht zu einem erhöhten postoperativen Blutungsrisiko führt und auch nicht die Inzidenz anderer postoperativer Komplikationen erhöht.

Die größte Gefahr, die von einer tiefen Venenthrombose ausgeht, ist natürlich die potentiell tödliche Lungenembolie. Die heute zur Verfügung stehenden Daten können als Hinweis dafür gedeutet werden, daß DE die Frequenz von Lungenembolien gegenüber Plazebo verringert (144, 145). Ebenso zeigen tierexperimentelle Daten, daß die Schwere und Mortalitätsrate einer experimentell gesetzten Lungenembolie niedriger liegt, wenn zuvor DE verabreicht wurden (147). Ob DE allerdings in dieser Beziehung anderen prophylaktischen Maßnahmen überlegen ist, muß offen bleiben. Die Literatur bietet weiterhin Anhalt dafür, daß DE bei der Behandlung einer Thrombose der Vena centralis retinae von Nutzen ist (148, 149). Kontrollierte Studien zu diesem Fragenkomplex liegen derzeit jedoch nicht vor. Der Einsatz von DE bei manifester tiefer Venenthrombose scheint nicht erfolgversprechend zu sein (150).

Die therapeutische Senkung des Fibrinogenspiegels kann auf zumindest zwei Faktoren der bekannten Virchowschen Trias, nämlich Blutströmung und Gerinnbarkeit des Blutes, einen günstigen Einfluß ausüben. Zwischen venöser Thrombogenese und hämorheologischen Faktoren existieren bemerkenswerte Assoziationen (siehe unter 4.4.1.), die indirekt darauf hinweisen, daß Blutfluidifizierung einen günstigen Einfluß, unabhängig von der DE-induzierten Hypokoagulabilität, hat.

5.5.4.4. Verschiedenes

Falls tatsächlich DE eine Verbesserung der Makro- und Mikrozirkulation induziert, so kann man erwarten, daß auch positive Effekte auf die Wundheilungstendenz indiziert werden könnten. Dergleichen konnte in der Tat nach Beinamputationen bei AVK und nach plastisch-chirurgischen Eingriffen gezeigt werden (151, 131). Bei solchen und ähnlichen Indikationen würde die zeitliche Begrenztheit einer Arwin®-Therapie nicht ins Gewicht fallen; weitere Untersuchungen dazu wären wünschenswert. Andere, unkontrollierte Untersuchungen zeigen auf, daß venöse (152) oder arterielle (151) Gefäßprothesen nach Defibrinogenierung eine geringere Okklusionstendenz aufweisen. Prinzipiell könnte eine DE-induzierte Perfusionsverbesserung und/oder die antikoagulativen Eigenschaften von DE eine Basis zur Erklärung der Befunde bieten.

Bei experimentell induzierter Glomerulonephritis konnte durch DE eine Reduktion der glomerulären Fibrinablagerungen und ihrer Langzeitfolgen erreicht werden (153). Ähnlich vielversprechende Resultate wurden in einer Pilotstudie am Menschen erzielt (154). Die Liste derjenigen Erkrankungen, die mit unterschiedlichem Erfolg versuchsweise mit DE behandelt wurden, umfaßt: Sekundärfolgen einer Nierentransplantation (155), Priapismus (156), Sichelzellkrise (157), Tumormetastasen (158), Sklerodermie (159), Morbus Bürger (160), Lupus erythematotus (161).

Überschaut man die Fülle von Informationen, die heute zur Therapie mit DE zur Verfügung stehen, so ist man fasziniert von den offensichtlichen Möglichkeiten dieser Behandlungsform. Gleichzeitig muß man feststellen, daß auf vielen Gebieten schlüssige klinische Ergebnisse noch weitgehend fehlen oder widersprüchlich sind. Sicherlich steht das in Zusammenhang mit den nicht zu übersehenden Nachteilen dieser Therapieform: Sie ist teuer, aufwendig und zeitlich limitiert. Eine Reihe von möglichen, nachteiligen Wirkungen sind derzeit noch unzureichend untersucht. So z.B. gibt es wenig Literatur über die Effekte, die möglicherweise durch den dramatischen Anstieg der Fibrinogenspaltprodukte hervorgerufen werden können (162). Einige der Nachteile könnten u.U. dadurch überwunden werden, daß Enzyme aus anderen Schlangengiften (163) zur Verfügung gestellt werden, oder ein synthetisches Produkt entwickelt wird.

Wie oben bereits angedeutet, induziert die fibrinolytische Therapie mit Urokinase oder Streptokinase hämorheologische Effekte, die denen der DE ähnlich sind (164, 165). Es ist wiederholt postuliert worden, daß der klinische Erfolg solcher Fibrinolytika zumindest teilweise durch hämorheologische Mechanismen getragen wird (166, 167). Konsequente Untersuchungen, die diese Frage klären könnten, existieren derzeit nicht. Ganz eindeutig handelt es sich jedoch bei dieser Therapie primär um lumeneröffnende Maßnahmen. Hämorheologische Aspekte sind sicherlich zweitrangig, so daß hier die bloße Erwähnung dieser Fibrinolytika genügen mag.

5.6. Orale Medikamente

Insbesondere für den niedergelassenen Arzt haben orale Medikamente zur Verbesserung hämorheologischer Eigenschaften eine ganz besondere Bedeutung. Eine überaus große Zahl von Publikationen der letzten Jahre beschäftigt sich mit diesem Themenbereich. Tabelle 11 zeigt die lange Liste von Medikamenten, die möglicherweise unter den unterschiedlichsten Bedingungen einen positiven Einfluß auf die Erythrozytenflexibilität ausüben können. Auf diesem Sektor ist die Entwicklung derzeit äußerst rasch. Eine Übersicht, die Anspruch auf Vollständigkeit hätte, ist daher von vornherein zum Scheitern verurteilt. Im folgenden soll lediglich versucht werden, einige Grundprinzipien aufzuzeigen, die wesentlichsten der heute etablierten Substanzen zu nennen, einige der damit in Verbindung stehenden Probleme anzusprechen und mögliche zukünftige Entwicklungen zu skizzieren.

Medikamente mit hämorheologischer Aktivität gehören den unterschiedlichsten pharmakologischen Substanzklassen an. Sie können die Fließeigenschaften des Blutes über alle oben aufgezeigten Mechanismen modifizieren. Eine Einteilung dieser Pharmaka stößt daher auf besondere Schwierigkeiten. Die hier gewählte Kategorisierung ist rein schematisch; häufig zeigt sich, daß eine bestimmte Substanz sowohl die Plasmaviskosität als auch die Erythrozytenflexibilität beeinflußt und somit eine erhebliche Überlappung der zwei hier gewählten Klassen besteht.

5.6.1. Orale Medikamente zur Absenkung der Plasmaviskosität

5.6.1.1. Clofibrat

Ethyl[2-(4-chlophenoxy)-2-methylpropionat] = Clofibrat

Es konnte wiederholt gezeigt werden, daß der Lipidsenker Clofibrat nicht nur die Blutfettwerte modifiziert, sondern auch pathologisch erhöhte Fibrinogenspiegel reduziert (168). Tatsächlich wurde postuliert, daß letzterer Effekt bei der Beeinflussung des kardiovaskulären Risikos der bedeutendere ist (169). Clofibrat reduziert die Blutviskosität wohl ausschließlich durch seine Eigenschaft, den Fibrinogenspiegel im Plasma zu senken (170). Möglicherweise dadurch induziert, ließ sich eine Verlängerung der schmerzfreien Gehstrecke während einer Clofibrat-Medikation bei AVK-II-Patienten dokumentieren (171, 172). Bei Patienten mit krankhaft hohem Fibrinogenspiegel zeigte sich im Verlauf der Clofibrat-Medikation eine Zunahme der Hirndurchblutung (173). Eine weitere Studie an Fettstoffwechselgestörten bestätigt den Blut-, Plasma- und Serumviskositätsabfall (ersterer Faktor nur bei Typ II, nicht

Tabelle 11. Einige Substanzen, die unter den unterschiedlichsten Bedingungen, gemessen mit den verschiedensten Techniken, die Erythrozytenfluidität verbessern können.

Substanz	»Rheologischer Mechanismus«	in vitro/in vivo
Adenosin	?	in vitro
Alprenolol	?	in vivo
Bencyclan	Erhöhung des intrazellulären ATPs, Ca-Antagonismus?	in vivo
Beta-Pyridylcarbinol	?	in vivo
Buflomedil	?	in vivo
Buphenin	?	?
Calcium-Dobesilat	?	in vivo
Cetiedil	Na-Permeabilität	in vitro
Chlorpromazin	?	in vitro
Cinnarizin	Erniedrigung des intrazellulären Kalziums?	in vivo
Cortison	?	in vitro
Cyclophosphamid	?	in vivo
Flunarizin	Erhöhung der intrazellulären ATPase-Aktivität	in vivo
Fluorescamin	kompetitive Hemmung von Mononyldialdehyd an der Membran	in vitro
Ginkgo-biloba	?	in vivo
Histamin	kompetitive Hemmung von Mononyldialdehyd an der Membran	in vitro
Hydroxyäthylrutosid	?	in vitro
Hydroxychloroquin	?	in vivo
Indometacin	?	in vivo
Inosin	?	in vivo
Insulin	?	in vivo/in vitro
Isoxsuprin	?	in vivo
Ketanserin	?	in vivo
Mantiol	?	in vivo
Monensin	Na-Permeabilität	in vitro
Nicergolin	?	in vivo
Nifedipin	erythrozytärer Ca^{++}-Metabolismus	in vivo
Papaverin	intraerythrozytärer Ca^{++}-Metabolismus?	in vitro
Phenylhydantoin	Erhöhung der intrazellulären ATPase-Aktivität	in vivo
Pentoxifyllin	Erhöhung des intrazellulären ATP-Spiegels	in vivo
Procain	Erniedrigung des intrazellulären Ca	in vitro
Prostaglandin I_2	?	in vivo
Prostacyclin (PGE_1)	?	in vivo
Pyridoxal	?	in vitro
Pyridoxin	?	in vitro
Raubasin	?	in vitro
Vincamin	?	in vitro
Vitamin E	Verhinderung der Peroxidation	in vivo

jedoch bei Typ IV Hyperlipoproteinämie), findet jedoch keinen signifikanten Einfluß auf die in diesem Fall nur mäßig erhöhten Fibrinogenwerte (174). Schließlich zeigt eine neuere Untersuchung, daß bei AVK-Patienten das komplexe hämorheologische Defizit durch Clofibrat-Langzeitmedikation normalisierbar ist, was gleichzeitig mit einem Anstieg des Gewebssauerstoffdrucks einhergeht (175).

Unglücklicherweise ist die Clofibrat-Einnahme mit einer Reihe von potentiell gefährlichen Nebenwirkungen assoziiert. Eine umfangreiche Doppelblind-Interventionsstudie unter Leitung der Weltgesundheitsorganisation zeigt, daß die mit Clofibrat behandelten Patienten eine Zunahme der nicht kardiovaskulär bedingten Mortalität erfuhren, die eindeutig im zeitlichen Zusammenhang mit der Behandlungsphase stand (176). Die Verwendung dieser Substanz unter hämorheologischen Gesichtspunkten sollte daher einer strengen Indikationsstellung unterliegen.

Etofibrat, eine Kombination aus Clofibrat und Nikotinsäure, zeigt dem Clofibrat ähnliche pharmakologische Effekte und soll zudem weniger Nebenwirkungen haben. Diese Substanz senkt den Fibrinogenspiegel (177) und hat wohl dadurch hämorheologische Aktivitäten, was bei Patienten mit Hyperlipoproteinämie gezeigt werden konnte (178). Weitere Untersuchungen zu diesem Aspekt wären die Voraussetzung, um die hämorheologischen Effekte von Etofibrat beurteilen zu können.

5.6.1.2. Stanozolol

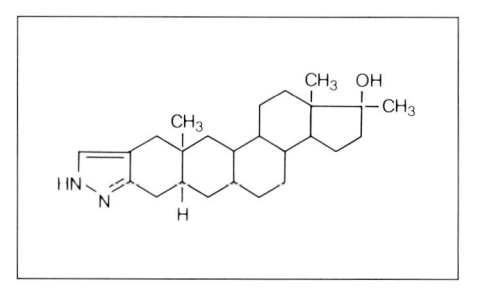

17-Methyl-5α-andrastano[3,2-c]pyrazol-17β-ol = Stanozolol

Diese Substanz ist ein anaboles Steroid, welches zugleich auch deutliche fibrinolytische Aktivität besitzt. Verschiedene Arbeitsgruppen haben gezeigt, daß nach Medikation mit Stanozolol ein Abfall des Fibrinogenspiegels zu beobachten ist, der eine Erniedrigung der Plasmaviskosität induziert (z.B. 179). Aus diesem Grunde ist es denkbar, daß die Substanz ein bislang weitgehend ungenütztes Potential bei der Therapie unter hämorheologischen Gesichtspunkten besitzt. Als Anabolikum erhöht es jedoch gleichzeitig auch den Hämatokrit, was den Effekt auf die Blutviskosität zumindest teilweise kompensieren muß. Positive Einflüsse auf die Fließeigenschaften des Blutes konnten bei Patienten mit Raynaud-Phänomen zusammen mit klinischer Besserung beobachtet werden (180). In einer Doppelblindstudie mit Stanozolol i.m. konnte der üblicherweise transoperativ eintretende Fibrinogenanstieg unter Medikation dagegen nicht verhindert werden (181).

Leider ist auch hier zu sagen, daß die Substanz mit ernsten Nebenwirkungen belastet ist, was ihrer Verwendung als Hämorheologikum Grenzen setzt. Äthylstrenol (182) und Furazabol (183) sind ebenfalls anabolisch wirksame Steroide, deren hämorheologische Eigenschaften dem Stanozolol ähnlich zu sein scheinen. Auch hier führt wohl die Stimulierung des fibrinolytischen Systems zu einer Fibrinogenabsenkung. Klinische Daten dazu liegen jedoch nicht vor.

5.6.1.3. Ticlopidin

5-(o-Chlorobenzyl)-4,5,6,7-tetrahydrothieno[3,2-c]pyridine = Ticlopidin

Ticlopidin wurde als Thrombozytenaggregationshemmer entwickelt (184). Es scheint klinisch bei der AVK wirksam zu sein (185). Prinzipiell könnte dies mit seinen fibrinogenabsenkenden Eigenschaften (185) und seiner Potenz, die Erythrozytenflexibilität zu verbessern (186), zusammenhängen. Bei Diabetikern läßt sich eine Ticlopidin-induzierte Normalisierung der Plasmaviskosität und der Erythrozytenflexibilität nachweisen (187). Bei Patienten mit zerebraler Insuffizienz konnte gezeigt werden, daß die Langzeitmedikation von Ticlopidin über ein Jahr ebenfalls den Fibrinogenspiegel reduziert (188). Aufgrund der heute zur Verfügung stehenden Daten ist es schwer zu entscheiden, ob tatsächlich hämorheologische Effekte die klinische Effizienz herbeiführen. Einiges spricht dafür, daß Ticlopidin zumindest teilweise seine hämorheologischen Effekte durch eine Modifikation der Quantität und rheologischen Qualität von Leukozyten induziert (186, 187).

5.6.1.4. Suloctidil

p-(Isopropylthio)-α-[1-(octylamino)ethyl]benzylalcohol = Suloctidil

Diese Substanz hat thrombozytenfunktionshemmende, antithrombotische und vasodilatorische Eigenschaften. Es konnte gezeigt werden, daß sie bei der arteriellen Verschlußkrankheit sowohl experimentell (189) als auch klinisch (190) wirksam ist (Übersicht siehe 191). In einer Doppelblindstudie, bei der Suloctidil oral über fünf Monate gegeben wurde, konnte nachgewiesen werden, daß die Blutviskosität bei hoher Scherrate signifikant abfällt. Die Resultate legen nahe, daß diese Veränderungen durch eine Senkung des Fibrinogenspiegels induziert wurden (192). Das Präparat wurde kürzlich vom deutschen Markt genommen.

5.6.1.5. Calcium-Dobesilat

Calcium 2,5-dihydroxybenzolsulfonat = Calcium-Dobesilat

Orales Calcium-Dobesilat induziert bei Diabetikern Veränderungen im Plasmaproteinmuster, welche eine Reduktion der Plasma- und Blutviskosität induzieren (193). Zusätzlich konnte gezeigt werden, daß die orale Medikation von Calcium-Dobesilat bei AVK-II-Patienten die Erythrozytenflexibilität dann normalisierte, wenn sie zuvor pathologisch reduziert war (194). In einer kleinen, jedoch plazebokontrollierten Pilotstudie zeigte sich kein Effekt auf die Blutviskosität, obschon die Normalisation der Erythrozytenflexibilität als Trend bestätigt werden konnte (195). Andere Arbeitsgruppen berichten über eine Verlängerung der Gehstrecke bei AVK-II-Patienten, und es ist denkbar, daß hämorheologische Prinzipien daran mitbeteiligt sind. Kürzlich wurde berichtet, daß doppelblind eine Verminderung der Blut-, Plasma- und Augenkammerwasserviskosität im Verlauf der oralen Langzeitmedikation mit Calcium-Dobesilat bei Diabetikern mit vaskulären Komplikationen nachgewiesen wurde (196).

5.6.1.6. Hydroxychloroquin

Gemäß mehrerer älterer Untersuchungen läßt sich mit dieser Substanz, die in der Rheumatologie und als Anti-Malaria-Droge gebräuchlich ist, die Inzidenz der postoperativen tiefen Venenthrombose reduzieren (z.B. 197). Bei gesunden Versuchspersonen ließ sich durch Hydroxychloroquin keine Änderung hämorheologischer Parameter nachweisen (198). Bei Patienten, die sich kleineren chirurgischen Eingriffen unterziehen mußten, zeigte sich allerdings, daß die traumainduzierten, hämorheologischen Defizite zumindest teilweise durch Medikation verhindert werden konnten (198). Interessanterweise fand sich hier sowohl in der Plazebo- als auch in der Verum-Gruppe der zu erwartende transoperative Anstieg des Fibrinogenspiegels, der sich jedoch nur in der Plazebogruppe auch in einem Anstieg der Plasma- und Blutviskosität niederschlug. Dies kann als Hinweis darauf verstanden werden, daß Hydroxychloroquin zwar keinen quantitativen, so doch einen qualitativen Einfluß auf das Plasmafibrinogen ausübt, der sich u.a. in Viskositätsmessungen niederschlägt.

5.6.2. Orale Medikamente zur Normalisierung der Erythrozytenflexibilität

Seit *Leeuwenhoek* (1743) ist bekannt, daß Erythrozyten sich auf ihrem Weg durch die Endstrombahn verformen müssen. Dieser Tatsache wurde lange Zeit wenig Beachtung geschenkt. Erst in den letzten Jahren wurde postuliert, daß

7-Chlor-4-[4-(N-ethyl-N-2-hydroxyethylamino)-1-methylbutylamino]chinolin = Hydroxychloroquin

ein partieller Verlust der Fähigkeit zur passiven Verformung die mikrozirkuläre Perfusion behindern und so die Sauerstoffversorgung der Gewebe einschränken könnte. Tatsächlich zeigen, wie oben aufgeführt, Ex-vivo-Messungen, daß die Erythrozytenflexibilität bei einer ganzen Reihe hämatologischer und Herz-Kreislauferkrankungen limitiert ist. Aus diesen Befunden wurden weitere wesentliche Schlußfolgerungen gezogen. Erstens wurde gefolgert, daß eine Reduktion der Erythrozytenflexibilität eine kausale Rolle bei bestimmten Erkrankungen einnehmen kann. Zweitens wurde, gestützt auf Ergebnisse aus In-vitro-Experimenten, postuliert, daß die Erythrozytenflexibilität mittels pharmakologischer Therapie normalisierbar ist.

Die vergangenen Jahre brachten dann ein außerordentlich großes Interesse an der Pharmakotherapie reduzierter Erythrozytenflexibilität (z.B. 199). Dabei wurde gelegentlich übersehen, daß die Zahl der unbeantworteten Fragen schneller anwuchs, als die publizierten experimentellen Daten. Einige wesentliche solcher Fragen, die auch heute noch auf Beantwortung warten, sind: Was wird mit den Methoden, die heute zur Quantifizierung der Erythrozytenflexibilität eingesetzt werden, tatsächlich gemessen? Ist es möglich, daß ein Individuum deswegen krank ist, weil seine Erythrozytenflexibilität pathologisch reduziert ist? Sind diejenigen Substanzen, die postulieren, die Erythrozytenflexibilität zu normalisieren deswegen wirksam, weil sie die Erythrozytenrheologie verbessern, oder sind die meist zahlreichen weiteren pharmakologischen Effekte daran mitbeteiligt? Ist es wirklich so, daß pathologische Rigidität von Erythrozyten den Sauerstoffaustausch in der Endstrombahn behindern kann?

Diese Liste von nicht oder nur unzulänglich beantworteten Fragen könnte nahezu beliebig ausgedehnt werden. Eine endgültige Antwort ist in den meisten Fällen derzeit nicht möglich. Teilantworten finden sich in den entsprechenden Kapiteln dieses Buches. Zu den hämorheologischen Effekten und die möglicherweise dadurch induzierte klinische Wirksamkeit soll im folgenden Stellung genommen werden.

5.6.2.1. Pentoxifyllin

1-(5-Oxohexyl)theobromine = Pentoxifyllin

Pentoxifyllin ist ein Xanthinderivat, welches ein weites Spektrum von pharmakologischen Wirkungen aufweist. Unter den sogenannten »Rheologika« ist es ganz ohne Zweifel zur Zeit die am gründlichsten untersuchte Substanz. Pentoxifyllin wurde ursprünglich als Vasodilatator entwickelt. Zudem inhibiert es die Phosphodiesterase, hemmt die Plättchenaggregation, erhöht die fibrinolytische Aktivität, greift in den Prostaglandinstoffwechsel ein und begünstigt die Glykolyse. Die Medikation von Pentoxifyllin erniedrigt die Plasma- und Blutviskosität und die Erythrozytenaggregation. Der ursächliche Mechanismus könnte dabei die Erniedrigung des Plasmafibrinogens sein. Unter seinen hämorheologischen Effekten wird jedoch der Normalisierung reduzierter Erythrozytenflexibilität heute allgemein am meisten Bedeutung beigemessen (200). Dieser Wirkung könnte möglicherweise zugrundeliegen, daß intraerythrozytäre Adenosintriphosphatspiegel (201) und 2,3-Diphosphoglyzerat-Konzentrationen (202) angehoben werden und eine Stabilisation der Erythrozytenmembran induziert wird (202). Diese Effekte auf Erythrozytenflexibilität konnten von vielen Arbeitsgruppen bestätigt werden. Zumeist wurden dabei Filtrationstechniken verwendet. Der Nachweis gelingt sowohl in vitro mit und ohne verschiedene Streßmodelle (203) als auch in vivo (besser gesagt ex vivo) bei verschiedenen Patientengruppen mit Herz-Kreislauf-Erkrankungen (204). Heute existieren eine ganze Reihe von kontrollierten Studien an Patienten mit peripheren (205) und zerebralen (206) Durchblutungsstörungen (Tabelle 12).

Dagegen besteht nach wie vor ein Mangel an Langzeituntersuchungen, bei denen sowohl objektive als auch subjektive klinische Parameter zusammen mit hämorheologischen Meßgrößen bestimmt wurden und die Parallelität beider Veränderungen belegt wird. In einer klinischen Studie der eigenen Arbeitsgruppe zeigte sich, daß die unter Rentylin®-Medikation beobachtete Gehstreckenverlängerung bei AVK-II-Patienten mit der beobachteten Zunahme der Erythrozytenflexibilität korrelierte (207). Derartige Ergebnisse sind wichtig, um zu belegen, daß tatsächlich der rheologische Effekt die klinische Effizienz induziert. Neueste Daten legen nahe, daß neben der Erythrozytenrheologie auch die Leukozytenrheologie durch Pentoxifyllin verbessert wird, was, wie schon mehrmals angedeutet, von klinischer Relevanz sein könnte (208). Als Fazit aus den mehreren hun-

Tabelle 12. Plazebokontrollierte Studien mit Pentoxifyllin bei AVK.

Autor (Jahr)	Erkrankungsstadium	Fallzahl	Dosis Dauer	Zielgrößen	Ergebnis	Kommentar
Kellner (1976)	II–IV	40	1200 mg 7–8 Wochen	Gehstrecke Ruheschmerz	Verum signifikant besser	alle symptomatischen Stadien der AVK in einer Studie
Schubotz (1976)	I–III	50	800 mg 6–8 Wochen	Gehstrecke Dopplerdrucke	Verum signifikant besser	es handelte sich um Diabetiker
Bollinger (1977)	II	19	600 mg 8 Wochen	Gehstrecke Dopplerdrucke	Verum signifikant besser	Niedrigdosierung
Tonak (1977)	II–III	55	600 mg 4 Wochen	Gehstrecke	Verum signifikant besser	Niedrigdosierung
Weitgasser (1977)	III–IV	59	1200 mg 4 Wochen	Ruheschmerz Heilungstendenz der Ulzera	Verum signifikant besser	
Völker (1978)	II	50	1200 mg 4 Wochen	Gehstrecke	Verum signifikant besser	33 KHK-Patienten
Porter (1982)	II	128	600 1200 mg 24 Wochen	Gehstrecke	Verum signifikant besser	Multizenterstudie, Langzeitmedikation
DiPerri (1983)	II	24	1200 mg 8 Wochen	Gehstrecke	Verum signifikant besser	
Strano (1984)	II	18	800 mg 90 Tage	Gehstrecke	Verum signifikant besser	

dert Untersuchungen, die mit dieser Substanz bis heute durchgeführt worden sind, läßt sich vielleicht sagen, daß die klinische Wirksamkeit von Pentoxifyllin ausreichend gut belegt ist und die hämorheologischen Effekte wahrscheinlich gründlicher als bei jeder anderen Vergleichssubstanz dokumentiert sind. Trotz allem kann die entscheidende Frage, ob tatsächlich hämorheologische Effekte die klinische Effizienz bedingen, heute noch nicht endgültig beantwortet werden.

5.6.2.2. Buflomedil

2',4',6'-Trimetoxy-4-(1-pyrrolidinyl)butyrophenon = Buflomedil

Buflomedil ist ein alpha-adrenerger Inhibitor der glatten Gefäßmuskulatur und wirkt auf diese Weise vasodilatorisch. Die Substanz normalisiert reduzierte Erythrozytenflexibilität, was sowohl in vitro unter Kalzium-Streß (209) als auch ex vivo in einer Doppelblind-Cross-Over-Studie mit intravenöser Applikation an AVK-II-Patienten gezeigt werden konnte (210). Die orale Gabe für 20 Tage normalisiert die Erythrozytenflexibilität, reduziert die Blutviskosität, erhöht die peripheren Dopplerdrucke und die periphere Durchblutung bei AVK-Patienten (211). Ähnliche Resultate ließen sich in einer plazebokontrollierten Studie bei Diabetikern nachweisen (212). Ebenso ließ sich zeigen, daß Buflomedil die negativen hämorheologischen Folgen von anaerober Muskelarbeit bei AVK-Patienten einschränken kann (213). Die klinische Wirksamkeit konnte u.a. in einer multizentrischen Studie mit 300 AVK-Patienten belegt werden. Die dreiwöchige Medikation von Buflomedil führt hier zu einer signifikanten Zunahme der schmerzfreien Gehstrecke; 60% der Patienten verzeichneten eine Verdopplung dieses Parameters (214). Ähnlich gute Ergebnisse konnten in kleineren Studien, die allerdings plazebokontrolliert angelegt waren, berichtet werden (215, 216). Die Wirksamkeit bei zerebralen Durchblutungsstörungen ist ebenfalls doppelblind unter Zuhilfenahme von psychometrischen Testverfahren belegt (217, 218). Es ist denkbar, daß die Effekte mit einer Verringerung des Widerstandes in Kollateralkreisläufen im Zusammenhang stehen, so wie das im Tiermodell aufgezeigt wurde (219). Kürzlich konnte in einer randomisierten Doppelblindstudie unter Einsatz von vitalmikroskopischen Methoden gezeigt werden, daß Buflomedil zu einer Normalisierung der Blutverteilung in der Endstrombahn von Patienten mit ischämischen Hautnekrosen führte. Meßgrößen, die die Durchblutung auf dem Niveau der Makrozirkulation erfassen, wurden nicht verändert (220).

5.6.2.3. Cinnarizin, Flunarizin

trans-1-Cinnamyl-4-diphenylmethylpiperazin = Cinnarizin

117

1-Cinnamyl-4-[bis (4-fluorphenyl)methyl]piperazin = Flunarizin

besagen, daß die Substanzen eine symptomatische Verbesserung bei peripheren und zerebralen Durchblutungsstörungen induzieren können (227, 228).

5.6.2.4. Isoxsuprin

1-(4-Hydroxyphenyl)-2-(1-methyl-2-phenoxyethylamino)propan-1-ol = Isoxsuprin

Beide Substanzen sind Kalzium-Antagonisten mit Antihistamineigenschaften, die zur Piperazin-Gruppe gehören. Ihre pharmakologischen Qualitäten sind ähnlich, wobei das Difluoroderivat unter dem hämorheologischen Aspekt wohl gründlicher untersucht ist. Die Liste der pharmakologischen Wirkungen ist lang. Effekte auf das Gefäßendothel, die Plättchenfunktion und den vaskulären und muskulären Tonus sind beschrieben worden. Die hämorheologische Aktivität bezieht sich im wesentlichen auf den Erythrozyten und wird möglicherweise durch die Blockade des Kalziumeinstroms in die Membran hervorgerufen (221). Effekte auf die Erythrozytenflexibilität konnten in vitro (222) und ex vivo (223) dargelegt werden. Cinnarizin senkt die Blutviskosität, was in einer offenen Studie mit AVK-II-Patienten gezeigt wurde (224). Langzeitbehandlung mit oralem Flunarizin senkt die Blutviskosität, normalisiert die Erythrozytenflexibilität und zeigt günstigen Einfluß auf die periphere Hämodynamik bei AVK-Patienten (225).

Bei gesunden Probanden verlängert die Substanz die reaktive Hyperämie nach kurzzeitiger Arterienokklusion (226). Mindestens zwei kontrollierte und eine große Anzahl offener klinischer Studien

Aufgrund seiner alpha-adrenergischen und beta-mimetischen Eigenschaften ist Isoxsuprin ein peripherer Vasodilatator. Sowohl in vitro (229) als auch in vivo (230, 231) wird ein Abfall der Blutviskosität induziert. Diabetiker, die über drei Monate oral mediziert wurden, zeigten nach diesem Zeitraum eine Absenkung der Viskosität von hochkonzentrierten Erythrozytensuspensionen, nicht jedoch von Plasma oder Blut unter hohen Scherkräften (232).

Unter Verwendung von Parametern wie arteriovenöse Sauerstoffdifferenz, Rheographie, Plethysmographie, Thermographie, Oszillometrie und Szintigraphie wurde die klinische Wirksamkeit von Isoxsuprin in zahlreichen Studien belegt. Bei AVK-II-Patienten konnte unter Medikation eine signifikante Verlängerung der Gehstrecke beobachtet werden (230). Eine weitere Studie bestätigt diesen Befund und zeigt auf, daß auch objektive Meßparameter wie Doppler-Drucke und thermographische Messungen, günstig beeinflußbar sind (233). In einer Doppelblindstudie wurde nachgewiesen, daß sich die Frequenz von TIAs bei einem entsprechenden Patientengut reduzieren läßt (234).

5.6.2.5. Bencyclan

(H₃C)₂N—CH₂—CH₂—CH₂—O—[1-Benzylcycloheptyl]

3-(1-Benzylcycloheptyloxy)-N,N-dimethylpropylamin = Bencyclan

Bencyclan hat sowohl spasmolytische als auch vasoaktive Eigenschaften und übt möglicherweise membranstabilisierende Effekte am Erythrozyten aus (235). Sowohl in vitro als auch ex vivo bei AVK-Patienten induziert es eine Absenkung der Blutviskosität und eine Normalisierung reduzierter Erythrozytenflexibilität (236–238). Diese unkontrollierten Studien werden unterstützt von kontrollierten Untersuchungen, die eine Zunahme der Muskel-Xenon-Clearance (239), des muskulären Sauerstoffpartialdrucks (240) und positive Effekte auf den Pyruvat-Laktat-Quotienten (241) nachweisen. In doppelblind durchgeführten, plazebokontrollierten Studien läßt sich weiterhin zeigen, daß unter Bencyclan eine signifikante Zunahme der Gehstrecke bei AVK-Patienten erreicht werden kann (241–243). Bei geriatrischen Patienten mit zerebralen Durchblutungsstörungen konnte ferner eine symptomatische Besserung nachgewiesen werden (244, 245).

5.6.2.6. Eicosapentaensäure

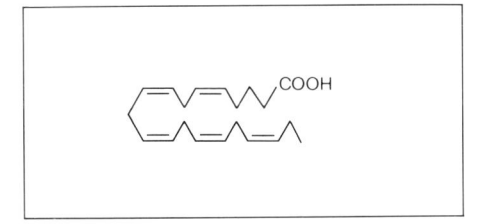

[Strukturformel Eicosapentaensäure—COOH]

5,8,11,14,17 = Eicosapentaensäure

Das heute allgemein bekannte geringe Risiko von Grönland-Eskimos, an arteriosklerotisch bedingten Leiden, insbesondere Herzinfarkt, zu erkranken, ist mit großer Wahrscheinlichkeit dadurch bedingt, daß Eskimos gewohnheitsmäßig mit ihrer Nahrung große Mengen von Eicosapentaensäure (EPS) zu sich nehmen. Unter diesem Aspekt fanden die pharmakologischen Wirkungen von EPS in den letzten Jahren großes medizinisches Interesse. Unter anderem ließ sich zeigen, daß nach oraler Aufnahme der Substanz entscheidende Veränderungen im Prostaglandin-Stoffwechsel, eine Normalisierung des Lipidstatus und eine Fluidifizierung des Blutes induziert werden (246). Neben einer Senkung der Blutviskosität (247) konnte auch eine Verbesserung der Erythrozytenflexibilität (248) nachgewiesen werden. In einer doppelblind durchgeführten Studie mit AVK-II-Patienten konnte gezeigt werden, daß EPS zu einer Senkung der Blutviskosität und einer Absenkung der Serumtriglyzeride führte (249). Die eigene Arbeitsgruppe konnte nachweisen, daß bei gesunden Freiwilligen durch stufenweise Erhöhung der EPS-Dosis günstige Effekte auf den Lipidstatus, eine Hemmung der Blutplättchen, Erniedrigung der Blut- und Plasmaviskosität, eine Erhöhung der Erythrozytenflexibilität, eine Verminderung der Erythrozytenaggregation, eine Verlängerung der Blutungszeit und ein Abfall des Blutdrucks durch sechswöchige EPS-Medikation zu erreichen sind (250). Bei Patienten mit unterschiedlichen Fettstoffwechselstörungen konnte kürzlich die Normalisierung von entscheidenden Lipidparametern bestätigt werden (251). Der möglicherweise faszinierendste Hinweis für das enorme therapeutische Potential von EPS konnte in einer epidemiologischen Studie aufgezeigt werden. Dabei ließ sich nachweisen, daß eingangs klinisch Gesunde, die täglich 30 g Fisch oder mehr zu sich nahmen, 20 Jahre später gegenüber Kontrollpersonen ein um die Hälfte reduziertes Risiko hatten, einen tödlichen Herzinfarkt zu erleiden (252). Die Reevaluation einer weiteren epidemiologischen Studie könnte dies inzwischen im Prinzip bestätigen.

5.6.2.7. Verschiedenes

Die Zahl derjenigen Substanzen, von denen belegt ist, daß sie unter den unterschiedlichsten Randbedingungen Effekte auf hämorheologische Meßgrößen induzieren, scheint täglich anzuwachsen. Meist handelt es sich um Einzelberichte, und häufig bedarf die klinische Wirksamkeit des endgültigen, unumstößlichen Beweises. Die folgende Liste umfaßt Substanzen, deren hämorheologische Aktivität für die Therapie möglicherweise Bedeutung erlangen könnte:

Naftidrofuryl	(253),
Rutoside	(254),
Vinkamin	(255),
Ginkgo Biloba Extrakt	(256),
Piracetam	(257),
Nicerogolin	(258),
alpha Tocopherol	(259).

5.6.3. Schlußfolgerungen

Die Anzahl der Studien, die sich mit hämorheologischen Aspekten in der Therapie beschäftigt, ist eindrucksvoll. Eindrucksvoller noch, so scheint es, ist jedoch die Zahl der heute unbeantworteten Fragen. So sind Untersuchungen, die eine Parallelität zwischen hämorheologischer Modifikation und klinischer Effizienz aufzeigen, Mangelware. Derartige Daten wären jedoch dringend notwendig, um nahezulegen, daß eine bestimmte hämorheologische Wirkung eine klinische Wirksamkeit bedingt. Derzeit kennen wir nicht die Mechanismen, durch die es zu einem hämorheologischen Defizit bei Herz-Kreislauf-Erkrankungen kommt. Aus diesem Grunde ist es problematisch, zu diesem Zeitpunkt bereits Medikamente einzusetzen, die ein solches Defizit korrigieren. Ein weiteres Problem betrifft den pathophysiologischen Stellenwert gestörter Hämorheologie. Ist ein Patient tatsächlich deswegen krank, weil seine Blutrheologie gestört ist? Derzeit existieren nur fragmentarische Hinweise zu diesem Fragenkomplex. Überschaut man die Liste der sogenannten Rheologika, so fällt auf, daß es sich hier fast ausnahmslos um frühere Vasodilatantien handelt. Bis heute ist es nicht gänzlich klar, inwieweit hier sogenannte »Steal-Phänomene«, oder das in letzter Zeit vermehrt diskutierte »Robin-Hood-Phänomen« eine Rolle spielen. Es ist denkbar, daß das Bild eindeutiger wird, wenn Substanzen verfügbar werden, die speziell für ihre hämorheologischen Wirkungen konzipiert wurden. An diesem Ziel wird in verschiedenen Zentren intensiv gearbeitet.

Methodische Probleme sind in diesem Buch schon wiederholt angesprochen worden. Bis zum heutigen Tage erscheint die Frage nicht völlig gelöst, was genau mit Filtrationsmethoden bei der Messung der Erythrozytenflexibilität bestimmt wird. Insofern ist es auch problematisch, zu postulieren, daß durch eine bestimmte Substanz ein positiver Einfluß auf die Erythrozytenflexibilität ausgeübt werden kann. Schließlich sei kurz erwähnt, daß, wie überall in der Medizin, auch in der Hämorheologie statistische Fragen von oft wenig beachteter Bedeutung sein könnten. Häufig scheint es so, daß man sich dann zufrieden gibt, wenn der Statistiker die Signifikanz bestimmter Veränderungen bestätigt. Statistische Signifikanz bedeutet jedoch per se noch nicht, daß auch klinische Relevanz vorliegt.

Welche Empfehlung kann man nun dem Praktiker, der sich vermehrt mit hämorheologischen Fragestellungen auseinandersetzen muß, geben? Wenn es darum geht, die Hypoperfusion in einem Stromgebiet zu normalisieren, ist sicherlich die Erhöhung des Perfusionsdruckes eine der effektivsten Möglichkeiten. Liegt z.B. eine arterielle Stenose vor, so sollte dies mittels Desobliteration durch biochemische Lyse mit oder ohne mechanische Manipulation oder durch Gefäßchirurgie erreicht werden. In anderen Fällen kann die effektive Druckdifferenz in einem Stromgebiet dadurch optimiert werden, daß die Pumpfunktion des Herzens verbessert wird. Ganz automatisch haben diese Behandlungsformen auch zur Folge, daß Blut in einem Viskositätsbereich fließt, in dem es optimal fluide ist. Häufig liegt die Situation jedoch so, daß eine Desobliteration nicht möglich ist, bzw. daß eine solche Maßnahme auf Dauer keinen ausreichenden Blutfluß herstellt, und andere Maßnahmen zur Verbesserung der Hämodynamik ebenfalls nicht in Frage kommen. Bei solchen Fällen liegt die Domäne der hämorheologischen Therapie. Das therapeutische Ziel ist es dann, Blut unter Strömungskräften fließen zu lassen, bei denen es zuvor stagnierte. Das Potential hämorheologischer Therapie liegt eindeutig darin, daß eine noch ausreichende Perfusion in solchen Gefäßen erreicht werden kann, die funktionell oder organisch irreversibel in einem Maße geschädigt sind, daß ohne Therapie der Blutfluß zum Erliegen kam. Während die Therapie und Prävention der Arteriosklerose zu den wesentlichsten Aufgaben der Medizin der Zukunft gehört, ist eine effektive hämorheologische Therapie eine Herausforderung der Gegenwart.

5.6.4. Medikamente mit hämorheologischen Nebenwirkungen

Eine ganze Reihe heute auf dem Markt befindlicher Medikamente hat zusätzlich zu gut definierten (nicht hämorheologischen) Effekten hämorheologische Aktivität. In einigen dieser Fälle mögen diese »hämorheologischen Nebenwirkungen« mit einen Beitrag zur therapeutischen Effizienz der Substanz leisten. Im Gegensatz zu den Medikamenten, die im vorhergehenden Abschnitt besprochen worden sind, werden diese Substanzen natürlich nicht wegen ihrer Auswirkungen auf die Blutfluidität, sondern aufgrund anderer pharmakologischer Wirkungen verordnet.

5.6.4.1. Beta-Blocker

Der erste Bericht über hämorheologische Effekte von Beta-Blockern beschrieb, daß Alprenolol die Blutviskosität bei Patienten mit essentieller Hypertonie und koronarer Herzkrankheit senken kann (260). Die orale Verabreichung von Metoprolol über zwei Wochen induziert bei gesunden Freiwilligen eine Reduktion der Blut- und Plasmaviskosität und eine Erhöhung der Erythrozytenfilterabilität (261). An einem gynäkologischen Krankengut konnten diese Effekte im Prinzip bestätigt werden (262). Die Mechanismen, über die solche Veränderungen ablaufen, sind derzeit noch spekulativ (263). Dennoch könnten die Effekte von klinischer Bedeutung sein. Bei AVK-Patienten galt die Medikation von Beta-Blockern lange Zeit als relativ kontraindiziert. Kürzlich konnte gezeigt werden, daß die Langzeitmedikation von Metoprolol bei AVK-II-Patienten zu einer klinischen Besserung führt (264). Die oben angegebenen hämorheologischen Veränderungen könnten prinzipiell eine Teilerklärung dieser Befunde liefern. Auch bei der Sekundärprävention des Myokardinfarkts durch Beta-Blocker wäre es denkbar, daß hämorheologische Aspekte eine gewisse Bedeutung besitzen (265). Dies allerdings müßte durch weitere experimentelle Daten belegt werden.

5.6.4.2. Ketanserin

Dieser Serotonin-Antagonist ist ein Vasodilatator und wird vor allem zur Behandlung der essentiellen Hypertonie eingesetzt (266). Zudem ist seine Effizienz bei der AVK kürzlich nachgewiesen worden (267). Die hämorheologischen Effekte von Ketanserin beziehen sich auf eine Erniedrigung der Blutviskosität und Erhöhung der Erythrozytenflexibilität (268). Es ist denkbar, daß Ketanserin den viskösen Widerstand mittels hämorheologischer Veränderungen senkt. Dieser Mechanismus könnte zur klinischen Wirksamkeit beitragen (269).

5.6.4.3. Calcium-Antagonisten

Die hämorheologischen Effekte von Flunarizin und Cinnarizin wurden bereits oben erwähnt. In einer Plazebo-kontrollierten Studie mit Angina-pectoris-Patienten konnte eine Verbesserung der Erythrozytenflexibilität durch Gabe von Nifedipin beobachtet werden (270). In dieser Studie wurde die Erythrozytenflexibilität sowohl in ein Filtrationssystem als auch mittels Zentrifugation bestimmt. Ähnliche Resultate ergab eine offene Studie mit Patienten, die an koronarer Herzkrankheit litten, wobei eine Vollblutfiltrationsmethode zum Einsatz gelangte (271). Unter Verwendung einer anderen Filtrationstechnik fand sich kein Effekt von Nifedipin auf die Erythrozytenflexibilität (272). Es ist postuliert worden, daß die hämorheologischen Effekte von Calcium-Antagonisten einen Synergismus bei ihrer antiischämischen Wirksamkeit darstellen (270). Eine Reihe von kontrollierten klinischen Studien zeigen gute Effekte, z.B. beim Raynaud-Phänomen. Prinzipiell könnte hier ein hämorheologischer Mechanismus mitbeteiligt sein (273–275). Verapamil-Medikation führt sowohl bei Gesunden als auch bei Sklerodemie-Patienten zu einer Verbesserung der Erythrozytenflexibilität (276). Eigene, bislang unveröffentlichte Ergebnisse belegen, daß auch andere Calcium-Antagonisten wie Gallopamil und Diltiazem zu einer Normalisierung hämorheologischer Größen in vitro beitragen können. Eine konsequente Untersuchung der hämorheologischen Aktivität von Calcium-Antagonisten wird derzeit an mehreren Zentren betrieben.

5.6.4.4. Prazosin

Wie bereits oben ausgeführt, liegt bei der essentiellen Hypertonie ein multiples hämorheologisches Defizit vor. Theoretisch könnte ein über hämorheologische Mechanismen induzierter Abfall des viskösen Widerstandes zu einer Normalisierung des Hochdrucks führen (277). Prazosin, ein Antihypertonikum der Piperazingruppe, erniedrigt bei Hypertonikern den Hämatokrit, was natürlich auch einen Blutviskositätsabfall zur Folge hat (278). Möglicherweise beruht dieser Effekt auf einer Vergrößerung des Plasmavolumens. Interessanterweise belegt ein Bericht neueren Datums, daß Prazosin auch beim Raynaud-Phänomen symptomatisch wirksam ist (279).

5.6.4.5. Nitroglyzerin

Als klassischer Vasodilatator hat Nitroglyzerin starke antianginöse Akuteffekte. Kürzlich wurde beschrieben, daß durch Nitroglyzerin-Gabe auch eine Absenkung der Blutviskosität erreichbar ist (280). In einer plazebokontrollierten Doppelblindstudie mit gesunden Freiwilligen konnte dies bestätigt werden (281). Dabei zeigt sich die günstige Beeinflussung der Fließeigenschaften des Blutes sowohl bei sublingualer als auch bei transdermaler Applikation. Der Effekt beruht auf einer intravasalen Autohämodilution, die noch lange nach Therapieabbruch nachweisbar ist, auch wenn keine meßbaren Plasmaspiegel von Nitroglyzerin mehr vorhanden sind. Mit großer Sicherheit sind diese Effekte Folge der venösen Gefäßweitstellung und des venösen Blutpoolings. Über diesen Mechanismus könnte der bekannte antiischämische Effekt von Nitroglyzerin mitgetragen werden.

5.6.4.6. Heparin

Die Gabe von 5000 IU subkutanem Heparin erniedrigt die in einem Couette-Viskometer bestimmte Blutviskosität (282). Bei postoperativen Patienten konnte gezeigt werden, daß niedrigdosiertes Heparin die Blutviskosität insbesondere im niedrigen Scherbereich reduzierte (283). Der diesen Veränderungen zugrundeliegende Mechanismus ist bislang unklar. Zudem sind die Untersuchungen nicht unwidersprochen. Kürzlich wurde das Problem neu aufgegriffen, die genannten Befunde bestätigt und postuliert, daß Zell-Zell- und Protein-Zell-Interaktionen den beobachteten Phänomenen zugrundeliegen (284). Möglicherweise liegt den ebenfalls publizierten konträren Befunden (285) zugrunde, daß hier die Blutviskosität bei tiefen Scherraten mit relativ insensitiven Methoden erfaßt wurde.

5.6.4.7. Kumarine

Orale Vitamin-K-Antagonisten können gemäß älteren Untersuchungen, die mit einem Kapillarviskometer durchgeführt worden sind, die Blut- und Plasmaviskosität bei gesunden Freiwilligen und Patienten mit koronarer Herzerkrankung erniedrigen. Interessanterweise zeigten die Patienten dabei eine symptomatische Verbesserung ihrer Angina-pectoris-Symptomatik (286). In Tierexperimenten konnte gezeigt werden, daß Heparinisierung und die Gabe von Dicumarol die kardiale Perfusion erhöht, was nicht durch Vasodilatation oder Veränderung hämodynamischer Größen erklärbar war (287). In einem Querschnittsvergleich konnte schließlich aufgezeigt werden, daß eine heterogene Gruppe von Patienten, im Vergleich mit einer nicht antikoagulierten Kontrollgruppe, niedrigere Blutviskositätswerte aufwies (288).

5.6.4.8. Orale Heparinoide

Natriumpentosanpolysulfat (SP 54®) ist ein synthetisches Heparinoid, welches oral verabreicht werden kann. Ein breites Spektrum pharmakologischer Wirkungen ist beschrieben worden. Dazu zählen thrombozytenaggregationshemmende, fibrinolytische und antilipämische Eigenschaften sowie positive Effekte auf Endothelfunktionen. In zwei Studien wurde gezeigt, daß neben einer Senkung der Plasmalipide und der Fibrinogenspiegel auch die Plasma- und Blutviskosität erniedrigt wird. Eine dieser Untersuchungen wurde an 54 arteriosklerotischen Patienten (289), eine andere an 16 Patienten mit primärer Hyperlipoproteinämie (290) durchgeführt. Das Fehlen von ernsten Nebenwirkungen oraler Heparinoide beleuchtet weiter das heute weitgehend ungenützte therapeutische Potential solcher Substanzen.

5.6.4.9. Insulin

Wie bereits oben erwähnt, hat Insulin einen direkten positiven Einfluß auf die Erythrozytenflexibilität. Dies wurde erstmals aufgrund von In-vitro-Experimenten und In-vivo-Versuchen mit der Insulinpumpe bei Typ-I-Diabetikern beschrieben (291–293). Später bestätigten weitere Arbeitsgruppen diese Ergebnisse (294, 295), während andere dies jedoch nicht nachvollziehen konnten (296, 297). Auch hier mögen methodische Probleme mit im Spiel sein. Es konnte nämlich gezeigt werden, daß der Effekt kritisch von der verwendeten Technik abhängt: Inkubation mit Insulin blieb scheinbar ohne Effekt auf die Erythrozytenflexibilität, wenn ein Filtrationsverfahren eingesetzt wurde; sie führte zu einer scheinbaren Rigidifizierung, wenn mittels Zentrifugationstechnik gemessen wurde, und zeigte Fluidifizierung, wenn mit einer Mikropipette-Methode bestimmt wurde (297). Bedenkt man die Vielzahl von Möglichkeiten, die sich aus den unterschiedlichen Insulinarten, Lösungsvermittlern, In-vitro- und In-vivo-Effekten sowie Meßmethoden ergeben, so erscheint es unwahrscheinlich, daß dieser potentiell bedeutungsvolle Fragenkomplex in naher Zukunft endgültig geklärt werden kann.

5.6.4.10. Prostaglandine

Derzeit sind drei prinzipiell verschiedene Synthesewege bekannt, die zu unterschiedlichen Prostaglandinen führen. Die pharmakologischen Effekte dieser Gewebshormone sind nicht nur different, sondern zum Teil sogar gegensätzlich (Tabelle 13).
Intraarterielle und intravenöse Infusionen von Prostaglandin (PG) E_1 scheinen neuesten Berichten zufolge in Spätstadien der AVK symptomatisch wirksam zu sein (298), was sich auch mittels Vitalmikroskopie und Sauerstoffpartialdruckmessungen objektivieren läßt (299). PG E_2, ebenfalls ein Vasodilatator und Thrombozyteninhibitor, erwies sich in einer Doppelblindstudie mit Raynaud-Patienten als klinisch wirksam. Dies zeigte sich in einem Rückgang der Attacken-

Tabelle 13. Die drei Syntheseketten der Prostaglandine und deren wichtigste pharmakologische Wirkungen.

	Fettsäure als Ausgangssubstanz	Endoperoxide	aktives Prostaglandin	Effekte	Gesamtwirkprinzip
I	Dihomogamalinolensäure	PGG$_1$ ↓ PGH$_1$	PGE$_1$	Vasodilatation Thrombozytenaggregation ↓	antithrombotisch (Wirkung relativ schwach)
II	Arachidonsäure	PGG$_2$	PGI$_2$ = Prostacyclin (im Endothel)	Vasodilatation Thrombozytenaggregation ↓	prothrombotisch
			PGE$_2$ + PGF$_{2\,alpha}$	Vasodilatation oder Vasokonstriktion modifiziert Thrombozytenfunktion	
		PGH$_2$	T$_x$A$_2$ (im Thrombozyten)	Vasodilatation Thrombozytenaggregation ↑	
III	Eicosapentaensäure (EPS)	PGG$_3$	PGI$_3$ (ähnlich Prostacyclin)	Vasodilatation Thrombozytenaggregation	deutlich antithrombotisch
		PGH$_3$	T$_x$A$_3$	erhöht cAmP in Thrombozyten Thrombozytenaggregation ↓	

PG = Prostaglandin; T$_x$ = Thromboxan

frequenz und schnellerer Heilungstendenz von Hautulzera sowie in einer Zunahme der peripheren Perfusion, gemessen mit Plethysmographie und mittels Thermographie (300). Wiederholt ist postuliert worden, daß Prostaglandine neben den oben erwähnten Effekten auch zu einer Modifikation der Blutrheologie führen. Die harten Daten dazu sind jedoch widersprüchlich: PG E$_1$ und PG E$_2$ führen bei Raynaud-Patienten zu einer Verbesserung der Filterabilität (301), was allerdings von einer anderen Arbeitsgruppe nicht bestätigt wird (302). In-vitro-Versuche zeigen, daß PG E$_1$ die Erythrozytenflexibilität scheinbar verbessert (303, 304), verschlechtert (305) und nicht verändert (306). Auf die Effekte von oraler Eicosapentaensäure wurde oben bereits hingewiesen. Die Substanz ist eine Vorstufe von PG der 3-omega-Familie. Ihre positiven Effekte auf die Erythrozytenrheologie sind derzeit unwidersprochen.

5.6.4.11. Diuretika

Das wohl elementarste pharmakologische Prinzip von Diuretika ist die Induktion vermehrter Wasserausscheidung. Der Verdacht liegt nahe, daß hierdurch eine Hämokonzentration mit entsprechenden negativen Effekten auf die Fließeigenschaften des Blutes herbeigeführt werden könnte. Tatsächlich wird dies durch eine Reihe von Untersuchungen bestätigt. Durch forcierte Diurese wird bei Freiwilligen eine Hämokonzentration erreicht (307–310), die durch mildere Diuretika nicht bewirkt wird (311). Bei Patienten mit chronisch venöser Insuffizienz wurde mit zwei unterschiedlichen Kombinationspräparaten sowohl eine deutliche Hämokonzentration (312), als auch kein Effekt (313) beschrieben. Die eigene Arbeitsgruppe konnte aufzeigen, daß 14tägige Medikation von Hydrochlorothiazid (310) sowie 24stündige Gabe von Furosemid (314) bei Gesunden zu einer signifikanten Hämokonzentration führen.

Die Befunde sind insofern nicht rein akademisch, als große Interventionsstudien beschreiben, daß Diuretika möglicherweise mit einer erhöhten kardiovaskulären Mortalität bei bestimmten Patientengruppen mit vorgeschädigtem Herzen assoziiert sind (315). Natürlich kann und muß dieser Befund unter zahlreichen Aspekten (316–319) gesehen werden. Denkbar wäre jedoch, daß der hämorheologische Gesichtspunkt dabei nicht gänzlich bedeutungslos ist (310). Wegen der enormen Relevanz, die sich daraus ergeben könnte, sind Langzeitstudien an Patienten unter Einbeziehung hämorheologischer Gesichtspunkte indiziert.

5.6.4.12. Orale Antikonzeptiva

Über das erhöhte kardiovaskuläre Risiko, insbesondere die höhere Inzidenz von Venenthrombosen bei bestimmten Kollektiven unter »Pille«, besteht heute kaum mehr Zweifel (320, 321). Kürzlich wurde berichtet, daß Herzinfarkte unter oralen Kontrazeptiva ein Krankheitsbild darstellen, das unabhängig von der Koronarsklerose und deren Risikofaktoren zu bestehen scheint (322). In diesem Zusammenhang ist es interessant, daß nicht weniger als sieben Arbeitsgruppen über hämorheologische Defizite unter »Pille« berichtet haben (323–331). Eine Mitbeteiligung dieser Befunde an dem oben erwähnten Zusammenhang ist postuliert worden (332, 333). Die heute zur Verfügung stehenden Daten bezüglich der hämorheologischen Effekte hormoneller Verhütungsmittel sind nicht eindeutig interpretierbar. Ein doppelblind angelegter Langzeitversuch wird zur Zeit von der eigenen Arbeitsgruppe durchgeführt.

5.7. Nicht-pharmakologische Modifikation hämorheologischer Parameter

Nicht selten entsteht heute der Eindruck, daß konservative Therapie synonym mit Pharmakotherapie ist. Tatsächlich gibt es jedoch eine ganze Reihe nichtpharmakologischer Therapieformen. Hämorheologische Effekte solcher Behandlungsarten sind kaum untersucht. Die wenigen Daten, die zu diesem Themenkreis existieren, sollen nun zusammengefaßt werden.

5.7.1. Körperliche Aktivität

Akute körperliche Belastung führt zu einer Umverteilung des Blutes mit darauffolgender Hämokonzentration und Viszidierung des Blutes (334). Dagegen zeigt der Vergleich Trainierter mit Untrainierten, daß regelmäßige körperliche Tätigkeit zu einer Fluidifizierung des Blutes führt (335–337). Diese scheint im wesentlichen dadurch hervorgerufen zu sein, daß es zu einer Expansion des Plasmavolumens kommt (338). Wir konnten darlegen, daß sich diese trainingsinduzierte Verbesserung der (normalen!) Blutrheologie auch im prinzipiell aussagekräftigeren intraindividuellen Vergleich zeigt (339). Interessanterweise fand sich bei diesem Versuch auch eine Verbesserung der Erythrozytenflexibilität, deren Ursache derzeit jedoch noch unklar ist. Eine andere Arbeitsgruppe konnte kürzlich eine durch regelmäßiges Ergometertraining induzierte Blutfluidifizierung auch bei AVK-II-Patienten belegen (340). Es kam im Verlauf eines achtwöchigen Trainingsprogramms zu einem Blutviskositäts- und Erythrozytenaggregationsabfall sowie zu einer Verbesserung der Erythrozytenflexibilität. Aus dem eigenen Labor stammen schließlich Befunde, die eine Korrelation zwischen maximaler Leistungszeit auf dem Fahrradergometer und hämorheologischen Größen aufzeigen (341).

Insgesamt dokumentieren diese Studien, daß regelmäßige körperliche Aktivität imstande ist, die Fließeigenschaften des Blutes zu verbessern. Dies könnte Konsequenzen für die Therapie von Durchblutungsstörungen haben. Bei der AVK gilt das Gehtraining als Basistherapie. Die Verlängerung der Gehstrecke soll hier gemäß herkömmlichen Vorstellungen multifaktoriell bedingt sein: gesteigerte Enzymaktivität im Muskel, verbesserte Sauerstoffutilisation, optimierte Kollateralisation, vermehrte Kapillarisierung und Ökonomisierung der Bewegungsabläufe mögen eine Rolle spielen. Aufgrund der oben zitierten Befunde läßt sich postulieren, daß über eine Blutfluidifizierung eine Erhöhung des Sauerstoffangebots erreicht wird. Dieser Effekt müßte prinzipiell auch bei Durchblutungsstörungen in anderen Organsystemen nutzbar sein. Somit ist der ärztliche Rat zu regelmäßiger Bewegung auch aus hämorheologischer Sicht gerechtfertigt.

5.7.2. Physikalische Therapie

Physikalisch-therapeutische Verfahren bedienen sich wiederholter physikalischer Reize wie Kälte, Wärme, Vibration, Strahlung, Strom etc., um im Körper eine adaptive Reizantwort hervorzurufen. Ihre Effizienz ist bei einer Reihe von Krankheiten empirisch belegt. Häufig entziehen sich diese Methoden aus auf der Hand liegenden Gründen dem kontrollierten Wirkungsnachweis.

Nur wenig Information liegt derzeit zu den hämorheologischen Effekten solcher Therapieformen vor. Wir konnten zeigen, daß bestimmte Hyperthermieformen, mechanische Reize und CO_2-Bäder im Akutversuch die Fließeigenschaften des Blutes günstig beeinflussen können (342). Für CO_2- und Überwärmungsbad läßt sich das auch im Langzeitversuch an Patienten nachweisen (343, 344). Bei Apoplektikern in der Rehabilitationsphase ließ sich belegen, daß nur durch geeignete Rehabilitationsmaßnahmen mit dem Schwerpunkt auf physikalisch ausgerichtete Therapieformen das hämorheologische Defizit positiv beeinflußbar ist (38). Ganz eindeutig haben diese Untersuchungen Pilotcharakter, d.h. die Befunde können noch nicht ohne weiteres auf ein Therapiekonzept übertragen werden. Prinzipiell jedoch scheint auch die physikalische Therapie Möglichkeiten zu besitzen, in geeigneten Fällen zu einer Normalisierung hämorheologischer Störungen beizutragen. Wegen der grundsätzlichen Vorteile, die in einem solchen Ansatz gegenüber der Pharmakotherapie liegen, erscheint die Thematik es wert, weiter experimentell bearbeitet zu werden.

5.7.3. Diät

Im Jahre 1908 konnte *A.J. Ignatovski* zeigen, daß die Verfütterung von Milch und Eigelb bei Hasen rasch zu massiven arteriosklerotischen Gefäßveränderungen führt (345). Seither sind die Zusammenhänge zwischen Atherogenese und Diät weiter aufgeklärt worden. Der Einfluß, den verschiedene Nahrungsgewohnheiten auf die Blutrheologie ausüben können, ist dagegen nur wenig untersucht. Übergewichtige haben ein massives hämorheologisches Defizit (346), welches teilweise durch hypokalorische Diät normalisierbar ist (347, 348). Vegetarier, die ein vergleichsweise geringeres kardiovaskuläres Risiko aufweisen, scheinen einen »hämorheologischen Vorteil« gegenüber Kontrollpersonen zu besitzen (349). Zu den positiven hämorheologischen Effekten von Eicosapentaensäure und dem regelmäßigen Fischkonsum wurde bereits oben Stellung genommen.

Zweifelsohne haben Nahrungsgewohnheiten somit auch hämorheologische Folgen. Diese sind durchweg diskret. Ihr Stellenwert ist derzeit nicht abschließend beurteilbar. Jedoch ist es denkbar, ja sogar wahrscheinlich, daß auch diskrete Effekte, die über lange Jahre wirksam sind, physiologische bzw. pathophysiologische Konsequenzen beinhalten können.

5.7.4. Elimination kardiovaskulärer Risikofaktoren

Auf Assoziationen zwischen kardiovaskulären Risikofaktoren und hämorheologischen Störungen wurde in einem eigenen Abschnitt dieses Buches eingegangen. Hier sei nochmals betont, daß die Beseitigung eines Risikofaktors auch mit der Normalisation der hämorheologischen Abnormität einhergeht. Unter dem Gesichtspunkt der hämorheologischen Therapie ist dies von grundlegender Bedeutung. Ist es das therapeutische Ziel, die Blutfluidität zu erhöhen, so sollte die Elimination der Risikofaktoren gewissermaßen die Basistherapie darstellen. Der Quäker-Arzt *John Fothergill* gab bereits im 18. Jahrhundert den Rat, bei ersten Anzeichen von Herzkrankheit die Nahrungszufuhr einzuschränken, was »den Krankheitsprozeß deutlich verzögern könne, und sich ferner vor einem Übermaß von Leidenschaft und Bangen zu hüten, Umstände, die vielleicht mehr zu dem Fortschreiten der Erkrankung beitrügen als alle anderen Ursachen zusammen« (350). Dieser Auffassung ist auch aus der Sicht des Hämorheologen unter dem Aspekt der Elimination von Risikofaktoren beizupflichten.

5.8. Literatur

1. Bauer J.: Die Geschichte der Aderlässe. W. Fritsch, München 1966.
2. Gelin L.E.: Studies in anemia of injury. Acta Chir. Scand. Suppl. 210, 1956.
3. Koga G.: Zur Therapie der Spontangangrän an den Extremitäten. Dtsch. Zschr. Chir. 121, 371, 1913.
4. Gelin L., Ingelmann B.: Rheomacrodex - a new dextran solution for rheological treatment of impaired capillary flow. Acta Chir. Scand. 122, 294-302, 1961.
5. Thomas D.J., Du Boulay G.H., Marshall J. et al: Cerebral blood flow in polycythemia. Lancet 2, 161-163, 1977.
6. Messmer K.: Hemodilution. Surg. Clins. N. Am. 55, 659-678, 1975.
7. Guyton A.C., Richardson T.Q.: Effect of hematocrit on venous return. Circ. Res. 9, 157, 1961.
8. Jan K.M., Chien S.: Effect of hematocrit variations on coronary hemodynamics and oxygen utilization. Am. J. Physiol. 233, H 107-113, 1977.
9. Geha A.S.: Coronary and cardiovascular dynamics and oxygen availability during acute normovolemic anemia. Surgery 80, 47-53, 1976.
10. Race C., Dedichen H., Schenck W.G.: Regional blood flow during dextran induced normovolemic hemodilution in the dog. J. Thor. Cardiovasc. Surg. 53, 578, 1967.
11. Messmer K.: Compensatory mechanisms for acute dilutional anemia. Biblthca. Haemat. 47, 31-42, Karger, Basel 1981.
12. Guyton A.C., Jones C.E., Coleman T.G.: Circulatory physiology: Cardiac output and its regulation. W.B. Saunders 1973.
13. Norman J.L., Allen E.V.: The vascular complications of polycythemia. Am. Heart J. 13, 257-273, 1937.
14. Pearson T.C., Wetherley-Mein G.: The course and complications of idiopathic erythrocytosis. J. Clin. Lab. Hematol. 1, 189-196, 1979.
15. Kaung D.T., Peterson R.E.: Relative polycythemia or pseudopolycythemia. Arch. Int. Med. 110, 456-460, 1962.
16. Pearson T.C., Wetherley-Mein G.: Vascular occlusive episodes and venous hematocrit in primary proliferative polycythaemia. Lancet ii, 1219-1222, 1978.
17. Chievitz E., Thiede T.: Complications and causes of death in polycythaemia. Acta Med. Scand. 172, 513-523, 1962.
18. Kety S.S.: The physiology of the human cerebral circulation. Anaesthesiology 10, 610-614, 1949.
19. Scheinberg P.: The effect of postural changes, stellate ganglion block and anaemia on the cerebral circulation. J. Clin. Invest 28, 808-809, 1949.
20. Thomas D.J., Ross-Russell, Wetherley-Mein G., Du Boulay G.H., Marshall J., Pearson T.C., Symon L., Zilka E.: Cerebral blood flow in polycythemia. Lancet ii, 161-163, 1977.
21. Gottstein U.: Cerebral blood flow, CMRO2 and CMR glucose in patients with hypo- and hyperchronic anaemia and polycythaemia. 9th Int. Salzburg Conf. Cerebrovasc. Disease 1978.
22. Humphrey P.R., Du Boulay G.H., Marshall J., Pearson T.C., Russell R.W., Slater N.G., Symon L., Wetherley-Mein G., Zilka E.: Viscosity, cerebral blood flow and hematocrit in patients with paraproteinaemia. Acta Neurol. Scand. 61, 201-209, 1980.
23. Thomas D.J., Du Boulay G.H., Marshall J., Pearson T.C., Ross Russel R.W.: Prevention of stroke - the viscosity factor. In: Cerebral vascular disease 2. Meyer J.S., Lechner H., Reivich M., Ott E.O. (eds). Excerpta Medica 1978, pp. 211-215.
24. Murray J.F., Escobar E.: Circulatory effects of blood viscosity: Comparison of methomoglobinemia and anemia. j. Appl. Physiol. 25, 594, 1968.
25. Fowler N.O., Holmes J.C.: Blood viscosity and cardiac output in acute experimental anemia. J. Appl. Physiol. 39, 453-456, 1975.
26. Guyton A.C., Jones C.E., Coleman T.G.: Circulatory physiology: Cardiac output and its regulation. W.B. Saunders 1973.

27. Ernst E., Matrai A.: Regulation of cerebral blood flow in response to changes in blood viscosity. Lancet 1, 989, 1985.
28. Tohgi H., Yamanouchi H., Murakami M., Kameyama M.: Importance of the hematocrit as a risk factor in cerebral infarction. Stroke 9, 369-374, 1978.
29. Gottstein U.: Evaluation of isovolemic hemodilution. Clin. Hemorheol 4, 133-149, 1984.
30. Gilbert J.P., Mc Peek B., Mosteller F.: Statistics and ethics in surgery and anaesthesia. Science 198, 684-689, 1977.
31. Gilroy J., Barnhart M.J., Meyer J.S.: Treatment of acute stroke with dextran 40. JAMA 210, 293, 1969.
32. Walz A. G. Experimental cerebral infarction: The microvasculature of the cortex. Effects of occlusion of the middle cerebral artery and administration of hemodiluting agents. In: Sickert R.G., Whisnant J.P. (eds): Cerebral Vascular Diseases. 5th Conf. New York, Grune Stratton 1966, pp. 177 - 183.
33. Matthews W.B., Oxbury J.M., Grainger K.M.R., Greenhall R.C.D.: A blind controlled trial of dextran 40 in the treatment of ischemic stroke. Brain, 99, 193 - 206, 1976.
34. Asplund K., Eriksson S., Hägg E., Lithner F., Strand T., Wester P.O.: Ischemic stroke treated by hemodilution. An interim report of a randomized trial. In: Cerebral Vascular Disease. Meyer J.S., Leckner H., Reivich M. (eds). Excerpta Medica, Amsterdam 1983, pp. 148-150.
35. Herrschaft H.: Die Therapie cerebraler Durchblutungsstörungen. In: Beiträge zur Anaesthesiologie und Intensivmedizin. Band 3, O. Mayrhofer, K. Steinbreitner, H. Bergmann (eds), Mandrich, Wien, München, Bern 1984, pp. 106-125.
36. Willison J.R., Thomas D.J., Du Boulay G.H., Marshall J., Paul E.A., Pearson T.C., Russell R.W., Symon L., Wetherley-Mein G.: Effect of hematocrit on alertness. Lancet i, 846, 1980.
37. Ernst E., Magyarosy I., Paulsen H.F., Kleinschmidt Th., Drexel H.: Hämorheologische Parameter bei Apoplektikern in der Rehabilitationsphase. In: Therapie mit hämorheologisch aktiven Substanzen. A.M. Ehrly ed. Zuckschwerdt München 1984, pp. 115-121.
38. Ernst E., Matrai A., Schönhaber J., Paulsen P.F., Magyarosy I.: Schlaganfall-Rehabilitation im Spiegel hämorheologischer Meßgrößen. Herz Kreislauf 18, 30-34, 1986.
39. Ernst E.: Hämorheologie und zerebrale Insuffizienz: Welche Möglichkeiten hat der Praktiker, die Hirndurchblutung beim zerebral insuffizienten Patienten zu verbessern? Therapiewoche (im Druck 1986).
40. Gottstein U., Sedlmeyer J., Schöttler M., Gülk V.: Der Effekt von niedermolekularem Dextran auf die Unterschenkeldurchblutung von Gesunden und Kranken mit peripheren arteriellen Zirkulationsstörungen. Dtsch. Med. Wschr. 95, 1955-1959, 1970.
41. Yates C.J.P., Berent A., Andrews V., Dormandy J.A.: Increase in leg blood flow by normovolemic hemodilution in intermittent claudication. Lancet, i, 166, 1979.
42. Rudofsky G., Strohmenger H.G., Trexler S., Brock F.E.: Isovolämische Hämodilution bei Patienten mit arterieller Verschlußkrankheit im Stadium II. In: Bredding K. (ed), Thrombose und Atherogenese. Witzstrock, Baden-Baden, 1981.
43. Angelkort B., Kiesewetter H., Maurin N.: Einfluß von Hämodilution und oraler Pentoxifyllinmedikation auf Muskeldurchblutung, Fließverhalten und Hämostase des Blutes bei arterieller Verschlußkrankheit. In: Breddin K. (ed). Thrombose und Atherogenese, Witzstrock Baden-Baden 1981, p. 114-118.
44. Sunder-Plasman L., von Hesler F., Endrich B., Messmer K.: Improvement of collateral circulation in chronic vascular occlusive disease of the lower extremity. Bibl. Haematol. 47, 43, 1982.
45. Rieger H., Köhler M., Schoop W., Schmid-Schönbein H., Roth F.J., Leyke A.: Hemodilution in patients with ischemic skin ulcers. Klin. Wschr. 57, 1153, 1979.
46. Ford T.F., Berent A., Rose M.S., Dormandy J.A.: Symptomatic and objective effects of venesection on patients with intermittent claudication. Br. Med. J. i, 1189, 1978.
47. Cranley J.J., Forgarty T.J., Krausse R.J., Strasser E.S., Hafner C.D., Phle-

botomy for moderate erythrocythemia. Improvement in peripheral circulation and myocardial function in patients with obliterative arterial disease of the lower extremities. JAMA 186, 206-210, 1963.
48. Rudofsky G., Meyer P., Strohmenger H.G.: Effect of hemodilution on resting flow and reactive hyperemia in lower limbs. Bibl. Haematol. 47, 157, 1982.
49. Ernst E., Matrai A., Kollar L.: A randomized, double-blind, placebo-controlled, cross-over trial on isovolemic hemodilution in claudicants - preliminary results. Clin. Hemorheol. (in press 1986).
50. Linden L.: Lägmolikylär dextranbehandling vid hjärt- infarkt. Svensk. Läk. Tidn. 61, 2300 - 2305, 1964.
51. Langsjoen P.H., Falconer H.S., Sanchez S.A., Lynch D.J.: Observations in treatment of acute myocardial infarction with low molecular weight dextran. Angiology 14, 465 - 469, 1963.
52. Bassenge E., Schmid-Schönbein H., von Restorff W., Volger E.: Effect of hemodilution on coronary hemodynamics in conscious dogs. In: Messmer K., Schmid-Schoenbein H. (eds). Hemodilution. Karger, Basel 1974, p. 174.
53. Tucher W. Z., Beam J., Vanderanter S., Cohn L.H.: The effect of hemodilution on experimental myocardial infarct size. Eur. Surg. Res. 12, 1, 1980.
54. Borchgrevink C. F., Euger E.: Low molecular weight dextran in acute myocardial infarction. Brit. Med. J. 1235-1238, 1966.
55. Linden L.: Rheomakrodex - behandling vid hjardinfarkt. Nord. Med. 78, 957, 1967.
56. Reuter F. W., Mazzoni S., Wegmann T.: Die Behandlung des akuten Myokardfarktes mit niedermolekularem Dextran. Schweiz. Med. Wschr. 98, 1218-1221, 1968.
57. Langsjoen P.H., Sanchez S.A., Lynch D.J., Inmont T.W.: The treatment of myocardial infarction with low molecular weight dextran. Am Heart J. 76, 28-34, 1968.
58. Ditzel J., Bang H. O., Thorsen N.: The effect of dextran 40 on hemorheological factors during the course of acute myocardial infarction. In: Bibl. anat. Vol. 10, Karger, Basel 1969 pp. 132 - 136.
59. Noerregaad S. In: Low molecular weight dextran in acute myocardial infarction. Borchgrevink C.F. (ed). Geriatrics 24, 138-144, 1960.
60. Mymin D. In: Low molecular weight dextran in acute myocardial infarction. Borchgrevink C.F. (ed). Geriatrics 24, 138-144, 1960.
61. Cohen J., Lichtman M.A.: Polycythemia. In: Hematology for practitioners. Lichtman M.A. (ed): Little Brown, Boston, 87-103. 1978.
62. Samnarez R.C., Gregory R.J.: Exchange transfusion in polycythemia. Biblthca. Haematol. 41, 278, 1975.
63. Rosenthal A., Nathan D.G., Marity A.T. et al: Acute hemodynamic effects of red cell volume reduction in polycythemia of cyanotic congenital heart disease. Circulation 42, 297, 1970.
64. Oldershaw P.J., Sutton S.J.: Haemodynamic effects of hematocrit reduction in patients with polycythemia secondary to cyanotic heart disease. Br. Heart J. 44, 594, 1980.
65. Fagrell B., Möller P., Brandt R., Hellström K., Strandell T.: The effect of hemodilution in patients with chronic respiratory insufficiency. Clin. Hemorheol. 1, 5/6, 1981.
66. Harrison B.D.W., Davis J., Madwick R.G., Evans M.: The effects of therapeutic decrease in packed cell volume on the responses to exercise of patients with polycythemia secondary to lung diseases. Clin. Sci. Mol. Med. 45, 833, 1973.
67. Messmer K., Sunder-Plasmann L.: Hemodilution. In: Progress in Surgery 12, pp. 208-245,
Karger, Basel 1974.
68. Roche J.K., Stengle J.M.: Open heart surgery and the demand for blood. JAMA 225, 1516-1521, 1973.
69. Lockey E., McIntyre N., Ross D.N. et al: Jaundice after open heart surgery. Thorax 22, 165, 1967.
70. Eiseman B., Spencer F.C.: Effect of hypothermia on the flow characteristics of blood. Surgery 52, 532, 1962.
71. Gelin L.E., Jansen H.: Moderate preoperative hemodilution, mortality and thrombus formation in general surgery. Bibl. Haematol. 41, 239 - 247, 1975.
72. Sunder Plasman L., Messmer K.: Akute

präoperative Hämodilution. Chirurg 50, 410-416, 1979.
73. Parker M.C.: Pre-operative normavolaemic hemodilution - a clinical trial. Clin. Hemorheol. 3, 277, 1983.
74. Schröck R., Heimisch W., Gebhardt, Mendler N.: Hemodilution as a therapeutic procedure in EPH gestosis. Bibthca. Haematol. 47, Karger Basel 1981, pp. 86-96.
75. Heilmann L., Siekmann U.: Die hypervolämische Hämodilution bei der Präeklampsie. Infusionsther. Klin. Ernähr. 10, 311-314, 1983.
76. Buchan P.C.: Fetal and maternal response to hemodilution in gestosis. In: Dilemas in Gestosis. Janisch H., Reinhold E. (eds). Thieme, New York pp. 157-158.
77. Mela L., Balcalzo L.V., Miller L.D.: Defective oxidative metabolism of rat liver mitochondria in hemorrhage and endotoxin shock. Am. J. Physiol. 220, 571, 1971.
78. Ehrly A.M.: Zur Frage der Erythrozytenaggregation und des Verhaltens der Blutviskosität im hämorrhagischen Schock. Anaesthesist 17, 327, 1978.
79. Yao S.T., Shoemaker W.C.: Plasma and whole blood viscosity changes in shock and after dextran infusion. Ann. Surg. 164, 973-984, 1966.
80. Chien S., Dellenback R.J., Usami S., Gregersen M.J.: Hematocrit changes in endotoxin shock. Proc. Soc. Exp. Biol. Med. 118, 1182, 1965.
81. Gelin L.E.: Disturbance of the flow properties of blood and its counteraction surgery. Acta Chir. Scand. 122, 287, 1961.
82. Braasch D., Gossling G.: Erythrozytendeformierung und Quellung durch Plasmafaktoren nach schweren Verbrennungen. Pflügers Archiv 289, 1, 1966.
83. Heilmann L., Genz G.J., Ludwig H.: Schwere geburtshilfliche Hämostasedefekte: Diagnostik und therapeutisches Vorgehen. Geburtsh. Frauenheilk. 42, 853-856, 1982.
84. Abel J.J., Rowntree L.G., Turner B.B.: Plasma removal with return of the corpuscles. J. Pharmacol. Exp. Ther. 5, 625 - 641, 1914.
85. Soloman A., Fakey J.L.: Plasmapheresis therapy in macroglobulinaemia. Ann. Int. Med. 58, 789 - 800, 1963.
86. Russell J.A., Toy J.L., Powles R.L.: Plasma exchange in malignant paraproteinaemias. Exp. Haematol. 5, 100-116, 1977.
87. Brown M.M., Marshall J.: Effect of plasma exchange on blood viscosity and cerebral blood flow. Brit. Med. J. 284, 1733-1736, 1982.
88. Buskard N.A.: Blood flow studies in the hyperviscosity syndrome before and after plasma exchange. In: Plasma Exchange Therapy. H. Borberg, P. Reuter, Thieme, Stuttgart 1981, pp. 89 - 94.
89. Crawford J., Cox E.B., Cohen H.J.: Evaluation of hyperviscosity in monoclonal gammopathies. Am. J. Med. 79, 13, 1985.
90. Conway N., Walker J.M.: Treatment of macroglobulinemia. Brit. Med. J. 2, 1296-1297, 1962.
91. Postiglione A., Soricelli A., Scarpato N. et al: Increased cerebral blood flow after plasma exchange in patients with familial hypercholesterolemia. Clin. Hemorheol. 2, 195-199, 1982.
92. Kilpatrick D., Fleming J., Clyne C., Thompson G.R.: Reduction of blood viscosity following plasma exchange. Atherosclerosis 32, 301-306, 1979.
93. Talpos G., Horrocks M., White J.M., Cotton L.T.: Plasmapheresis in Raynaud's Disease. Lancet i, 416, 1979.
94. Polster H., Schmid-Schönbein H., Lemmens H.A.J.: Hemorheological abnormalities in the pathogenesis of cold-induced Raynaud's attacks. Adv. Microcirc. 12, 68-81, Karger, Basel 1985.
95. Walker R.T., Matrai A., Dormandy J.A., Flute P.T.: Hemorheological and functional changes in intermittent claudication following plasmapheresis with Haemocell. Clin. Hemorheol. 3, 338, 1983.
96. Strauer B.E., Fateh-Moghadem A., Kment A., Samtleben W., Volger E.: Use of plasmapheresis and immunosupressive therapy in coronary microangiopathies. Biblthca. haemat. 47, 213 - 227, Karger, Basel 1981.
97. Sentinella K., Thompson R., Hunt D., Simpson L., Marshall C.E.: Erythracytapheresis (red cell exchange) therapeutic apheresis and plasma perfusion. In: In-

dall R. (ed). Plasma exchange in technology. Prog. Clin. Biol. Res., 106, 425-435, 1982.
98. Newland A.C., Wedyicha J.A.: Isovolemic hemodilution (erythrapheresis) in polycythemia. Apheresis Bulletin 2, 24-33, 1984.
99. Wedzicha J.A., Rudd R.M., Apps M.C.P., Cotter F.E., Newland A.C., Empey D.N.: Erythrapheresis in patients with polycythemia secondary to hypoxic lung disease. Brit. Med. J. 286, 511-514, 1983.
100. Preston F.E., Sokol R.J., Lilleyman J.S., Winfield D.A., Blackburn E.K.: Cellular hyperviscosity as a cause of neurological symptoms in leukemia. Br. Med. J. 1, 476-778, 1978.
101. Hablin T.: Where now for therapeutic apheresis? Brit. Med. J. 289, 779, 1984.
102. Schmidt B., Lysaght M.J., Henne W., Gurland H.J.: Quantitative evaluation of secondary filters for closed loop membrane plasmapheresis. 2nd Int. Symp. Plasmapheresis. Cleveland 1983.
103. Ray P.K., Idicula A., Rhodas J.E., Besa E., Bassett I.G., Cooper D.R.: Immunoadsorption of IgG molecules from the plasma of multiple myeloma and autoimmune hemolytic anemia patients. Plasma Ther. 1, 11-17, 1980.
104. Samtleben W., Laysaght M.J., Blumenstein M., Gurland H.J.: Therapeutic plasmapheresis in rheological disorders: Indications and limitations. Clin. Hemorheol. 4, 35-43, 1984.
105. Gelin L.E.: Reaction of the body as a whole to injury. J. Traum 10, 932, 1970.
106. Meiselman H.J., Merrill E.W., Salzman E.W., Gilliand E.R., Pelletier G.A.: Effect of dextran on rheology of human blood: low shear viscosity. J. Appl. Physiol. 22, 480, 1967.
107. Corry W.D., Jackson L.J., Seaman G.V.F.: Action of hydroxyethyl starch on the flow properties of human erythrocyte suspensions. Biorheology 20, 705, 1983.
108. Koehler H., Zschierdrich H., Clasen R., Linfante A., Gamm H.: Blutvolumen, kolloidosmotischer Druck und Nierenfunktion von Probanden nach Infusion niedermolekularer 10% Hydroxyethylstärke 200/0.5 und 10% Dextran 40. Anaesthesist 31, 61-67, 1982.
109. Harke H., Pieper C., Meredig I., Rahman S., Russler P.: Rheologische und gerinnungsphysiologische Untersuchungen nach Infusion von HÄS 200/0.5 und Dextran 40. Anaesthesist 29, 71-77, 1980.
110. Harke H.: Indikation und Abgrenzung der kolloidalen Plasmaersatzmittel. In: Blutkomponenten und Plasmaersatzmittel, J.R. Kalden, U.D. Koenig (eds). Springer, Berlin, 1982, pp. 1 - 13.
111. Koehler H.: Unerwünschte Nebenwirkungen kolloidaler Plasmaersatzmittel. Klinikarzt 8, 616, 1979.
112. Messmer K., Jesch F.: Volumenersatz und Hämodilution durch Hydroxyäthylstärke. Infusionstherapie 5, 169-177, 1978.
113. De Venuto F., Busse K.R., Zegna A.J.: Viscosity of human blood hemodiluted with crystalline hemoglobin solution. Transfusion 21, 752-756, 1981.
114. Cerny L.C., Cerny E.L., Cerny M.E., Baldwin J.E., Gill B.: Mixtures of whole blood and hydroxyethylstarch - hemoglobin polymers. Critical Care Med. 11, 739-743, 1983.
115. Reid H.A.: Clinical effects of bites by the Malayan Viper. Lancet i, 617-620, 1963.
116. Esnouf M.P., Tunnak G.W.: The isolation and properties of the thrombin like activity from Aghistrodon rhodostoma. Brit. J. Haematol. 13, 581-585, 1967.
117. Collen D., Verstraete M.: Activation of the fibrinolytic system during reptilase therapy and following strenuous exercise in man. In: Progress in Chemical Fibrinolysis and Thrombolysis. J.F. Davidson, R.M. Rowan, M.M. Samama, P.C. Desnoyers (eds) New York, Raven Press 1978, pp. 155 - 157.
118. Vinnazer H.: Zur Wirkung von Arwin auf die Blutgerinnung. Wien. Ztschr. Inn. Med. 52, 378-380, 1971.
119. Prentice C.R.M., Hassnein A.A., Turpic A.G.G., Mc Nicol G.P., Douglas A.S.: Changes in platelet behaviour during arvin therapy. Lancet i, 644-647, 1969.
120. Vinazzer H.: Clinical experience with arvin. Folia Angiol. 23, 402-406, 1975.
121. Kwaan H.C.: Status of arvin and reptilase therapy in thromboembolism. In: Moser K.M., Stein M. (eds). Pulmonary em-

bolism. Year book of medical publishers, 1973, pp. 299 - 312.
122. Pizzo S.V., Schwarz M.L., Hill R.L., McKee P.A.: Mechanism of Ancrod coagulation. J. Clin. Invest. 51, 2841-2850, 1972.
123. Ehrly A.M.: Influence of arvin on the flow properties of blood. Biorheology 10, 453-456, 1973.
124. Ehrly A.M.: Improvement of the flow properties of blood: A new therapeutical approach in occlusive arterial disease. Angiology 27, 118-194, 1976.
125. Ernst E., Dormandy J.: The effects of arvin and surgery on red cell filterability. Scand. J. Clin. Lab. Invest. 41, suppl. 156, 317-319, 1981.
126. Hauk G.: Tierexperimentelle Untersuchungen über die Wirkung von Arwin auf die Mikrozirkulation. Folia Angiol. 23, 381 - 385, 1975.
127. Angelkort B., Gerlach A., Schabner W., Mäder A., Spürk P.: Blutfluidität bei chronischer peripherer Verschlußkrankheit. In: Klinische Rheologie und Beta-1-Blockade. Heilmann L., Kiesewetter H., Ernst E. (eds). Zuckschwerdt, München 1984.
128. Lowe G.D.O.: Defibrination, blood flow and blood rheology. Clin. Hemorheol. 4, 15-28, 1984.
129. Reploge R.W., Meiselman H.J., Merrill E.W.: Clinical implications of blood rheology studies. Circulation 36, 148, 1967.
130. Barrie W.W., Schenk G.W.: Improvement in blood flow through a critical arterial stenosis by defibrination with ancrod. Archiv. Surg. 111, 561-563, 1976.
131. Awad A.M., White R.J., Lowe G.D.O., Forbes C.D.: The effect of blood viscosity on blood flow in the experimental saphenous flap model. Brit. J. Plast. Surg. 36, 383-386, 1983.
132. Ehringer H., Dudczek R., Lechner K.: A new approach in the treatment of peripheral vascular occlusions. Defibrination with Arvin. Angiology 25, 279-289, 1974.
133. Ehrly A.M.: Langzeitergebnisse der Therapie chronischer arterieller Verschlußkrankheiten mit Arwin. Jahrestagung Dtsch. Ges. Angiol. 1974.
134. Wolf G.K.: Arvin in peripheral arterial circulatory disorders. Controlled multi-centre trials. Europ. J. Clin. Pharmacol. 9, 387-392, 1976.
135. Bericht über eine kontrollierte Studie mit Arwin in subkutaner Anwendung im Vergleich zur Ronicol-Therapie. Med. Forschung, Knoll AG, 1974.
136. Martin M., Hirdes E., Auel H.: Defibrinogenation treatment in patients suffering from severe intermittent claudication: a controlled study. Throm. Res. 9, 47, 1976.
137. Tonnesen K.G., Sager P., Gormesen J.: Treatment of severe foot ischemia by defibrination with ancrod: a randomized blind study. Scand. J. Clin. Lab. Invest. 38, 431-435, 1978.
138. Lowe G.D.O et al: Double blind controlled clinical trial of ancrod in the relief of ischemic rest pain of the leg. Angiology 33, 46-50, 1981.
139. Ernst E.: Therapeutische Defibrinogenierung als konservative Therapie der peripheren arteriellen Verschlußkrankheit - Eine kritische Analyse. Münch. Med. Wschr. 125, 796-798, 1983.
140. Neugebauer G.: Verbesserung der Fließeigenschaften mit Arwin beim akuten experimentellen Infarkt. Z. Kardiol. 65, 1010-1021, 1976.
141. Goslinga H.: Blood viscosity and shock. Springer, Berlin, 1984.
142. Leube G., Sondern W.: Klinische Anwendung von Arwin bei schwerer Angina pectoris. Folia Angiol. 23, 411-414, 1975.
143. Spoettl F., Pimmingstorfer E., Froschauer J.: Defibrinierende Therapie der instabilen Angina pectoris bei Hyperfibrinogenämie durch Arwin. Wien. Klin. Wschr. 90, 792-796, 1978.
144. Barrie W.W., Wood E.H., Crumlish P., Forbes C.D., Prentice C.R.M.: Low-dosage Ancrod for prevention of thrombotic complications after surgery for fractured neck of femur. Brit. Med. J. 19, 130-134, 1974.
145. Lowe G.D.O., Campbell A.F., Meek D.R., Forbes C.D., Prentice C.R.M., Cummings S.W.: Subcutaneous ancrod in prevention of deep vein thrombosis after operation for fractured neck of femur. Lancet 2, 698-700, 1978.
146. Belch J.J.F., Meek D.R., Lowe G.D.O., Campbell A.F., Young A.B., Forbes C.D., Prentice C.R.M.: Subcutaneous

ancrod in prevention of deep vein thrombosis after hip replacement surgery. Thrombos. Res. 25, 23-31, 1982.
147. Meissner A.G., O'Sullivan G., MacBeth R.A.: The effect of defibrinogenation on pulmonary embolism in dogs. Thrombos. Diath. Haemorrh. 36, 140-145, 1976.
148. Bowell R.E., Marmion V.J., Mc Carthy C.F.: Treatment of central retinal thrombosis with ancrod. Lancet 1, 173-174, 1970.
149. Gent A., Ingram G., Arocha-Inango C.L., Fenton P., Buckley R.J.: Central retinal vein thrombosis: serial treatment with defibrination, aspirin and plasminotropic drugs. Thrombos. Res. 14, 61-66, 1979.
150. Davies J.A., Merrick M.V., Sharp A.A., Holt J.M.: Controlled trial of ancrod and heparin in treatment of deep vein thrombosis of lower limb. Lancet i, 113-115, 1972.
151. Dormandy J., Reid H.L.: Controlled defibrination in the treatment of peripheral vascular disease. Angiology 29, 80-88, 1978.
152. Browse N., Clemenson G.: Vein surgery during defibrinogenation. Brit. J. Surg. 65, 452-455, 1978.
153. Naish P., Evans D.J., Peters D.K.: The effects of defibrination with ancrod in experimental allergic glomerular injury. Clin. Exp. Immunol. 20, 303-309, 1975.
154. Pollak V.E., Glueck H.J., Weiss M.A., Lebron-Berges A., Miller M.A.: Defibrination with ancrod in glomerulonephritis: effects on clinical and histologic findings and on blood coagulation. Am. J. Nephrol. 2, 195-207, 1982.
155. Dosekun A.K., First M.R., Chandran P.K.G. et al: Successful treatment by defibrination with ancrod in a patient with hyperacute renal allograft failure and deficiency of plasma prostacyclin stimulating factor. Clin. Nephrol. 18, 101-105, 1982.
156. Bell W.R., Pitney W.R.: Management of priapism by therapeutic defibrination. N. Engl. J. Med. 280, 649-650, 1969.
157. Mann J.R., Deeble T.J., Breeze G.R., Stuart J.: Ancrod in sickle cell crisis. Lancet i, 934-937, 1972.
158. Williams J.R.B., Maughan E.: Treatment of tumor metastases by defibrination. Brit. Med. J. 3, 174-175, 1972.
159. Aluken N., Tiejeon J.U.: Defibrination therapy in progressive scleroderma. Phlebologie 32, 79-83, 1973.
160. Kollar L., Kiss T., Matrai A.: Treatment of Bürger's disease with Arvin. Clin. Hemorheol. 3, 308, 1983.
161. Dosekun A.K., Pollak V.E., Glas-Greenwalt P. et al: Ancrod in systemic lupus erythematosus with thrombosis. Arch. Int. Med. 144, 37-42, 1982.
162. Sueishi K., Nanno S., Tanaka K.: Permeability enhancing and chemotactic activities of lower molecular weight degradation products of human fibrinogen. Thromb. Haemost. 45, 90-94, 1981.
163. Budzynski A.Z., Pandya B.V., Rubin R.N. et al: Fibrinogenolytic afibrinogenemia after envenomation by western diamon back rattlesnake (Crotalus atrox). Blood 63, 1-14, 1984.
164. Schmid-Schönbein H., Rieger H., Hess H.: Quantitative Erfassung der Effekte fibrinolytischer Therapie auf das Fließverhalten des Blutes. Klin. Wschr. 55, 111-119, 1977.
165. Ehrly A.M.: Rheological changes due to fibrinolytic therapy. Int. Symp. Hemodil. Rottach-Egern 1971, pp. 289-297.
166. European Collaborative Study Group for streptokinase treatment in acute myocardial infarction. N. Engl. J. Med. 301, 797-802, 1979.
167. Arntz H.R., Heitz J., Schäfer G., Zingler G., Schröder R.: High dose intravenous streptokinase in acute myocardial infarction. Hemorheological aspects. Proc. 4th Europ. Conf. Clin. Hemorheol. Siena 1985.
168. Srivastava S.C., Smith M.J., Dewar H.A.: The effect of astromid on fibrinolytic activity of patients with ischemic heart disease and hypercholesterinemia. J. Atheroscler. Res. 3, 640-647, 1963.
169. Green K.G.: Interpretation of Clofibrate trial. Lancet ii, 1095-1096, 1984.
170. Fischer M., Alexander K., Delbrück A., Rahlfs V.: Clofibrat-induzierte Plasmafibrinogensenkung und periphere Durchblutung bei arterieller Verschlußkrankheit. Herz/Kreislauf 12, 432-434, 1980.
171. Dormandy J.A., Gutteridge J.M.C., Hoare E., Dormandy T.L.: Effect of clofibrate on blood viscosity in intermittant

claudication. Brit. Med. J. 4, 259-262, 1974.
172. Postlethwaite J.C., Dormandy J.A.: Results of ankle systolic pressure measurements in patients with intermittent claudication being treated with clofibrate. Ann. Surg. 181, 799 - 802, 1975.
173. Thomas D.J., Du Boulay G.H., Marshall J. et al: Prevention of stroke - the viscosity factor. In: Cerebral Vascular Disease. 2. J.S. Meyer, H. Lechner, M. Reivich (eds), Excerpa Medica, Amsterdam 1979, pp. 211 - 215.
174. Arntz H.R., Leonhardt H., Dreykluft H.R.: Influence of clofibrate on blood viscosity in primary hyperlipoproteinemia. Klin. Wschr. 57, 43-47, 1979.
175. Landgraf H., Ehrly A.M.: Wirkungen einer Clofibrat-induzierten Senkung der Fibrinogenkonzentration im Blut bei peripheren arteriellen Durchblutungsstörungen. In: Zerebrale Ischämie. Huber, Bern 1984, pp. 277-279.
176. Report of the Committee of Principal Investigators. WHO Cooperative trial on primary prevention on ischemic heart disease with clofibrate to lower serum cholesterol. Final mortality follow up. Lancet ii, 600-604, 1984.
177. Spottl F., Froschauer J.: Influence of etofibrate on plasma fibrinogen and plasminogen concentrations in patients with different forms of primary hyperlipoproteinemia. Atherosclerosis 296-301, 1976.
178. Pfeiffer M., Tilsner V.: Einfluß von Etofibrat auf die Plasmaviskosität bei Hyperlipoproteinämien. Med. Klinik 73, 60, 1982.
179. Preston F.E., Burhakowski B.K., Porters N.R., Malia R.G.: The fibrinolytic response to stanozolol in normal subjects. Throm. Res. 22, 543-551, 1981.
180. Jarrett P.E.M., Morland M., Browse N.L.: Treatment of Raynauds's phenomenon by fibrinolytic enhancement. Brit. Med. J. 2, 523-525, 1978.
181. Burns P., Small M., Blamey S.L., Lowe G.D.O., Forbes C.D.: Effect of stanozolol on viscosity in volunteers and in surgical patients. Clin. Hemorheol. 3, 287, 1983.
182. Charkabarti R., Fearnley G.R.: Phenphormin plus ethylestrenol in survivors of myocardial infarction. Lancet ii, 556-559, 1976.
183. Pickardt L., Thaler M.: Fatty acids, fibrinogen and blood flow: a general mechanism for hyperfibrinogenemia and its pathologic consequences. Med. Hypothesis 6, 545, 1980.
184. Katsumura T., Mishima Y., Kamiya K., Sakaguchi S., Tanabe T., Sakuma A.: Therapeutic effect of Ticlopidine, a new inhibitor of platelet aggregation, on chronic arterial occlusive diseases - a double blind study with inactive placebo. Cardioangiology 7, 396-406, 1980.
185. Aukland A., Hurlow R.A., George A.J., Stuard J.: Platelet inhibition with Ticlopidine in atherosclerotic intermittent claudication. J. Clin. Pathol. 35, 740-743, 1982.
186. Strano A., Avellone G., Davi G., Mandala V., Raneli G.: Ticlopidine induced hemorheological changes in patients suffering from atherosclerosis obliterans of the lower limbs. Clin. Hemorheol. 3, 290, 1983.
187. Neumann V., Cove D.H., Shapiro L.M. et al: Effect of ticlopidine on platelet function and blood rheology in diabetes mellitus. Clin. Hemorheol. 3, 13-21, 1983.
188. Conrad J., Lecrubier C., Scarabin P.Y. et al: Effects of long term administration of Ticlopidine on platelet function and hemostatic variables. Thrombos. Res. 20, 143-148, 1980.
189. Van Stalle F., Lambelin G.: Suloctidil: review of its effects on platelet survival time, platelet activation and blood viscosity. Clin. Hemorheol. 1, 90, 1981.
190. Jones N.A.G., De Haas H., Zahavi J., Kakkar V.V.: A double blind trial of suloctidil versus placebo in intermittent claudication. Brit. J. Surg. 69, 38-40, 1982.
191. Ernst E.: Antithrombotische Eigenschaften von Suloctidil. MMW 124, 40, 84, 1982.
192. Roncucci R., De Hertogh R., Dormandy J.A. et al: Effects of long term treatment with suloctidil on blood viscosity, erythrocyte deformability and total fibrinogen plasma levels in diabetic patients. Arzneimittel Forschung 29, 682-684, 1979.

193. Barras J.P., Graf C.: Behandlung der Hyperviskosität bei diabetischer Retinopathie mit Doxium. VASA 9, 161-164, 1980.
194. Ernst E., Marshall M.: Verbesserung der reduzierten Erythrozyten-Flexibilität durch Calciumdobesilat. Münch. Med. Wschr. 124, 125-126, 1984.
195. Ernst E., Marshall M.: unveröffentlichte Daten.
196. Vojnikovic B.: Verminderung der Vollblut-, Plasma- und Kammerwasserhyperviskosität bei Diabetikern mit Retinopathie und Glaukom durch Doxium. Ophthalmic Res. 16, 150-162, 1985.
197. Carter A.E., Eban R.: Prevention of post-operative deep vein thrombosis in legs by orally administered hydroxychloroquine sulphate. Brit. J. Med. 3, 94-95, 1974.
198. Ernst E., Rose M., Lee R.: Modification of transoperative changes in blood fluidity by hydroxychloroquine: a possible explanation for the drug's antithrombotic effect. Pharmacotherapeutica 4, 48, 1984.
199. Stoltz J.F.: Main determinants of red cell deformability. Clinical and pharmaceutical applications. Clin. Hemorheol. 2, 163-173, 1983.
200. Müller R.: Hemorheology and peripheral vascular diseases: A new therapeutic approach. J. Med. 12, 209-235, 1981.
201. Stefanovich V.: The biochemical mechanism of action of pentoxifylline. Pharmacotherapeutica 2, suppl. 1, 5-16, 1978.
202. Le Dehevat C., Lemoine A., Cirette B., Ramet M., Vimeux M.: Kinetics of variations of erythrocyte filterability and 2.3 diphosphoplycerate in diabetic patients with arteriopathy of lower limbs treated by pentoxifylline. In: Hemorheology and Diseases. J.F. Stoltz, P. Drouin (eds). Doin, Paris 1981, pp. 683 - 687.
203. Dormandy J., Ernst E., Flute P.: Increase in red cell deformability after incubation with oxpentifylline. Curr. Med. Res. Opin. 7, 520-522, 1981.
204. Martin P., Vives P.: Deformabilité des globules rouges et accidents vasculaires cérébraux. Intérêt de la pentoxifylline. Gaz. Med. France 86, 2586-2587, 1979.
205. Porter J.M., Cutler B.C., Lee B.Y. et al: Pentoxifylline efficacy in the treatment of intermittent claudication: multicenter controlled double blind trial with objective assessment of chronic occlusive arterial disease patients. Am Heart J. 104, 66, 1982.
206. Takamatsu S. et al: Changes in haematological and blood chemical parameters after treatment of aged arteriosclerotic patients with pentoxifylline. Pharmatherap. 2, 165, 1979.
207. Ernst E., Matrai A., Weihmayr Th., Paulsen F.: Hemorheological and clinical effects on pentoxifylline in claudicants. Clin. Hemorheol. 5, 730, 1985.
208. Matrai A., Ernst E.: Pentoxifylline improves white cell rheology in claudicants. Clin. Hemorheol. 5, 483-492, 1985.
209. Teitel P., Mussler K.: Mikrocomputer unterstützte Analyse des Fließverhaltens von Erythrozyten. In: Mikrozirkulation und arterielle Verschlußkrankheit. Messmer K., Fagrell B. (eds). Karger, Basel 1981, p. 63.
210. Dormandy J., Ernst E.: Effects of buflomedil on erythrocyte deformability. Angiology 32, 714-716, 1981.
211. Perego M.A., Sergio G., Espureo M., Francisci A., Artale F.: Hemodynamic and hemorheological effects of buflomedil in patients with peripheral occlusive arterial disease. Curr. Med. Res. Opin. 8, 178-187, 1982.
212. Coccheri S., Palareti G., Poggi M., Tricarico M.G.: Improvements in the rheologic properties of blood induced by medium-term treatment with buflomedil in diabetic patients. J. Int. Med. Res. 10, 394-398, 1982.
213. Guerrini M., Acciavatti A., Materazzi M. et al: Protective effect of buflomedil against exercise induced reduction in regional erythrocyte deformability of patients with peripheral arterial disease. J. Int. Med. Res. 10, 387-393, 1982.
214. Petry H., Zielke E.: Erfahrungen mit Buflomedil bei der intravenösen Behandlung von arteriellen Durchblutungsstörungen. Therapiewoche 34, 6965-6968, 1984.
215. Trübestein G.K., Balzer H., Bisler et al: Buflomedil bei arterieller Verschlußkrankheit. Dtsch. Med. Wschr. 107, 1957-1961, 1982.

216. Bisler H.: Klinische Erfolge der Buflomediltherapie bei arterieller Verschlußkrankheit. Therapiewoche 33, 2204-2210, 1983.
217. Kugler J., Krauskopf R., Dersch J.E.: Comparison of the effects of buflomedil and placebo on the EEG and psychometric test performance of patients with cerebrovascular insufficiency. In: Microcirculation and ischemic vascular disease. Proc. Congr. Rio de Janeiro 1981, BMI, New York, pp. 157 - 169.
218. Schenk G.K., Olbrick H., Filler W., Zerbin D.: Double blind comparisons between the effects of buflomedil and placebo on quantified EEG parameters and physiological variables. Microcirculation and ischemic vascular disease. Proc. Congr. Rio de Janeiro. BMI. New York, pp. 215 - 237.
219. Racenberg J., Intaglietta M., Meßmer K.: Die Wirkungen des vasoaktiven Medikamentes Buflomedil bei der arteriellen Verschlußkrankheit. 41, 1926-1930, 1982.
220. Fagrell B., Hermanson J.L.: Wirkung von Buflomedil auf die Mikrozirkulation der Haut bei Akralgangrän. Fortschr. Med. 103, 51, 1985.
221. De Clerck F., Beerens M., Thone F., Borgers M.: Effect of flunarizine on the human red cell shape changes and calcium deposition induced by A 23187. Thromb. Res. 24, 1-12, 1981.
222. Scott C.K.: The effects of flunarizine, a new calcium antagonist on human red cells in vitro. Angiology 31, 320, 1980.
223. De Cree J. et al.: The rheological effects of cinnarizine and flunarizine in normal and pathological conditions. Angiology 30, 505, 1979.
224. Di Perri T.D., Forconi S., Guerrini M. et al: Action of cinnarizine on the hyperviscosity of blood in patients with peripheral obliterative arterial disease. Angiology 30, 13-20, 1979.
225. Guerrini M., Rossi C., Acciavatti A. et al: Possibility of treating vascular diseases from a rheological point of view. Study of the effects of Flunarizine and Cinnarizine. Clin. Hemorheol. 1, 5/6, 1981.
226. Jagenau A., Loots W., Burgmans J.: Prolongation of an anoxia induced hyperemia in healthy middle aged men treated with cinnarizine and flunarizine. Arzneimittel-Forschung 24, 1839-1841, 1974.
227. Straessen A.J.: Treatment of circulatory disturbances with flunarizine and cinnarizine. A multicentre, double-blind and placebo-controlled evaluation. Vasa 6, 59-71, 1977.
228. Domschky K., Nelson M., Dammhayn B., Terjung E.: Flunarizin bei Patientin mit zerebraler und peripherer Mangeldurchblutung. Multizentrische Doppelblindstudie. Med. Welt 28, 1062-1066, 1977.
229. Di Perri Forconi S., Guerrini M., Agnusdei D.: In vitro activity of isoxuprine on blood, plasma and serum viscosity. Pharmacotherapeutica 1, 447-452, 1977.
230. Weber G., Kreisel T., Peter S., Künzel J.: A double blind placebo controlled cross over study in patients with peripheral vascular disease. Angiol. 31, 1-5, 1980.
231. Matsuda T., Ogawara M., Miura R., Seki T.: Effects of isoxuprine hydrochloride on blood viscosity. Biorheology 16, 493, 1979.
232. Bode W.A., Fonk E.A., Van der Veen E.A., Van der Meer: Effects of long term treatment with isoxuprine on the blood viscosity profile in maturity onset diabetes. Clin. Hemorheol. 2, 189-193, 1982.
233. Kuypers P.H., Skotnicki S.H.: A double blind, placebo controlled study with isoxsuprine retard in peripheral vascular disease. (in press).
234. Ohrymiotis A.D., Whittier J.R.: Effect of a vasodilator, isoxuprine, on cerebral ischemic episodes. Curr. Ther. Res. 4, 124, 1962.
235. Manyai S.: Über die Wirkungen von Benzyclan auf Erythrozytenmembranen. Therapiewoche 24, 2877, 1974.
236. Heidrich H., Ott M., Schlichting K.: Blutviskosität unter Fludilat. In-vitro- und in-vivo-Untersuchungen. Therapiewoche 25, 66-68, 1974.
237. Ehrly A.M., Bredin R.: Untersuchungen zur Frage des Einflusses von Bencyclan auf die Fließeigenschaften des Blutes. Therapiewoche 25, 61-62, 1974.
238. Schmid-Schönbein H., Weiss J., Brandhuber M.: Der Einfluß von Bencyclan auf die Fließeigenschaften von Erythrozyten

und Vollblut. Therapiewoche 25, 63-65, 1974.
239. Kiss T.: Die Wirkungen der Vasodilatoren Bencyclan und Tolazolin auf die Muskeldurchblutung im pharmakologischen und klinischen Experiment. Therapiewoche 22, 2791, 1981.
240. Spaan G., Hild R.: Veränderungen einiger Stoffwechselparameter in der ischämischen Extremität durch Fludilat. Therapiewoche 24, 2833, 1974.
241. Koenig F.K.: Zur Therapie peripherer Durchblutungsstörungen. Doppelblindstudie zur Überprüfung der Wirkung von Fludilat. Med. Welt (Stuttg.) 23, 763-768, 1972.
242. Battke K. et al: Fludilat bei trainierten Patienten mit peripherer arterieller Verschlußkrankheit der Beine. Therapiewoche 24, 2838, 1974.
243. Spinella G., Roxas M., Lazzara N.: The role of bencyclane in the treatment of claudicatio intermittens. Folia Angiol. suppl. 7, 72-77, 1981.
244. Eckmann F., Schneider B.: Klinische Untersuchungen mit einem Vasotherapeutikum im Doppelblindversuch. 6, 492-498, 1976.
245. Van Flasselaer G., Vankulle G.: Double blind study of bencyclane versus placebo in an older population with symptoms of cerebrovascular insufficiency. Folia Angiol. suppl. 7, 97-102, 1981.
246. Weber P.C., v. Schacky C., Lorenz R.: Hochungesättigte Fettsäuren vom omega-3-Typ. MMW 127, 681-683, 1985.
247. Kobayashi S., Hirai A., Terano T. et al: Reduction in blood viscosity by eicosapentaenoic acid. Lancet ii, 197, 1981.
248. Terano T., Hirai A., Hamazaki T. et al: Effect of oral administration of highly purified eicosapentaenoic acid on platelet function, blood viscosity, red cell deformability in healthy human subjects. Atherosclerosis 46, 321, 1983.
249. Woodcock B.E., Smith E., Lambert W.H. et al: Beneficial effect of fish oil on blood viscosity in peripheral vascular disease. Brit. Med. J. 288, 592, 1984.
250. Ernst E.: Eicosapentaensäure: Effekte auf die Blutrheologie, Thrombozytenaggregation und Lipide. Therapiewoche (im Druck 1985).
251. Phillipson B.E., Rothrock D.W., Connor W.E., Harris W.S., Illingworth D.R.: Reduction of plasma lipids, lipoproteins and apoproteins by dietary fish oils in patients with hypertriglyceridemia. N. Engl. J. Med. 312, 1210-1216, 1985.
252. Kromhout C., Bosschieter E.B., Coulander C.: The inverse relation between fish consumption and 20 year mortality from coronary heart disease. N. Engl. J. Med. 312, 1205-1209, 1985.
253. Radtke H., Kiesewetter H., Jung F.: Zur rheologischen Wirkung von Naftidrofuryl und Pentoxifyllin. Med. Welt 34, 833-836, 1983.
254. Schmid-Schönbein H., Volger E., Weiss J., Brandhuber M.: Effects of Rutosides on the microrheology of human blood under defined flow conditions. Vasa 4, 263-71, 1975.
255. Mitteilung des Herstellers.
256. Witte S., Anadere I., Chmiel H.: The influence of a Ginkgo Biloba extract on the increased viscoelasticity of blood by complete stroke. Clin. Hemorheol. 3, 291, 1983.
257. Kiesewetter H., Ratke H., Angelkort B., Körber N.: Quantifizierung der Fließeigenschaften des Blutes - Ansatzpunkte zur Verbesserung der Durchblutung. In: Der zerebrale apoplektische Insult im höheren Lebensalter. D. Platt (ed). Schattauer Verlag 1982.
258. Ehrly A.M., Landgraf H.: Einfluß von Nicergolin auf die Filterabilität hyperosmolaren Blutes. In: Therapeutische Wirkungsnachweise bei nootropen Substanzen. Springer 1985.
259. Ernst E., Matrai A.: Einfluß von Alpha-Tocopherol (Vitamin E) auf die Fließeigenschaften des Blutes. Therapiewoche 35, 5701-5702, 1982.
260. Dintenfass L.: Betablockers and blood viscosity. Lancet i, 1026, 1976.
261. Ernst E., Roloff Ch., Marshall M.: Betablocker erhöht Blutfluidität. Herz/Gefäße 4, 447, 1984.
262. Heilmann L., Siekmann U.: Hämorheologische Veränderungen unter Beta-Blocker-Therapie. In: Neuere Aspekte zur Betablockade und Tokolyse. M. Irmer, H. Weidinger. Zuckschwerdt München 1983.
263. Heilmann L., Kiesewetter H., Ernst E.

(eds): Klinische Rheologie und Beta-1-Blockade. Zuckschwerdt München 1984.
264. Diehm C., Mörl H., Schettler G.: Einfluß von Metoprolol auf die periphere Durchblutung bei Patienten mit peripherer Verschlußkrankheit. Ztschr. Kardiol. 72, 44-47, 1983.
265. Ernst E., Matrai A.: Effect of metoprolol on chest pain in acute myocardial infarction. Brit. Heart J. 52, 240, 1984.
266. Fagard R., Fiocchi R., Lijnen P., Straessen J., Amery A.: Ketanserin treatment in essential hypertension. Brit. Heart J. 51, 149-156, 1984.
267. De Cree J., Lempoels J., Geukens H., Verhaegen H.: Placebo controlled double blind trial of ketanserin in treatment of intermittent claudication. Lancet ii, 775, 1984.
268. De Clerck F., Jagenau A., Dom J.: Hemorheological effects of ketanserin, a selective 5-HT2 receptor antagonist, in aged, spontaneously hypertensive dogs. Arch. Int. Pharmacodyn. Ther. 258, 100-115, 1982.
269. Ernst E., Matrai A.: Ketanserin treatment in essential hypertension. Brit. Heart J. 52, 359-360, 1984.
270. Waller D., Nicholson H., Roath S.: The acute effects of Nifedipine on red cell deformability in angina pectoris. Clin. Hemorheol. 3, 294, 1983.
271. Slonim A., Cristal N., Erez R., Shainkin-Kestenbaum R.: The effects of Nifedipine, a calcium antagonist on red blood cell filterability. Proc. 2nd Europ. Conf. Clin. Hemorheol. London, 1981.
272. Perret G., Garnier M., Modigliani E., Hanss M.: Lack of effect of nifedipine on erythrocyte filterability and on erythrocyte membrane lipids in healthy volunteers: A double blind cross-over study. Clin. Hemorheol. 4, 401-409, 1984.
273. Smith C.D., Kc Kendry R.: Controlled trial of nifedipine in the treatment of Raynaud's phenomenon. Lancet ii, 1299-1301, 1982.
274. Kahan A., Weber S., Amor B. et al: Controlled study of nifedipine in the treatment of Raynaud's phenomenon. Rev. Rhum. Mal. Osteoartic. 49, 337, 1982.
275. Sauza J., Kraus A., Gonzalez-Amaro R., Alarcon-Segovia D.: Effect of the calcium channel blocker nifedipine on Raynaud's phenomenon. A controlled double-blind trial. J. Rheumatol. 11, 362, 1984.
276. Sowemimo-Cocker S.O., Kovacs J.B., Kirby J.D.T., Turner P.: Effects of Verapamil on calcium induced rigidity and on filterability of red blood cells from healthy volunteers and patients with progressive systemic sclerosis. Br. J. Clin. Pharmacol. 19, 731-737, 1985.
277. Letcher R.L., Chien S., Pickering T.G. et al: Direct relationship between blood pressure and blood viscosity in normal and hypertensive subjects. Role of fibrinogen and concentration. Am. J. Md. 70, 1195-1202, 1981.
278. Letcher R.L., Chien S., Laragh J.H.: Changes in blood viscosity accompanying the response to Prazosin in patients with essential hypertension. J. Cardiovasc. Pharmacol. 1, S. 8-20, 1979.
279. Jon Russell J., Lessard J.A.: Prazosin treatment of Raynaud's Phenomenon: A double blind single cross-over study. J. Rheumatol. 12, 94-98, 1985.
280. Hossmann V., Wegener H. et al: Hämorheologische und hämodynamische Wirkungen von Isosorbiddinitrat bei essentieller Hypertonie und arterieller Verschlußkrankheit. In: Nitrate III - kardiovaskuläre Wirkungen. H.J. Engel, A. Schrey, P.R. Lichtlen (eds). Springer 1983, pp. 287.
281. Ernst E., Matrai A.: Hämorheologische Effekte von Nitroglycerin: Eine Plazebokontrollierte Doppelblindstudie. Fortschr. Med. (im Druck).
282. Bruhn H.D.: Rheological consequences of fibrinolysis and of anticoagulation. Clin. Hemorheol. 4, 29-34, 1984.
283. Erdi A., Kakhar V., Thomas D.P., Lane D.A., Dormandy J.A.: Effect of low dose subcutaneous heparin on whole blood viscosity. Lancet ii, 342-344, 1976.
284. Matrai A., Murray W.J.G., Melissary E., Dormandy J.A., Kakkar V.V.: On the hemorheological effects of low molecular weight heparin. Lancet submitted 1986.
285. Girolami A., Cella G.: Effect of low dose subcutaneous heparin on whole blood viscosity. Lancet 2, 909-920, 1976.
286. Mayer G.A.: Blood viscosity in healthy subjects and patients with coronary heart

disease. Can. Med. Ass. J. 91, 951-954, 1964.
287. Gilbert N.C., Nalefski L.A.: The effect of Heparin and dicumarol in increasing the coronary flow volume. J. Lab. Clin. Med. 34, 797-805, 1949.
288. Marshall M., Reiser R.: Changes of blood viscosity by indirect anticoagulation. Clin. Hemorheol. 3, 244, 1983.
289. Matrai A., Fendler K., Horvath L.: Hemorheological changes after heparinoid, SP 54, therapy. Proc. 2nd Europ. Conf. Clin. Hemorheol. London, 1981.
290. Fendler K., Horvath L.: Effect of oral SP 54 treatment on the primary lipoproteinemias and on the viscosity of blood. Clin. Hemorheol. 3, 293, 1983.
291. Juhan I., Juhan J., Bayle J., Vague Ph., Juhan C.: Déformabilitié des hématies chez les diabétiques. Nouv. Presse Med. 7, 759-760, 1978.
292. Juhan I., Buonocore M., Vovan L., Durand F., Calas M.F., Moulin J.P., Vague P.: Filtrabilitié des hématies chez les diabétiques. Influence de la glycemie et variations après connection a un pancreas artificiel. Nouv. Presse Med. 8, 4083-4085, 1982.
293. Juhan I., Vague Ph., Buonocore M., Moulin J.P., Calas M.F., Malettes B., Verdot J.J.: Effects of insulin on erythrocyte deformability in diabetics: relationship between erythrocyte deformability and platelet aggregation. Scand. J. Clin. Lab. Invest. 41, Suppl. 156, 159-164, 1981.
294. LeDevehat C., Lemoine A., Cirette B., Romet M.: Red cell filterability and metabolic state in diabetic subjects with macroangiopathy. Scand. J. Clin. Lab. Invest. 41, Suppl. 156, 155-158, 1981.
295. Barnes A.: Diabetes. In: Clinical Hemorheology S. Chien, Dormandy J., Ernst E., Mattai A. (eds.), Martinus Nijhoff, Den Haag, 1986.
296. Voisin Ph., Kolopp M., Rouselle D., Gaillard S., Pointel J.P., Stoltz J.F., Debry G., Drouin P.: Influence du controle métabolique sur la viscositié sanguine et l'activité plaquettaire chez les diabétiques insulino-dépendants. Nouv. Rev. Fr. Hematol. 24: 187-190, 1982.
297. Willars E.J., Barnes A.J., Oughton J., Clark P.A.: Effect of incubation hardening and insulin on normal red cells: a comparitive study using four different methods for measuring deformability. Clin. Hemorheology 3 (3), 268, 1983.
298. Gruss J.D.: Pressegespräch der Firma Sanol Schwarz, 1985.
299. Heidrich H., Lammersen Th.: Vitalmikroskopische Untersuchungen und transkutane pO2-Messungen bei intravenöser Prostaglandin E1 Infusion. DMW 110, 1283, 1985.
300. Keil T.U.: Prostaglandin rettet vor drohender Amputation. Fortschr. Med. 103, 84, 1985.
301. Dowd P.M., Kovacs J.B., Bland C.J.H., Kirby J.D.T.: Effects of prostaglandins 12 and E on red cell deformability in patients with Raynaud's phenomenon and systemic sclerosis. Brit. Med. J. 283, 350, 1981.
302. Lucas G.S., Simms M.H., Cadwell N.M., Alexander S.J.C., Stuart J.: Hemorheological effects of prostaglandin E1 infusion in Raynaud's syndrome. J. Clin. Pathol. 37, 870-873, 1984.
303. Rasmussen H., Lake W., Basic G., Allen J.: Vasoactive hormones and the human erythrocyte. Proc. Clin. Biol. Res. 1, 467-490, 1974.
304. Kurg P.G., Ramwell B.W., McConnell H.M.: The effect of prostaglandin E1 and E2 on the human erythrocyte as monitored by spin labels. Biochem. Biophys. Res. commun. 56, 478-483, 1974.
305. Johnston C.C., Dowers S.L., Urbanski R.J.: Examination of the filterability of oxygenated erythrocytes in the presence of L-epinephrine, DL-isoproteronol or prostaglandins (PG) A1, A2, E1, E2, F1 alpha or F2 alpha. Prostaglandins 13, 281-309, 1977.
306. Jay A.W.L., Rowlands S., Skibo L.: Red cell deformability and the prostaglandins. Prostaglandins 3, 871-877, 1973.
307. Ehrly A.M.: Das Verhalten der Blutviskosität bei der Therapie mit Saluretika. Verh. Dtsch. Ges. Inn. Med. 78, 617, 1972.
308. Ehrly A.M.: Ödemausschwemmung und Thrombose. Med. Welt 26, 1877, 1975.
309. Ehrly A.M.: Sind Diuretika bei der Behandlung von venösen Ödemen indiziert? Med. Welt 30, 1139, 1979.
310. Ernst E., Matrai A.: Increased mortality

in hypertensives treated with diuretics – a haemorheological problem? Clin. Hemorheol. 4, 589, 1984.

311. Ehrly A.M.: Hämorheologische Untersuchungen mit Diuretika-Kombination Furosemid retard/ Triamteren. Phlebol. u. Proktol. 12, 205, 1983.
312. Ehrly A.M.: Hämorheologische Untersuchungen bei der saluretischen Therapie chronisch venöser Ödeme mit Dehydrosanol-tri. Phlebol. Proktol. 6, 124, 1977.
313. Kiesewetter H., Blume J., Radtke H., Gerhards M., Bulling B.: Zur Wirksamkeit des Diuretikums Slimin. Therapiewoche 30, 4469, 1984.
314. Ernst E., Matrai A., Heider E., Will V.: Hemorheological and other changes after furosemide. Clin. Hemorheol. in print 1986.
315. Holme J., Helgeland A., Hjermann I. et al.: Treatment of mild hypertension with diuretics. The importance of EEC abnormalities in the Oslo Trial and MRFIT. JAMA 251, 1298, 1984.
316. Harrington J.T., Isner J.M., Kassierer J.P.: Our national obsession with potassium. Am. J. Med. 73, 155, 1982.
317. Kaplan N.M.: Our appropriate concern about hypokalemia. Am. J. Med. 77, 1, 1984.
318. Leren P.: The hypertension - CHD dilemma. Acta Med. Scand. 217, 145, 1985.
319. Atwood J.E., Gardin J.M.: Diuretics, hypokalemia and ventricular ectopy. Arch. Int. Med. 145, 1185, 1985.
320. Alkjaersig N., Fletcher A., Burnstein R.: Association between oral contraceptive use and thromboembolism: a new approach to its investigation based on plasma fibrinogen chromatography. Am. J. Obst. Gyn. 122, 199, 1975.
321. Dugdale M., Masi A.T.: Hormonal contraception and thromboembolic diseases, effects of the oral contraceptives on hemostatic mechanisms. A review of the literature. J. Chron. Dis. 23, 775, 1971.
322. Engel H.J., Engel E., Lichtlen P.: Koronarsklerose und Herzinfarkt bei jungen Frauen – Rolle oraler Konzeptiva. MMW 127, 415-417, 1985.
323. Buchan P.C., Macdonald H.N: Altered haemorheology in oral contraceptive users. Br. Med. J. 280, 978-979, 1980.
324. Lowe G. et al: Increased blood viscosity in young women using oral contraceptives. Am. J. ostet. Gyn. 137, 840-842, 1980.
325. Buchan P.C.: Haemorheological consequences of oestrogen and progesteron therapy. Int. J. Microchir. Clin. Exper. 1, 262, 1982.
326. Heilmann L. et al: Zentralbl. Gyn. 103, 678-686, 1981.
327. Leonhard H., Grigoleit G., Reinhardt: Auswirkungen von Zigarettenrauch und oralen Kontrazeptiva auf die Plasma- und Vollblutviskosität. Med. Welt 29, 880, 1978.
328. Aronson H.B., Magora F., Schenker J.: Effect of oral contraceptives on blood viscosity. Am. J. Ostet. Gyn. 110, 997-1001, 1971.
329. Brooks D.E.: Oral contraception: consequences for blood rheology and related parameters. Clin. Hemorheol. 1, 302-303, 1981.
330. Oski F.A., Lubin B., Buckert E.D.: Reduced cell filterability with oral contraceptive agents. Ann. Intern. Med. 77, 417-419, 1972.
331. Durocher J.R. et al: Proceedings of the society of experimental biology and medicine 150, 368-370, 1975.
332. Dormandy J, Ernst E., Matrai A., Flute P.: Haemorheological changes following acute myocardial infarction. Am. Heart J. 104, 1363, 1982.
333. Schmid-Schönbein H.: In: van de Loo J., Prentice C.R.M., Beller F.K. (eds). The Thromboembolic Disorders. Schattauer, Stuttgart 1983, pp. 45-64.
334. Ernst E., Schmidlechner Ch., Schmid M.: Konträre hämorheologische Effekte von körperlicher Akut- und Dauerbelastung. Dtsch. Zschr. Sportmed. 9, 251, 1985.
335. Charm S.E., Paz H., Kurland G.S.: Reduced plasma viscosity among joggers compared with non-joggers. Biorheology 16, 185, 1979.
336. Letcher R.L., Pickering T.G., Chien S., Laragh J.H.: Effects of exercise on plasma viscosity in athletes and sedentary normal subjects. Clin. Cardiol. 4, 172, 1981.
337. Ernst E., Matrai A., Aschenbrenner E.: Blood rheology in athletes. J. Sport Med. Phys. Fitness (in press) 1986.

338. Ernst E., Matrai A.: Hematocrit and plasma volume in runners. Ann. Int. Med. 101, 571, 1984.
339. Ernst E.: Changes in blood rheology induced by exercise. JAMA 253, 2962, 1985.
340. Gallasch G., Diehm C., Dörfer Ch., Schmitt Th., Stage A., Mörl H.: Einfluß von körperlichem Training auf die Blutfließeigenschaften bei Claudicatio intermittens-Patienten. Klin. Wschr. 63, 554-559, 1985.
341. Ernst E., Matrai A.: Exercise and blood fluidity. Clin. Hemorheol. 5, 653, 1985.
342. Ernst E., Magyarosy I., Scherer A., Schmidlechner Ch.: Einfluß physikalischer Reize auf die Blutfluidität. Z. Phys. Med. Baln. Med. Klim. 13, 359, 1984.
343. Matrai A., Ernst E., Eck M.: Hämorheologie und CO2-Bäder. Zschr. Phys. Med. Baln. Klim. 13, 42, 1984.
344. Ernst E., Scherer A.: Hyperthermia and blood rheology. Int. J. Microcir., 569, 1984.
345. Katz L.N., Stamler J.: Experimental atherosclerosis. Springfield 1953, Charles C. Thomas.
346. Ernst E., Weihmayr T., Schmid M., Baumann M., Matrai A.: Cardiovascular risk factors and hemorheology - obesity, stress and physical fitness. Atherosclerosis (im Druck) 1986.
347. Ernst E., Weihmayr Th., Zimmermann W.: Hämorheologische Veränderungen bei Adipositas und unter Heilfasten. In: Naturheilweisen. Sonntag Regensburg 1986.
348. Ernst E., Weihmayr Th., Pietsch L., Matrai A.: Nutrition and blood rheology. Int. J. Nutrition. (submitted) 1985.
349. Pietsch L., Ernst E., Roloff Ch., Eisenberg J.: Blutfluidität bei vegetarischer Ernährung. Ernährungsumschau 32, 205, 1985.
350. Leibowitz J.O.: The history of coronary heart disease. Berkeley 1970, University of California Press.

6. Fazit

»Die Wahrheit ist selten rein und nie einfach.«
(*Oscar Wilde*)

Die Hämorheologie ist eine junge Wissenschaft. Als solche hat sie mit Schwierigkeiten mannigfacher Art zu kämpfen. Das theoretische Konzept, daß gestörte Fließeigenschaften unter bestimmten Bedingungen eine Hypoperfusion induzieren können, findet viele experimentelle Belege. Mit unterschiedlichsten Methoden konnte in den vergangenen zwei Jahrzehnten dargelegt werden, daß bei bestimmten, vor allem hämatologischen und Herz-Kreislauf-Erkrankungen, hämorheologische Störungen vorliegen. Ohne daß die pathophysiologische Bedeutung dieser Befunde im einzelnen schon völlig klar ist, erscheint doch nach Meinung vieler Experten die therapeutische Normalisierung gestörter Blutrheologie als prinzipiell aussichtsreicher therapeutischer Ansatz. Hierin, so glauben viele, liegt die wesentlichste Aufgabe der Hämorheologie der Zukunft. Derzeit ist die Therapie unter hämorheologischen Gesichtspunkten wohl mehr eine Hoffnung als eine Realität. Es existieren nur wenige bewiesenermaßen wirksame Verfahren. Die Akzeptanz dieser Verfahren beim Praktiker selbst erfolgt nur zögernd. Um diese Situation zu verbessern, muß einerseits die hämorheologische Forschung intensiviert, andererseits dem Kliniker der derzeitige Wissensstand nahegebracht werden. Irrwege waren und werden dabei nicht ganz zu vermeiden sein, und es gilt der Satz von *Edward John Phelps*:
»Ein Mann, der keine Fehler begeht, tut für gewöhnlich gar nichts.«

7. Index

A
Aderlaß 88, 89, 92
Adipositas 48
Adhäsion 41, 55, 61
Adrenalin 62
Äthylstrenol 112
Afterload 38
Aggregationskraft 11, 12
Albumin 96, 100, 101
Aldosteron 62
Alkohol 46
alpha-2-Makroglobulin 12, 41
alpha-Tocopherol 120
Alprenolol 121
Amputation 34, 106
Amylorid 39
Anabolika 112
anaphylaktischer Schock 64
Anaphylaxie 99, 101, 102
Anämie 28, 29, 38, 40, 65
Anästhetika 67
Ancrod 43, 70, 102–110
Angina pectoris 35, 36, 107, 123
Anginotensin 39
ankylosierende Spondylitis 59
antidiuretisches Hormon 62
Antihistaminika 118
Antihypertensiva 39, 123
Antikoagulanz 103, 105, 106, 123, 124
Antikörper 105
Antikonzeptiva 43, 46, 69, 126
Antitoxin 105
Apherese 88, 97–100
Arachidonsäure 125
arterielle Thrombogenese 44, 45, 55, 105
arterielle Verschlußkrankheit (AVK) 32–36, 47, 48, 54, 93, 94, 106, 110, 112–122, 124, 127
Arteriitis 69
Arteriosklerose 30–32, 37, 42, 44, 45, 50, 55, 56, 69

Arwin® 102–110
Atherogenese 45, 50, 54, 55, 57, 128
ATP 55, 115
Axialmigration 12, 13
Azetylsalicylsäure 43

B
Bencyclan 119
Beta-Blocker 69, 121, 122
Beta-Sympathikomimetika 69
Bewegungsarmut 46, 48–50
Bingham 2
Blutdruck 37, 39, 52, 53, 105, 106, 120
Blutungszeit 120
Blutviszidierung 18, 64, 65, 95, 126
Blutvolumen 37, 38, 58, 63, 94, 101, 102
BSG 23, 24, 53–55, 68
Buflomedil® 117
Burton Opitz 2

C
Calciumantagonisten 69, 118, 122
Calcium-Dobesilat 113, 114
Chirurgie 66, 95, 108, 109
Cholesterin 46, 47, 52, 53, 98
chronisch venöse Insuffizienz 126
Cinnarizin 117, 118, 122
Circulus vitiosus 18, 19, 35, 58, 62, 64, 96
Claudicatio intermittens 34, 106, 116
Clofibrat 110, 111
Copley 2, 67

D
Defibrase 102–110
Defibrinogenierung 42, 88, 102–110
Definitionen 5
Dermatomyositis 69
Desobliteration 121
Dextran 42, 43, 59, 64, 88, 92, 94, 96, 101, 102, 104
Diabetes mellitus 40–42, 46, 48, 54, 58, 113, 114, 118, 124
Diät 48, 128

145

Dialyse 70
Dicumarol 123
Dihomogamalinolsäure 125
Diltiazem
Dipyramidol 43
Diuretika 125, 126
Doppler 34, 106, 107, 116–118
dynamischer Hämatokrit 13

E
Eicosapentaensäure EPS 119, 120, 125, 128
Einstein 2
Eklampsie 58, 95
Elastizität 5–7
Elastizitätsmodul 7, 10
elektrische Ladung 12
Endothel 44, 55–57, 61, 64, 118, 124
Endotoxin 64
Endstrombahn 12, 18, 20, 21, 28, 32, 54–56, 61, 64–66, 88, 90, 96, 114
Entzündung 59, 61
Epidemiologie 36, 38, 50
Erasistratus 15
Ergometrie 127
Ergotamin 69
Erythropherese 97, 99
Erythropoietin 27
Erythrozyten 7, 9, 10, 12–14, 28, 29, 44
Erythrozytenaggregation 11, 12, 24, 29, 33, 37, 39, 41, 43, 47, 48, 56–62, 64, 66, 68, 96, 98, 101, 103, 115, 119, 127
Erythrozytenflexibilität 9, 11, 24, 33–35, 37, 39, 41, 43, 47, 48, 57–60, 63, 65, 66, 68, 70, 96, 98, 104, 110, 113, 114–127
Erythrozytenmembran 10, 12, 46, 47, 65, 116
Erythrozytenoberfläche 9, 56
Erythrozytenrigidität 27–29, 47, 61, 64, 65, 96
Erythrozytenvolumen 9, 41, 65
Eskimos 119
Etofibrat 112

F
Fahraeus 11, 13, 23
Fahraeus-Effekt 13, 14, 18
Felty-Syndrom 59
Fibrin 102, 103, 109
Fibrinogen 11, 12, 14, 15, 29, 33, 36, 37, 39, 41–45, 47, 48, 52–54, 56, 57, 66, 91, 94, 96, 102–110, 112–114
Fibrinogenin 67
Fibrinolyse 68, 103, 107, 109, 112, 113, 115, 121, 124
Fließbedingungen 18, 30, 33
Fließgrenze, Fließpunkt, Fließspannung,

Fließschubspannung 7, 24, 44, 104
Flüssigkeit 6, 104
Flunarizin 117, 118, 122
Fontaine 32
Framingham 50, 54
Fundus paraproteinaemicus 29, 41
Furazabol 112
Furosemid 126

G
Galen 17, 42
Galilei 1
Gallopamil 122
Ganglienblocker 69
Gefäßchirurgie 34, 93, 109, 121
Gefäßpermeabilität 41, 61, 63, 64, 96
Gehstrecke 33, 99, 106, 110, 114, 116-119, 127
Gelatine 101, 102
Geriatrie 119
Gerinnung 42, 44, 61, 64, 87, 99, 102–104, 108
Gesamtwiderstand 14, 18, 20, 30, 37, 38, 66
Geschichte 1
Ginkgo biloba 120
Glomerulonephritis 109
Griseofulvin 69
Gynäkologie 56

H
Hämatokrit 7, 13, 20, 23, 24, 27–29, 33, 36–40, 43–48, 50–52, 54–58, 62, 63, 66, 88–95, 99, 112, 123
Hämatologie 27
Hämodilution 28, 58, 59, 64, 66, 67, 88–97, 99, 100, 101
Hämoglobin 11, 14, 20, 27, 28, 50–54
Hämoglobin CC 29
Hämoglobinopathien 27
Hämokonzentration 18, 19, 43, 59, 61, 64, 96, 97, 125, 126
hämolytische Anämie 28, 29, 65
Hämorrhagie 63
hämorrhagische Diathese 30, 105
hämorrhagischer Schock 63
Hagen 1
Hagen-Poiseuillesches Gesetz 18, 20, 31, 32, 39
Harvey 17
HDL 47
Heberden 35
Heparin 42, 43, 108, 123
Heparinoide 124
Hepatologie 65
Herrick 36
Herzinsuffizienz 38, 88

146

Herzminutenvolumen HMV 37–39, 88, 89, 90, 94, 95
Hess 2, 11
Hirndurchblutung 91, 98, 112
Hirninfarkt 40, 46, 50, 52, 53, 56, 91–93, 105, 127
Hirnperfusion 28
Hook 1
Hooksches Gesetz 7
Humoralmedizin 23, 88
Hydrochlorthiazid 39, 126
hydrodynamischer Widerstand 14
Hydroxyäthylstärke 59, 96, 101, 102
Hydroxychloroquin 43, 114
Hyperlipidämie 43, 45–47, 98, 112, 119, 124
Hyperprathyreodismus 88
Hyperthermie 127
Hypertonie 37–40, 43, 45, 46, 52–54, 105, 121, 122, 123
Hyperviskositätssyndrom 28, 59, 70
Hypothermie 95, 127
Hypothyreose 69
Hypotonie 38, 63, 69, 105

I
Immunadsorption 100
Immunglobulin 12, 14, 101
Immunglobuline 29
Insulin 41, 124
Isoxsuprin 118

K
Kapillardruck 18, 38
Kapillaren 9, 14, 29, 93
Kapillarisierung 9, 127
Kapillarviskometer 1, 2
Kardiale Durchblutungsstörungen 94, 98
kardiovaskuläre Erkrankungen 30, 48, 55
Karzinom 67
Kaskadenfiltration 100
Katecholamine 63
Ketanserin 39, 122
Kinsley 11
klinische Relevanz 24, 25, 121
körperliche Aktivität 126, 127
Kohlenmonoxid 47, 91
Kohlensäure 127
Kollateralen 31–33, 93, 108, 117, 127
kolloidosmotischer Druck 64, 90, 101
Komplement 64
Kopfschmerzen 105
koronare Herzkrankheit 35, 36, 52, 54, 55, 94, 121–123

Koronarreserve 90, 95
Kreislauf 15, 18, 20, 96, 120
Kryoglobulin 68, 69
Kryoglobulinämie 59
Kumarine 123

L
laminarer Fluß 14, 18
LDL 45
Leonardo da Vinci 30
Leukämie 7, 100
Leukapherese 28, 97, 100
Leukozyten(rheologie) 7, 12, 13, 18, 24, 28, 34, 35, 37, 42, 47, 54, 55, 61–64, 100, 113
Lipidsenker 110
Lobstein 30
Lues 69
Lungenembolie 42, 43, 108
Lupus erythematodes 69, 109
lymphatische Leukämie 29

M
Magen-Darm-Ulzera 105
Makromoleküle 11, 101
Malaria 114
malignes Melanom 67
Malignom 43
Membranorientation 14
Membranrotation 14
Metastasen 109
Methämoglobin 91
Methyldopa 69
Metoprolol 39, 122
Mikroangiopathie 40
Mikrogerinnsel 64, 103–105
Mikrozirkulation 28, 54, 55, 57, 58, 61–66, 93, 94, 96, 97, 100, 103, 105, 108, 114
Milz 29, 65
Morbus Bürger 109
Morbus Waldenström 29
multiples Myelom 29, 70
Myokardiale Ischämie 35, 94, 95
Myokardinfarkt 35, 36, 40, 52–54, 94, 105, 107, 119, 120, 122, 126

N
Naftidrofuryl 120
Natriumpentosanpolysulfat 124
Nebenwirkungen 109, 112, 121
Nekrose 32, 35, 36, 91–94, 106, 114, 116, 125
Neonatalogie 65
Nephrologie 70
Nephropathie 41
Newton 1
Newtonische Flüssigkeiten 7, 11, 14, 104

147

Newtonisches Gesetz 7
Nicerogolin 120
Niereninsuffizienz 70, 90, 105
Nierentransplantation 109
Nifedipin 122
Nikotin 46, 47
Nikotinsäure 112
Nitroglyzerin 107, 123
Non-Hodgkin-Lymphome 29
No-reflow-Phänomen 54
nutritive Versorgung 28, 63, 96

O
obstruktive Lungenerkrankungen 88
Ohmsches Gesetz 17, 18
optimaler Hämatokrit 20, 90
orale Medikamente 88, 110–126
Osmolarität 56

P
Paraproteinämie 12
Paraproteine 29, 69, 70, 98
Pathophysiologie 27
Pentoxifyllin 115–117
periphere Durchblutungsstörungen 93
peripherer Widerstand 14, 18, 20, 38, 39, 57
physikalische Therapie 127
Pille 126
Piperazin 118, 123
Piracetam 120
Plasmaersatzmittel 90, 94, 96, 99, 100–102
Plasmapherese 30, 70, 97–100
Plasmaviskosität 14, 20, 24, 29, 36–39, 41, 43, 45, 47, 57–60, 62, 66, 88, 91, 96, 97, 101, 104, 110, 112–115, 119, 122, 123
Plasmavolumen 27, 39, 56, 58, 61, 64, 98, 123, 127
Plasminogen 103
Plazeboeffekt 93, 99, 106, 107
Plazenta 57, 58, 96
Poiseuille 1
Polymyalgia rheumatica 59
Polymyositis 56, 69
Polyzythämien 27, 28, 38, 40, 43, 69, 70, 88, 89, 91, 95, 99
Prazosin 39, 123
Preload 38, 89
Prognose 2, 34, 37, 50–54, 59, 67, 87, 92
Prostaglandin 69, 115, 119, 124, 125
Pyrexie 105
Pyruvat-Laktat-Quotient 119

R
Rauchen 27, 28, 46, 47, 52–54, 58, 70
Raynaud Phänomen 67–70, 98, 112, 122–125

Rebound-Phänomen 99
Rehabilitation 93, 108, 127
Renin 39, 40
Rentylin® 116
Reserpin 69
respiratorische Insuffizienz 105
retikulo-endotheliales System 103, 104
Retinopathie 41
Rheologika 88, 114–121
Rheuma 59, 114
rheumatoide Arthritis 59, 69
Risikofaktoren 39, 45–50, 52, 54, 126, 128
Rokitanski 42
Robin-Hood-Phänomen 120
Routine 24, 92
Ruheschmerz 32, 93, 106, 116
Rutoside 120

S
Sauerstoffaustausch 9, 20, 114, 115
Sauerstoffpartialdruck 112, 119, 124
Sauerstoffsättigung 20, 91
Sauerstofftransportkapazität 20, 40, 90, 91
Schlaganfall 28, 40
Schlangengift 102–110
Schock 38, 61–65, 96, 105
Schubspannung 6, 44
Schwangerschaft 43, 56–59, 96
Schwindel 105
Sekundärprävention 122
Septischer Schock 64
Serotonin 122
Sichelzellen 11, 18, 28, 29, 99, 109
Sjoegren-Syndrom 59
Sklerodermie 69, 70, 109, 122
Sludging 11, 61
SP 54® 124
Sphärozytose 29
Stanozolol 112, 113
Starlingsches Gesetz 64
Statistik 121
Steal-Phänomen 120
Streptokinase 107, 109
Streß 46, 50, 69, 70
Strukturviskosität 7, 11, 18, 31, 62
Suloctidil 113
Sympathikusblockade 69

T
Thalassämie 29
Thixotrophie 7, 13
Thomas von Aquino 17
Thrombangiitis obliterans 69
Thrombin 102, 103
Thromboembolie 28

Thrombose 42, 43, 55, 56, 92, 101, 105, 108
Thromboxan 125
Thrombozyten, Blutplättchen 7, 13, 44, 55, 61, 64, 91, 103
Thrombozytenaggregation 7, 43, 102, 103, 113, 115, 118, 119, 124, 125
TIA 93, 119
Ticlopedin 113
tiefe Venenthrombose TVT 42–44, 67, 108, 114
Trauma 43, 62, 66, 67, 105, 114
traumatischer Schock 62, 88
Triglyzeride 53, 119
Trijodthyroxin 69

U
Übergewicht 43, 46, 48, 128
Urokinase 107, 109

V
vaskulärer Widerstand 18, 37
Vasodilatation 31, 32, 57, 61, 70, 96, 106, 113, 115, 117–120, 122–125
Vasokonstriktion 62, 63, 68
Vasomotion 29, 31, 32
vasomotorische Reserve 31, 32
Vasospasmen 67, 70

VDL 45, 47
Vegetarismus 128
Venenthrombose 42–44, 67, 105, 108, 126
venöser Rückfluß 37, 38, 89
Verapamil 122
Verbrennungsschock 64
Vibration 69, 127
Vinkamin 120
Virchow 42
Virchowsches Trias 108
Viskös, Viskosität 5–7, 9–11, 14, 18, 24, 27–31, 37, 38, 41, 43, 44, 47, 57, 58, 60, 68, 89, 93, 94, 96, 98
visköser Widerstand 18, 62, 122, 123
Vitamin K 123

W
Widerstandsgefäße 18

Z
zerebrale Durchblutungsstörungen 40, 54, 91, 127
zerebrale Insuffizienz 113, 117, 119
Zirrhose 65
ZNS 40, 91
Zytokrit 27